W0262172

Springer-Verlag Berlin Heidelberg GmbH

Hefte zur Unfallheilkunde

Zuletzt. erschienen:

Heft 73: **Experimentelle Untersuchungen zur Pathologie und Verhütung der posttraumatischen Sehnenverwachsung.** Von Privatdozent Dr. H. MITTELMEIER, Orthopädische Klinik und Poliklinik der Freien Universität Berlin (Direktor: Prof. Dr. A. N. WITT). Mit 30 Abbildungen. VI, 86 Seiten Gr.-8°. 1963. DM 28,—

Heft 74: **Die Stanzverletzungen.** Entstehung, Behandlung, Verhütung. Von Professor Dr. W. SCHINK und Dr. H. P. SCHÄFER, Chirurgische Universitäts-Klinik München (Direktor: Prof. Dr. R. ZENKER). Mit 33 Abbildungen. VI, 57 Seiten Gr.-8°. 1963. DM 18,60

Heft 75: **Verhandlungen der Deutschen Gesellschaft für Unfallheilkunde, Versicherungs-, Versorgungs- und Verkehrsmedizin e. V.** XXVI. Tagung vom 4. bis 7. Juni 1962 in Bad Godesberg. Im Auftrage des Vorstandes herausgegeben von Prof. Dr. R. HERGET, Essen. Mit 70 Abbildungen. X, 274 Seiten Gr.-8°. 1963. DM 52,60

Heft 76: **Mechanik und Pathomorphologie der Hirnschäden nach stumpfer Gewalteinwirkung auf den Schädel.** Von Dr. K. SELLIER, Institut für gerichtliche Medizin der Universität Bonn (Direktor: Prof. Dr. H. ELBEL), und Privatdozent Dr. F. UNTERHARNSCHEIDT, Deutsche Forschungsanstalt für Psychiatrie (Max-Planck-Institut) München (Geschäftsführender Direktor: Prof. Dr. G. PETERS). Mit 106 Abbildungen. VI, 140 Seiten Gr.-8°. 1963. DM 44,—

Heft 77: **Verletzungen des Brustkorbes im Frieden.** Von Dr. E. AHRER, Universitäts-Dozent, Institut für Gerichtliche Medizin der Universität Innsbruck, (Vorstand: Prof. Dr. F. J. Holzer), Chirurgische Universitätsklinik Innsbruck (Vorstand: Prof. Dr. P. HUBER). Mit 56 Abbildungen. VI, 126 Seiten Gr.-8°. 1964. DM 36,80

Heft 78: **Verhandlungen der Deutschen Gesellschaft für Unfallheilkunde, Versicherungs-, Versorgungs- und Verkehrsmedizin e. V.** XXVII. Tagung vom 13. bis 15. Mai 1963 in Berlin. Im Auftrage des Vorstandes herausgegeben von Prof. Dr. R. HERGET, Essen. Mit 72 Abbildungen. XII, 309 Seiten Gr.-8°. 1964. DM 58,60

Heft 79: **Die Entwicklung der modernen Unfallchirurgie.** Ein mediko-historischer Überblick. Von Dr. E. SCHARIZER, Oberarzt an der Oststadt-Klinik Mannheim. Mit einem Geleitwort von Prof. Dr. L. BÖHLER. VI, 76 Seiten Gr.-8°. 1964. DM 21,—

HEFTE ZUR UNFALLHEILKUNDE

BEIHEFTE ZUR MONATSSCHRIFT FÜR UNFALLHEILKUNDE
VERSICHERUNGS-, VERSORGUNGS- UND VERKEHRSMEDIZIN

HERAUSGEGEBEN VON PROFESSOR DR. H. BÜRKLE DE LA CAMP

HEFT 80

DIE MÖGLICHKEITEN DER HOMOIO-, HETERO- UND ALLOTRANSPLANTATION BEI DER BEHANDLUNG DER SCHWERSTVERBRANNTEN

VON

DOZENT DR. H. E. KÖHNLEIN

CHIRURGISCHE UNIVERSITÄTSKLINIK FREIBURG I. BR.

MIT 97 ABBILDUNGEN

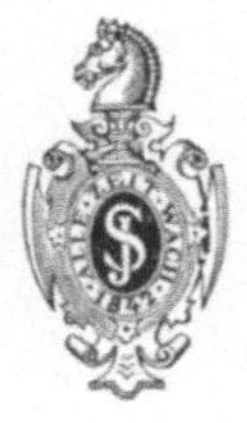

1965

Springer-Verlag Berlin Heidelberg GmbH

HEFTE ZUR UNFALLHEILKUNDE

Herausgegeben von Professor Dr. H. BÜRKLE DE LA CAMP
7801 Dottingen über Freiburg/Br.

ISBN 978-3-662-34931-1   ISBN 978-3-662-35265-6 (eBook)
DOI 10.1007/978-3-662-35265-6

Library of Congress Catalog Card Number: 64—662 28

Titel-Nr.: 5963

HERRN
PROFESSOR DR. HERMANN KRAUSS
ZUM 65. GEBURTSTAG
IN DANKBARKEIT UND VEREHRUNG
GEWIDMET

Vorwort

Die starke Zunahme der schweren Verbrennungen in den letzten Jahren ließ es ratsam erscheinen, die neuesten Erkenntnisse der Transplantationsforschung einmal aus chirurgischer Sicht zu betrachten. Die hierfür notwendigen Untersuchungen konnten nur im Forschungslabor eines großen Verbrennungszentrums durchgeführt werden. Ein Studienaufenthalt an der State University of New York, Department of Plastic Surgery, Downstate Medical Center erlaubte mir die Einarbeitung in die Materie.

An dieser Stelle möchte ich Herrn Professor Dr. H. KRAUSS, Direktor der Chirurgischen Universitätsklinik Freiburg im Breisgau, für seine Anregung und die Vermittlung dieses Studienaufenthaltes danken. Die vorliegende Monographie wurde unter Anleitung von Herrn Professor Dr. Dr. BERTRAM BROMBERG, Direktor of Department of Plastic Surgery der State University of New York, erarbeitet. Finanziell wurden die Versuche durch ein Stipendium des Deutschen Akademischen Austauschdienstes sowie durch Forschungsbeihilfen der Freiburger Wissenschaftlichen Gesellschaft und des International College of Surgeons ermöglicht.

Herrn Instructor Dr. IN CHUL SONG vom Department of Plastic Surgery, Herrn Prof. Dr. P. MOHN vom Department of Anatomy und Herrn Prof. Dr. BENNINGHOFF vom Department of Radiology der State University of New York bin ich für ihre jederzeit bereite Hilfe zu größtem Dank verpflichtet. Die Auswertung der Ergebnisse dieser Arbeit für die Klinik führten Herr Prof. Bromberg und Herr Dr. Song am Kings-County-Hospital in Brooklyn, New York aus.

Die vorliegende Monographie soll dem in der Transplantationsforschung Tätigen eine ausführliche Übersicht über die Literatur der letzten Jahre geben. Dem Unfallchirurgen soll sie als Ratgeber bei Fremdhauttransplantationen dienen.

Freiburg im Breisgau, im Dezember 1964

EDZARD KÖHNLEIN

Inhaltsverzeichnis

I. Literarischer Teil   Seite

1. Einleitung   1
2. Geschichte der Hauttransplantation unter besonderer Berücksichtigung der Homoio- und Heterotransplantation   2
3. Anatomie der Haut, histologische Veränderungen in den Auto-, Homoio- und Heterotransplantaten   5
   A. Anatomie   5
   B. Embryologie   6
   C. Die histologischen Veränderungen bei der Autotransplantation   7
   D. Die Veränderungen bei der Homoiotransplantation und Heterotransplantation   9
4. Klinische Fälle von Homoiotransplantationen 11
   Homoiotransplantationen bei eineiigen Zwillingen (Isotransplantation) 15
5. Klinische Fälle von Heterotransplantationen 15
6. Tierexperimente allgemeiner Art zum Transplantationsproblem . . . 17
7. Parabioseversuche an Mensch und Tier 21
8. Die Ursachen des Versagens der Homoiotransplantation 22
   A. EHRLICHS Theorie 22
   B. Die Blutgruppentheorie 22
   C. LOEBS Theorie 23
   D. Antigen-Antikörperreaktion (MEDAWAR) 24
9. Die verschiedenen Antigen-Antikörperreaktionen, die Tuberculintypreaktion, humorale und sessile Antikörper, das weiße Transplantat 28
10. Die Theorien der Antikörperbildung 34
    A. Seitenkettentheorie von EHRLICH 34
    B. Direkte Schablonentheorie 34
    C. Enzymatische Theorie 36
    D. Indirekte Schablonentheorie 38
    E. Theorie der natürlichen Auswahl 39
    F. Gruppenauswahltheorie 39
11. Der Einfluß des Geschlechtes auf die Transplantation, der EICHWALD-SILMSER Effekt 41
12. Die Theorien der Entwicklung der Immunität und der Beeinflußbarkeit der Immunität 42
    A. Rolle der Plazenta 42
    B. Immunoparalyse 43
    C. Immunotoleranz 44
    D. Die Förderung des Transplantatwachstums nach SNELL 45
13. A. Die Rolle des RES bei der Immunreaktion 48
    B. Thymus und Immunreaktion 50
    C. Agammaglobulinämie und Immunreaktion 51
14. Antikörpernachweis nach Homoio- und Heterotransplantationen . . 52
15. A. Die Antigenuntersuchungen und -analysen bei der Homoiotransplantatreaktion 55
    B. Die Reaktion des Transplantates gegen den Empfänger 57
16. Die Technik der Homoiotransplantation 58
    A. Frischhautübertragung 58
    B. Die Verwendung von Leichenhaut 59
    C. Verwendung embryonaler Haut, Neugeborenenhaut und foetaler Membranen 61

17. Verlängerung des Überlebens eines Homoiotransplantates 62

A. Beeinflussung des Empfängers 62

I. Veränderung der immunologischen Aktivität 62
a) Vorbehandlung mit Zellen S. 62 — b) Vorbehandlung mit Zellextrakten S. 64 — c) Vorbehandlung mit Blut S. 65 — d) Vorbehandlung mit Serum S. 66

II. Vorbehandlung des Empfängers mit Röntgenstrahlen . . . 66

III. Medikamentöse Beeinflussung des Empfängers 68
a) Blockade des RES und Splenectomie S. 68 — b) Behandlung des Empfängers mit Cortison und ACTH S. 68 — c) Vorbehandlung des Empfängers mit Antihistaminica S. 69 — d) Vorbehandlung des Empfängers mit Antimetaboliten S. 70 — e) Vorbehandlung des Empfängers mit Pyridoxinantagonisten S. 70 — f) Hormonelle Beeinflussung des Empfängers S. 71 — g) Beeinflussung des Empfängers durch Enzyme, Antikoagulantien, sowie allgemeine und lokale unspezifische Maßnahmen S. 72

IV. Die Auswirkung von Schwangerschaft und Krankheiten des Empfängers auf die Homoiotransplantationsreaktion 72
a) Der Einfluß der Schwangerschaft S. 72 — b) Der Einfluß der Inanition S. 73 — c) Der Einfluß der Urämie S. 73 — d) Der Einfluß von Neoplasmen S. 73

B. Die Beeinflussung des Transplantates 73

I. Verwandte als Spender 73

II. Die Verwendung zahlreicher Spender 74

III. Die Verwendung embryonalen Gewebes 75
a) Eihäute S. 75 — b) Foetales und Neugeborenengewebe S. 75

IV. Der Einfluß der Transplantatdosierung 76

V. Die Verwendung von Zellen und Zellkulturen bei der Homoiotransplantation 77

VI. Physikalische Beeinflussung der Transplantate 78
a) Gefrieren des Transplantates S. 78 — b) Die Gefriertrocknung S. 79 — c) Erhitzen des Transplantates S. 80 — d) Röntgenbestrahlung des Transplantates S. 80

VII. Chemische und tryptische Vorbehandlung des Transplantates 81
a) Vorbehandlung mit Medikamenten und Chemikalien S. 81 — b) Vorbehandlung mit Enzymen S. 81

VIII. Die Beeinflussung des Spenders vor der Transplantation 81

IX. Die Verwendung von Kollagenfilm 82

18. Die Wirkung von Röntgenstrahlen auf die lebende Zelle unter besonderer Berücksichtigung der Wirkung auf die Haut 83

19. Das mechanische Moment, die Anwendung von Leim zur Transplantatfixierung 86

20. Schlußfolgerungen und Problemstellung 88

II. Experimenteller Teil

1. Transplantationsversuche bei Schweinen 91

A. Makroskopische Befunde 92

B. Mikroskopische Befunde 94

I. Genähte Kontrollautotransplantate 94

II. Geleimte Transplantate 96

2. Auto- und Homoiotransplantationsversuche bei Mäusen 99

I. Autotransplantate 103

II. Homoiotransplantate 103

III. Bestrahlte Homoiotransplantate 108

IV. Transplantationsversuche mit der Haut neugeborener Mäuse 109

Inhaltsverzeichnis

		Seite
3. Transplantationsversuche mit Schweinehaut		113
I. Transplantate von Schweinehautspaltlappen auf Mäuse		113
II. Zweittransplantate von Schweinehaut auf Mäuse		118
III. Röntgenbestrahlung von Schweinehautheterotransplantaten		120
4. Versuche mit Kollagenfilm		127
III. Klinischer Teil		130
IV. Zusammenfassung und Beurteilung		145
Literatur		147

I. Literarischer Teil

1. Einleitung

Kranke mit Verbrennungen, die weniger als die Hälfte der Körperoberfläche verändern, können heutzutage in einer gut ausgerüsteten chirurgischen Klinik fast immer am Leben erhalten werden. Ganz anders ist jedoch die Situation, wenn mehr als die Hälfte der Haut verbrannt ist. In der Regel reicht dann die gesunde Haut nicht aus, um alle nach Abstoßung des Wundschorfes entstehenden Wundflächen mit autoplastischen Spalthautlappen zu bedecken, und der Chirurg ist gezwungen, zu anderen Hilfsmitteln zu greifen, um den Flüssigkeitsverlust einzudämmen und die potentiellen Infektionspforten zu verschließen. In den früheren Jahren starben die Kranken mit sehr ausgedehnten Verbrennungen meist an ihrer Verbrennungskrankheit, bevor der Chirurg überhaupt vor die Notwendigkeit gestellt wurde, die Wundflächen zur Heilung zu bringen.

Die Antibioticatherapie und der konsequente Eiweiß-, Ionen- und Flüssigkeitsersatz haben hier im Laufe der letzten Jahre grundlegenden Wandel geschaffen, und alle größeren chirurgischen Kliniken sehen sich dazu gezwungen, nach neuen Wegen bei der Behandlung der Schwerstverbrannten Ausschau zu halten. Natürlich lag es nahe, in Analogie zur Blutspende die *Hautspende* zu verwenden. Leider ist dies nun aber nicht ohne weiteres möglich. Die Abwehrmechanismen des Menschen sind so eingestellt, daß sie alles fremde Gewebe als schädlich ansehen. Daraus folgen Reaktionen gegen biologisch fremdes Material, die manchmal nur überschießend, manchmal schädlich und häufig tödlich sind. Die natürliche Entwicklung hat bei der Ausbildung der Abwehrmechanismen offenbar nicht voraussehen können, welch unnatürlichen Schädigungsmöglichkeiten der Mensch ausgesetzt werden kann.

Jeder Mensch, von einiigen Zwillingen abgesehen, ist als Individuum völlig einmalig und von allen anderen lebenden Menschen, von allen, die vor ihm gelebt haben, und wohl auch von allen, die nach ihm leben werden, genetisch verschieden. Verursacht wird das durch die Chromosomenüberkreuzungen und die daraus entstehenden Kombinationen. Das hat zur Folge, daß jedes menschliche Gewebe primär für jeden anderen Menschen biologisch schädlich ist. Die Ursachen und Auswirkungen dieser biologischen Tatsache sind das Objekt der Genetik, der Transplantationsforschung und der Immunologie. Ich habe mir in dieser Arbeit die Aufgabe gestellt, herauszufinden, ob die großen Fortschritte in der Transplantationsforschung in den letzten Jahren dem praktischen Chirurgen bei der Behandlung der Schwerstverbrannten irgendwie helfen können bzw. was der Chirurg experimentell selbst dazu tun kann, um der Lösung dieses Problems näher zu kommen.

2. Geschichte der Hauttransplantation unter besonderer Berücksichtigung der Homoio- und Heterotransplantation

Hauttransplantationen gehörten zu den allerersten Operationen, die überhaupt durchgeführt wurden. Der Eberspapyrus aus dem Jahre 1500 v. Chr. berichtet, daß Hauttransplantationen von den ägyptischen Ärzten schon um 3500 v. Chr. ausgeführt wurden. Aus den heiligen Vedas geht hervor, daß auch den alten Hindus die Transplantation von Haut geläufig war.

Schon SUSRUTA beschrieb Transplantationen aus der Glutealgegend, die von der Hindukaste der Koomas oder Töpfer mittels Tonscherben bewerkstelligt wurden. Später wurde diese Kunst von den Brahmanen ausgeübt, AYURVEDA berichtet 1000 v. Chr. darüber. Anscheinend wurden immer Autotransplantationen angewendet, denn in diesen alten Quellen finden sich niemals Hinweise darauf, daß auch Homoio- und Heterotransplantationen durchgeführt wurden.

Bei CELSUS und GALEN werden die Beschreibungen der Transplantationen dann von einem mythischen Nebel umhüllt, sie gaben u. a. an, daß sich alle Gewebe von einem Menschen auf den anderen transplantieren ließen. Die unwissenschaftliche Art der Darstellung läßt es sehr fraglich erscheinen, ob den Berichten praktische Erfahrungen zugrunde lagen. Viele hundert Jahre machte die Chirurgie der Transplantationen, im Aberglauben befangen und durch die Kirche häufig an ernsthafter Forschung gehindert, keinerlei Fortschritte. Erst 1442 berichtet PETER ROSANO, der Bischof von Lucera, in der 8. Ausgabe seiner Annalen der Welt, daß BRANCA, ein Wundarzt aus Catania, die alte indische Kunst der Hauttransplantation wieder einführte. Von den BRANCAS kam diese Kunst dann auf die Familie BOIANI von Calabria, aber erst CASPAR TAGLIACOZZI stellte die Transplantation auf eine wissenschaftliche Basis. 1597 veröffentlichte er sein Werk „De Curtorum Chirurgia per Insinitionem Libri Duo; Additis Cutis Traducis Instrumentorum omnium atque Deligationum Iconibus et Tabulis", das in Venedig aufgelegt wurde. TAGLIACOZZI war Professor der Anatomie und Medizin in Bologna. Bei ihm taucht im 18. Kapitel seines Buches erstmals die Beschreibung der Homoiotransplantation bei Nasenplastiken auf. Er transplantierte einem Brüsseler Kaufmann eine Nase vom Arm eines Lastträgers. Als nach einigen Jahren der Lastträger starb, sei jedoch die Nase wieder abgefallen. Er verwendete daher nach dieser, uns etwas eigenartig anmutenden Erfahrung nur noch Autotransplantate. Trotzdem TAGLIACOZZI die Kunst der Transplantation weit entwickelte, starb sie mit ihm. Er wurde schon zu Lebzeiten von theologischer Seite scharf angegriffen, da er Gott ins Handwerk pfusche. Schließlich kam es nach seinem Tode so weit, daß seine Leiche aus dem Friedhof der Kirche San Giovanni Battista in Bologna exhumiert wurde, weil eine mysteriöse Stimme gehört worden war, die rief: „TAGLIACOZZI ist verdammt!" Es ist anzunehmen, daß auch vor TAGLIACOZZI schon Homoiotransplantationen bekannt waren, denn ein aus dem 15. Jh. stammendes Bild im württembergischen Landesmuseum in Stuttgart stellt die Überpflanzung des Beines eines Mohren auf einen Weißen durch die beiden Schutzheiligen der Ärzte und Apotheker, Kosmas und Damian, dar.

Der Gedanke der Homoiotransplantation kam wohl deswegen auf, weil man mit den Pfropfungen im Pflanzenreich so gute Erfahrungen gemacht hatte. Schon bald finden sich auch die ersten Schilderungen von Heterotransplantationen, wenn auch nicht der Haut. JAKOBUS VON MECKREN berichtet, daß der russische Wundarzt KRAANWINKEL 1682 die Schädeldecke eines Edelmannes, der durch einen Schwerthieb verletzt worden war, erfolgreich mit einem Hundeknochen reparierte. Die Hauttransplantation geriet wieder in Vergessenheit und wurde Sache der Straßenmediziner. SANCASSANI beschreibt 1731, wie Straßenhändler in Neapel sich, um eine bestimmte Salbe anzupreisen, Hautstücke vom Oberschenkel abschnitten, wieder auflegten, mit der Salbe bedeckten und zur Anheilung brachten. Besonders berühmt war dabei eine Frau GAMBA CURTA. Der Physiologe BARONIO wurde 1804 hierdurch zu seinen Experimenten angeregt, bei denen er erfolgreich Vollhauttransplantate am Schwanz von Schafen ausführte.

TAGLIACOZZIS Operationen blieben fast 200 Jahre lang das Zentrum verschwommener Diskussionen. Erst 1794 berichtet ein Artikel im Gentlemens Magazin unter dem Titel „Pennants View of Hindoostan" über eine Nasenplastik, die in Indien von dem Chirurgen MAHRATTA in Kumar durchgeführt wurde. Jetzt endlich griff auch die Schulmedizin die Sache wieder auf. 1814 berichtete CARPUE über zwei erfolgreiche Nasenplastiken, 1816 bereits über elf. Nun breitete sich diese neue Methode schnell aus. In Deutschland wurde sie 1816 von GRAEFE und 1829 von DIEFFENBACH angewendet. BUNGER in Marburg führte 1823 eine erfolgreiche freie Transplantation eines Hautstückes vom Oberschenkel zur Nase einer Frau durch. 1826 führte LISFRANC die Transplantation in Frankreich ein und schließlich 1837 WARREN und MASON in Amerika. Zur gleichen Zeit waren nach JOHN HUNTER Zootransplantate bei Hautdefekten allgemein üblich und wohl bekannt. So berichtet u. a. LARREY, daß er den schwer verwundeten Marschall LANNES mit der Haut eines lebenden Tieres bedeckt habe.

Als Ursprungsjahr der heutigen Transplantationstechnik ist das Jahr 1869 anzusehen, das Jahr, in dem der Schweizer Chirurg REVERDIN am Hospital Necker in Paris Hautstückchen seines eigenen Armes und von einem amputierten Bein auf einen Schwerverbrannten übertrug. Die späteren englischen Chirurgen BOWLS und POLLOK sahen bei dieser Operation zu und führten die Methode schon ein Jahr später in London ein. Schnell breitete sich die neue Methode aus. Schon ein Jahr später wurde sie an der Billrothschen Klinik in Wien von CZERNY, KOHN und HICKL und in Berlin von HEIBERG und SCHULZ angewendet. Bis dahin waren nur kleine Transplantate entnommen und mosaikartig auf dem Empfängergewebe zusammengesetzt worden. 1871 entnahmen LAWSON in London und 1872 OLLIVER in Paris große Lappen, da sie jedoch Vollhautlappen verwendeten, gingen diese häufig zugrunde, und diese Methode fand vorerst wenig Anklang. OLLIER stellte aber bereits fest, daß man Haut von amputierten Gliedern ohne Schaden längere Zeit bei null Grad aufbewahren könne.

Der Gedanke, die *Parabiose* zur Transplantation heranzuziehen, kam fast zur gleichen Zeit auf. Paul BERT stellte 1863 eine Parabiose zwischen Ratte und Katze her. Als er der Katze Atropin injizierte, bewirkte dies bei der Ratte eine Pupillenerweiterung, womit die Kreislaufverbindung zwischen beiden Tieren bewiesen war. BERT behauptete, dauernde Verwachsungen erzielt zu haben. Daraufhin verpflanzte SEDILLOT 1868 einen Rundstiellappen vom Bauch eines Hundes auf die Hand eines Mannes mit ausgedehntem Hautverlust. Der Erfolg war eine schnelle eitrige Nekrose des Lappens.

Den Anstoß zu einer wahren Flut von Transplantationen gab REVERDIN 1871 selbst, als er bekanntgab, daß nicht nur die Haut des Menschen, sondern auch die vieler Tiere für die Transplantation geeignet sei. In schneller Folge erschienen weitere Berichte über neue Entdeckungen auf dem Gebiete der Transplantationen. MARTIN zeigte schon 1873, daß die menschliche Haut voll lebensfähig bleibt, wenn sie 24 Stunden bei null Grad aufbewahrt wird. AGNEW und FISCHER verwendeten ab 1874 die Haut von amputierten Gliedern zur Transplantation. WOLFE in Glasgow, der zunächst durch Conjunctia-Transplantate vom Kaninchen hervorgetreten war, empfahl 1873 seine neue Methode der Überpflanzung von Vollhautlappen. Bei der Suche nach neuen Quellen für zu transplantierende Haut stieß man 1871 (COLRAT) auf die Leichenhaut. Sofort erschienen Berichte von WERNER, IVANOVA und RATHEY, die über Erfolge berichteten. Mißerfolge schien es nicht zu geben. Die Berichte wurden immer optimistischer. Im Lancet 1871 wird über ein Kind berichtet, das schwerverletzt in die frisch abgezogene Haut eines Schafes gewickelt und so gerettet wurde. Zahlreiche Tiere wurden zur Transplantation herangezogen.

Frösche als Spender verwendeten ALLEN, PETERSON, DUBOUSQUET-LABORDERIE, BARATOUX, NESTEROWSKY, FOWLER, WATSON, CHEYNE, GRANDMONT und schließlich RANKING, der 1906 über 300 Fälle berichtete. MASTERMANN und REDARD fanden, daß Froschhaut von ihren Patienten nicht vertragen wurde. Sie nahmen daher die Haut junger Kaninchen und Hühner. Sofort hatten auch andere (HOF-MOKL, PHILLIPE, NEWLITZKI, DUBRENIL, HONZE DI ANLNOIT) mit dieser Methode Erfolg. Als nächstes führte RAVEN 1877 Schweinehaut ein. In HÜBSCHER, McGUIRE und FLEGENHEIMER fand er Nachahmer. Auch andere Tiere wurden verwendet. MILES, VAN METER und SUEVE nahmen Hunde, REDARD, BIANCHI, FIORANI und DAVIS noch 1910 Hühner, ALDRICK Tauben und WÖLFLER schließlich gar Tauben, Kaninchen und Frösche. Ein wahrer Transplantationsrausch bemächtigte sich der chirurgischen Welt.

Auch die Technik der Transplantation blieb nicht stehen. Auf dem 15. Kongreß der Deutschen Gesellschaft für Chirurgie berichtete THIERSCH 1886 über seine neue Methode der Entnahme von Spalthautlappen. 1893 gab KRAUSE in Altona nochmals ein neues Verfahren der Vollhauttransplantation an. WENTSCHER benützte 1894 erstmals in physiologischer Kochsalzlösung getränkte Gaze zur Aufbewahrung der Transplantate. Seine Experimente wurden von ENDERLEN, MARCHAND und GIERE nachgeprüft und die Ergebnisse bestätigt. LLUNGREN konnte 1899 Transplantate zur Anheilung bringen, die er sechs Monate lang in steriler Asciteslösung aufbewahrt hatte. BURKHARD, der genauer untersuchte, setzte die Grenze der Lebensfähigkeit bei Aufbewahrung der Transplantate in trockener Luft auf 24 Stunden, in der feuchten Kammer auf acht Tage.

Die warnenden Stimmen waren zunächst nur vereinzelt, sie wiesen zunächst nur auf die Gefahr der Übertragung ansteckender Krankheiten mit der Haut hin. Mehrere Fälle wurden bekannt, VÖLCKER übertrug 1872 Pocken, DEUBEL Syphilis und CZERNY, BECKER und MOMBERG Tuberkulose. Langsam wurden weitere Mißerfolge bekannt. CZERNY, DJATSCHENKO, FOLET und REVERDIN konnten Tierhautlappen nicht zur Anheilung bringen. LEE in Boston behandelte 1880 ein 10jähriges Mädchen mit schweren Verbrennungen am Rücken mit Rundstiellappen von Lämmern, die Lappen heilten nicht an, das Kind starb. Zwei weitere Patienten, in ähnlicher Weise behandelt, stießen die Lappen ab. PETERSON, FOWLER, SMITH, DUBOUSQUET und LABORDERIE fanden bei histologischen Untersuchungen ihrer Patienten, daß das Epithel von Zootransplantaten ganz allgemein zwischen dem 5. und 10. Tag abgestoßen wird und nur eine Lage von Bindegewebe und elastischen Fasern zurückbleibt, die später epithelisiert wird. REVERDIN selbst nahm schließlich an, daß die Zootransplantate nicht anwachsen, sondern nur die Epithelisierung des darunterliegenden Gewebes fördern. Die fehlerhaften Beurteilungen der Heilungsergebnisse rührten meist daher, daß die Chirurgen fürchteten, durch Biopsien ihr gutes Ergebnis zu zerstören.

Nachdem der übergroße Anfangsoptimismus enttäuscht worden war, begann nun das Pendel nach der Gegenseite auszuschlagen. BREWER, ESMARCH, FRANKE, NAGEL und LUCAS-CHAMPIONNIERE berichteten zwischen 1882 und 1887, daß die von ihnen verpflanzten Homoiotransplantate nach 6 bis 8 Wochen wieder wegschmolzen, RATHEY 1886 und WINNIWARTER 1892 gingen so weit, daß sie der Homoiotransplantation jeden praktischen Wert absprachen. Nochmals wurden um die Jahrhundertwende einige erfolgreiche Homoiotransplantationen bekannt (DUPRAY, McGUIRE, HARTMANN, WEIRICK). Doch die Zahl der Mißerfolge begann zu überwiegen (BERESOWSKI, SCHOLZ, NOESKE, BRYANT, SICK, HENLE, WAGNER, WITTMANN, DIVINGS, MELLISH, WEISCHER, BULL). LAUENSTEIN bezog 1904 die Mißerfolge noch auf mangelnde Technik.

LEXER beendete schließlich 1911 die Diskussion, indem er eindeutig nachwies, daß Homoiotransplantate beim Menschen zwar primär anheilen, nach kurzer Zeit dann aber aus unbekannten Gründen abgestoßen werden. LEXER schuf damit die Grundlage der Transplantationslehre überhaupt. Noch einmal erhob sich scharfer Widerspruch von seiten der Chirurgen, die mit der Transplantation inkretorischer Drüsen große Erfolge hatten. So berichtete KOCHER 1914 über 21 Fälle von Hypothyreoidismus, die er durch Homoiotransplantationen geheilt hatte. Später stellte sich heraus, daß alle Fälle außerdem Thyreoidin erhalten hatten und daß zur Transplantation nur Basedowschilddrüsen verwendet worden waren, deren Tätigkeit noch dazu vor der Operation durch mehrtägige Jodgaben gesteigert worden waren. Die Erfolge der Heterotransplantation von Epithelkörperchen von Pferd, Kalb und Schaf sowie der Hoden und Ovarien erklärte LEXER durch Resorption von Wirkstoffen aus den nekrotisierenden Drüsen. Den Erfolg der Hodenheterotransplantate von MORRIS, LESPINASE, STEINACH und LICHTENSTERN zweifelte allerdings auch LEXER nicht an. Die Ablehnung der Hauthomoiotransplantate wurde sofort von UNDERWOOD, PERTHES, EDEN, TAKAHASKI und McWILLIAMS bekräftigt. SCHÖNE unterbaute diese Ansichten mit Tierversuchen, berichtete allerdings noch über erfolgreiche Homoiotransplantationen vom Neugeborenen auf die Mutter. So wurde es allmählich still um die Homoiotransplantation. Die Heterotransplantation wurde ab 1920 überhaupt nicht mehr angewendet. Die erfolgreichen Knochenhomoiotransplantate wurden von LEXER mit schleichendem Umbau erklärt. Nur Knorpel, Sehnen und Cornea wurden weiter als für die Homoiotransplantation geeignet angesehen. In jüngster Zeit wurden aber auch hier immer mehr Zweifel geäußert. Nachdem die Technik der Hauttransplantationen durch REVERDIN, OLLIER, WOLFE, THIERSCH und KRAUSE in schneller Folge vervollkommnet wurde, trat in der Entwicklung ein langer Stillstand ein. Erst die Erfindung der Dermatome durch PADGETT 1938, BROWN 1942, REESE 1946 und SCHUCHHARDT 1953 brachte hier nochmals einen entscheidenden Fortschritt. Von BROWN und vielen anderen nach ihm wurden schließlich auch die ganz abgeschriebenen Hauthomoiotransplantate als Notverbände bei Verbrennungen wieder verwendet. SNYDERMAN und EASTWOOD nahmen 1960 auch wieder Heterotransplantationen vor. Die Gründe für das Auf und Ab in der Transplantationsforschung werden in den folgenden Kapiteln klar herausgestellt werden.

3. Anatomie der Haut, histologische Veränderungen in den Auto-, Homoio- und Heterotransplantaten

A. Anatomie

Die menschliche Haut besteht aus zwei Schichten, der *Epidermis* und der *Dermis*. Bei jüngeren Individuen ist die Verbindung dieser beiden Schichten irregulär. Die Verzahnungen der Epidermis mit der Dermis, die im allgemeinen Rete-Zapfen genannt werden, sind in Wirklichkeit keine Zapfen, sondern die Seitenwände der Maschen eines Netzes. Die Unterseite der Epidermis ähnelt der Oberfläche einer Bienenwabe. Mit fortschreitendem Alter wird die Epidermis zunehmend atrophischer, und die Bienenwabenstruktur verliert an Tiefe. Im Greisenalter erscheint die Epidermis im Querschnitt als flache Lage und die Verbindung zur Dermis als gerade Linie. Außer den Altersveränderungen unterliegt die Struktur der Haut auch noch regionalen Schwankungen.

Die *Epidermis* setzt sich von der Dermis her gesehen aus vier Schichten zusammen: Der Basalzellenschicht, dem Stratum spinosum, Granulare und Corneum. An Handflächen und Fußsohlen liegt zwischen Stratum, Granulare und Corneum eine weitere Schicht, das Stratum lucidum. Die Hornschicht ist aus keratinisierten flachen Zellen zusammengesetzt, die ihre Kerne verloren haben. Stratum spinosum und Basalzellenschicht bilden zusammen das Rete Malpighii. Die Basalzellenschicht enthält das Melanin.

Die *Dermis* oder auch *Corium* besteht aus Bindegewebe, das sich aus Kollagenbündeln zusammensetzt, in die elastische Fasern eingewoben sind. Die Dermis wird in zwei Zonen unterteilt, die obere, äußere, schmale papilläre Zone und die tiefere, breitere reticuläre Zone. Diese Zonen sind nicht so klar voneinander getrennt wie die Schichten der Epidermis, sondern gehen ineinander über. Die Kollagenfasern der papillären Zone sind fein und nicht parallel zur Oberfläche angeordnet wie die der reticulären Schicht. Die elastischen Fasern finden sich in der ganzen Epidermis zwischen den Kollagenbündeln. Durch ihre anastomosierenden Äste bilden sie ein Netz um die Kollagenbündel. Bei älteren Personen treten Verklumpungen und basophile Degenerationen der kollagenen und elastischen Fasern im äußeren Dermisdrittel auf.

Zwei große *Gefäßplexus* finden sich in der Haut, einer in der tieferen Dermisschicht und einer in der Dermismitte. Von diesem Plexus steigen zahllose kleine Äste in die Dermispapillen als terminale Kapillarschleifen auf. Die meisten Dermisgefäße sind Kapillaren, die nur von einer Schicht Endothelzellen ausgekleidet sind. Nur in den tiefsten Schichten werden auch Media und Adventitia gefunden. Mit fortschreitendem Alter verdickt sich die Wand der Hautgefäße auch bei Menschen mit normalem Blutdruck. Die beiden Lymphplexus der Haut liegen an der Verbindungsschicht von Dermis und Subcutis und direkt unterhalb der papillären Schicht, von der aus sich Schlingen in die Papillen erstrecken. Vom Nervensystem finden sich markhaltige und markarme Nervenfasern, Pacinische und Wagner-Meißnersche Körperchen, an Hautanhängen die Haarfollikel, die Schweißdrüsen und die Talgdrüsen. Embryologisch sind alle Hautanhangsgebilde Epidermisabkömmlinge, mit Ausnahme einiger Teile der Haarfollikel, die bindegewebigen Ursprungs sind.

B. Embryologie

Das Ectoderm selbst hat keine eigene Fähigkeit, sich in Epidermis und Neuralrohr zu entwickeln. Diese Entwicklung wird durch einen Induktor gesteuert, der in allen Teilen des Embryo gegenwärtig ist, aber nicht vom Ectoderm, sondern vom Mesoderm aus wirkt. Chemisch ist der Induktor den Steroiden ähnlich und ätherlöslich. Die genaue Struktur ist jedoch unbekannt. Die Epidermis besteht zunächst aus einschichtigem cuboiden Epithel. Eine Teilung in zwei Schichten erfolgt als erstes in der Kopfgegend, am Ende des ersten intrauterinen Monats ist sie vollständig. Die äußere Schicht wird Epitrichium genannt. Bei zwei und drei Monate alten Embryos besteht das Epitrichium aus polygonalen Zellen. Die ganz außen liegende Epitrichialmembran geht während des sechsten Embryonalmonats zugrunde. Bleibt sie bestehen, so wird das Kind mit Ichthyosis congenita geboren. Die cuboidale Zellschicht zwischen Epitrichium und Mesoderm wird während des zweiten Monats dicker, die Zellkerne gruppieren sich. Im dritten Monat sind zwei klar begrenzte Schichten zu sehen, die mehr oberflächliche, das Stratum intermedium, und die tiefere, das Stratum germinativum, das später für das Wachstum der Epidermis verantwortlich ist. Im vierten Monat erscheinen erstmals Keratohyalinkörner in der Gesichtsgegend, eine gelegentliche Überkeratinisierung kann in einer generalisierten Ichthiose enden. Vom fünften Monat an macht eine zunehmende Vascularisierung der Haut eine schnelle Entwicklung der Epidermis möglich. In den letzten Wochen der Schwangerschaft tritt das Stratum lucidum an Handflächen und Fußsohlen auf. Bei der Geburt ist die Epidermis viel weiter entwickelt als die Cutis. Ein congenitaler Hautdefekt ist sehr selten und bisher nur in etwa 125 Fällen beschrieben worden (STRAATSMA). Die Ursache soll in einem Wachstumsstillstand liegen. Ammionverwachsungen, die gelegentlich angeschuldigt werden, sind wohl eher die Folge als die Ursache örtlicher degenerativer Prozesse. Das Amnion hat die Tendenz, jedes Gebiet abzudecken, daß nicht seine natürliche Oberfläche hat. Die meisten Mitosen finden sich in der mittleren Epidermisschicht. Nach PINKUS sind alle Epidermisfalten entweder viscerale Falten oder Bewegungsfalten. Dazu gehören sowohl die triangularen, rhomboiden und trapezoiden Anordnungen, wie auch größere Bewegungsfalten.

Das Palmarfaltenmuster ist im sechsten intrauterinen Monat fertig. Eine abnormale Palma beweist eine intrauterine Schädigung. Bei Mongoloiden ist z. B. eine quer über den zweiten bis fünften Finger verlaufende Linie vorhanden, fehlt sie, so liegt kein Mongolismus vor. Das Hautfaltenmuster an den Händen kann selbst bei monozygoten Zwillingen völlig verschieden sein. Das Corium ist zunächst eine amorphe, relativ undifferenzierte Substanz, in der sich viele runde Kerne von mesenchymalem Typ finden. Manche Untersucher nehmen an, daß die äußersten Schichten vom Ectoderm abstammen. Als Beweis dafür wird angeführt, daß sie bei Schädigungen eher mit der Epidermis als mit dem Stratum reticulare reagieren. Das Bindegewebe entwickelt sich viel langsamer vom zellreichen-faserarmen zum zellarm-faserreichen Gewebe. Der Ursprung der Fasern ist nicht ganz geklärt. LEWIS konnte allerdings in Gewebskulturen die Formation der elastischen Fasern aus Fibrillen, die sich aus dem Zellexoplasma entwickelten, nachweisen. Möglicherweise trennen sich die Fibrillen von der Mutterzelle während der Mitose. Die kollagenen Fasern vermehren sich im dritten Monat und teilen das Corium ins Stratum reticulare und papillare. Im Stratum papillare verlaufen sie netzförmig durcheinander, im Stratum reticulare dagegen nahezu parallel (LYNCH). Die elastischen Fasern erscheinen erst im fünften Monat. Nach STERNBERG ist die Deckungsfähigkeit durch die Anordnung der Bindegewebsfasern festgelegt, während die elastischen Fasern die Überdehnung verhindern. Die Elastizität im allgemeinen Sinne ist dort am größten, wo sich die wenigsten elastischen Fasern finden. Während des menschlichen Alterns verändert sich die Epidermis kaum. Die Kontraktilität geht jedoch von 58% (19 Jahre) auf 12% (94 Jahre) (STRAATSMA) zurück. Die pathologische Hypertrophie der elastischen Fasern mit Verminderung der kollagenen Fasern führt zur sog. congenitalen cutis hyperplastica, dem EHLERS-DANLOS-Syndrom. Die elastischen Fasern verursachen subcutane Risse, die zu Narben und Hauteinziehung führen.

Die Teilung der Cutis in Subcutis und Corium erfolgt etwa im dritten Monat, anschließend daran erscheinen die ersten Fetttropfen. Die Fettzellen entstehen entweder aus Mesenchymzellen oder Fibroblasten. Erst in den letzten beiden Monaten der Schwangerschaft erfolgt eine wirkliche Fettanreicherung. Das subcutane Gewebe vermehrt sich schnell, von der Geburt bis zum neunten Monat, dann vermindert es sich bis zu 5½ Jahren, um bis zum 11. Lebensjahr konstant zu bleiben. Zuletzt erfolgt die Zunahme vom Adoleszententyp, das weibliche Subcutangewebe enthält mehr Fett als das männliche. Bis zum vierten Embryonalmonat bleibt die Verbindungslinie zwischen Corium und Epidermis glatt, erst dann wird die Epidermisunterfläche irregulär. Bindegewebsknospen, die sog. Papillarkörper, sprossen in die Epidermis vor. Die Verbindung zwischen Epidermis und Corium hält mittels Fasern so, wie zwei Bürsten, die man mit den Borsten aufeinandersteckt (STRAATSMA). Die Lymphgefäße entwickeln sich als Ausstülpungen aus den Venen etwa in der sechsten Embryonalwoche. Die massenhaften Lymphgänge im Stratum reticulare des Corium entwickeln sich von bestimmten Zentren an Hals, Rücken, Hüften und Axilla aus. Von HUNTINGTON wird der Ursprung der Lymphbahnen von den Venen abgelehnt.

C. Die histologischen Veränderungen bei der Autotransplantation

Bei *Autotransplantaten* ist nach SCHÄFER eine Schichtdicke von etwa 800 μ als Grenzwert für die Einheilung anzusehen. Meist werden jedoch wesentlich dünnere Transplantate, Spalthautlappen von 50 bis 500 μ Dicke, verwendet.

Nach dem Auflegen des Hauttransplantates auf das Empfängergewebe tritt zunächst serofibrinöses Exsudat aus dem Empfängergewebe aus. Aus diesem Exsudat bildet sich nach mehreren Stunden ein Fibrinnetz, dadurch verklebt das Transplantat mit dem Empfängergewebe. Das erste Stadium der Transplantateinheilung ist also eine exsudative Phase. Daran schließt sich die emigrative Phase an. Erythrocyten, später Leukocyten und schließlich Lymphocyten, Monocyten und Plasmazellen wandern aus den Empfängerblutgefäßen aus. Zunächst überwiegen die Erythrocyten. Vom sechsten Tage an bilden jedoch die Leukocyten die Mehrheit. Schon sehr frühzeitig treten in der Basalzellenschicht degenerative Veränderungen auf, viel seltener Veränderungen im Rete Malpighii. Die Hornschicht löst sich regelmäßig ab und wird abgestoßen. Häufig findet jedoch die Demarkation im Rete Malpighii statt. Teile des Rete werden dann mit der Hornschicht abgestoßen. Einige Stunden nach der Transplantation schwillt die Cutis ödematös an. Der Schwellung folgt die entzündliche Infiltration, einzelne Kernschrumpfungen treten in den Bindegewebszellen ein. Gleichzeitig mit diesen Degenerationsvorgängen beginnt jedoch die Regeneration. Die Gefäße des Wundgrundes sprossen in die teilweise schon abgestorbenen Gefäße des Transplantates ein und verbinden sich dort mit den überlebenden Elementen. Es bildet sich ein neues Gefäßrohr, das häufig schon nach zwei Tagen teilweise durchgängig ist (ADINA). Diejenigen Gefäße des Transplantates, die nicht an Empfängergewebe angeschlossen werden, fallen der Nekrose anheim. Die epithelialen Regenerationsvorgänge beginnen an den Rändern des Transplantates. Die Lücken zwischen Transplantat und Wundrand werden schnell vom Empfänger her gedeckt. Das Epithel des Transplantates selbst beginnt etwa am dritten Tage durch amitotische Kernteilungen zu wuchern. Mitosen finden sich nur vereinzelt. Das Epithel wächst gegen den Wundgrund vor und dringt ähnlich wie Carcinomzapfen in die Fibrinschicht vor. Vom sechsten Tage ab beginnt die Organisation der Fibrinschicht. Fibroblasten und Histiocyten erscheinen, das Bild der Entzündung verblaßt. Nach mehreren Wochen, manchmal auch erst nach Monaten, sehen wir normales Narbengewebe, dessen Dicke von der Stärke der ursprünglich vorhanden gewesenen Fibrinschicht abzuhängen scheint. Als letztes regenerieren nach zwei bis vier Monaten die elastischen Fasern.

Bei rein *histologischer Betrachtung* kann man zusammenfassend nach MEDAWAR die Anheilung eines Autotransplantates in drei Stadien gliedern:

1. primäre Vereinigung und Vascularisierung, charakterisiert durch amöboide Aktivität aller Zelltypen;

2. generalisierte Hyperplasie, an der alle zellulären Elemente des Transplantates beteiligt sind;

3. teilweise, retrograde Differenzierung, während der die Transplantate zum Stadium der normalen Haut zurückkehren.

Wendet man mit ADINA eine etwas mehr *physiologische Betrachtungsweise* an, so unterscheidet man:

1. die Phase der interstitiellen Lymphzirkulation. Während dieser Zeit erfolgt die Ernährung ausschließlich über die in den Interzellularspalten kreisenden Gewebssäfte (24 bis 48 Std.). Diese Phase geht allmählich in die

2. Phase der Vascularisation, der Wiederherstellung der Gefäßverbindungen zwischen Wirtsgewebe und Transplantat (2. bis 5. Tag), über.

3. Phase der Organisation; organisatorische Umwandlung der Fibrinschicht, die den provisorischen Kontakt hergestellt hat (5. bis 10. Tag). Alle drei Phasen überschneiden sich in Wirklichkeit.

Zur Beobachtung dieser physiologischen Phasen muß man sich aber neben dem Mikroskop noch anderer Hilfsmittel bedienen. Die älteste Methode ist wohl die Beobachtung in der SANDISON-ALGIRE-Kammer, die von CONWAY und JOSLIN mehrfach modifiziert wurde. Bei einer Maus oder auch bei anderen Versuchstieren wird nach dem Rasieren eine Rückenhautfalte hochgezogen und in einen Kupferdraht- oder Plastikrahmen eingeklemmt. Werden nun auf beiden Seiten der hochgezogenen Falte kleine Stichincisionen gemacht, so weicht infolge der enormen Spannung die Haut so weit auseinander, daß ein Fenster entsteht, in dem nur der auseinandergezogene Panniculus adiposus mit den Gefäßen erhalten bleibt. Auf dieses Fenster wird das Transplantat aufgelegt und mit einer durchsichtigen Leucit-Kammer verschlossen. In dem sozusagen in einer feuchten luftdichten Kammer befindlichen Transplantat läßt sich nun in durchscheinendem Licht unter dem Mikroskop das Verhalten der Blutgefäße genau beobachten.

Zunächst kann man einen massiven Plasmaeinstrom in die Kammer beobachten. Am 3. Tag erscheinen die ersten Leukocyten. Die Durchströmung des Empfängergewebes verlangsamt sich bis zur beginnenden Thrombose. Am 5. bis 6. Tag beginnen die Kapillaren zu sprossen, am 7. bis 8. Tag wachsen die Kapillaren ins Transplantat ein. Am 10. bis 12. Tag fällt auf, daß sich die einwachsenden Gefäße parallel anordnen und am 13. Tag schließlich wachsen die ersten großen Gefäße in das Transplantat ein. Diese Methode wurde besonders von TAYLOR als unphysiologisch angegriffen. Er beobachtete seine Transplantate direkt unter dem Stereomikroskop bei 90facher Vergrößerung in schrägem Licht und kam dabei zu etwas anderen Ergebnissen. Schon am 2. Tag beobachtete er das Einwachsen der ersten Gefäße in das Transplantat. Das Blut in diesen Gefäßen ist jedoch noch statisch. Am 3. Tag beginnt eine langsame Blutzirkulation. Am 5. Tag ist der Blutfluß bereits gut und am 7. Tag völlig normal.

Der Lymphstrom wurde von ODEN an Kaninchenohren untersucht. Er pflanzte kleine Transplantate ein. Es werden 0,02—0,05 ml Röntgenkontrastmittel distal des Transplantates injiziert. 2 Minuten später werden Röntgenaufnahmen gemacht. Diese Röntgenaufnahmen werden dann stereoskopisch betrachtet. Nach 5 bis 7 Tagen erscheinen die ersten Lymphgefäße, aber erst nach 9 bis 10 Tagen konnten Anastomosen zwischen Lymphgefäßen des Transplantates und des Wundbettes nachgewiesen werden.

D. Die Veränderungen bei der Homoiotransplantation und Heterotransplantation

Bei der *Homoiotransplantation* der Haut beim Menschen verlaufen die Anheilungsvorgänge zunächst genauso wie beim Autotransplantat. Etwa in der 3. Woche schilfern die oberflächlichen Schichten ab, das Transplantat verfärbt sich livide. Allmählich bricht das darunterliegende Granulationsgewebe durch das Transplantat durch. Das Transplantat „schmilzt" weg. Durch Eiterungen kann dieser Prozeß noch beschleunigt werden. Mikroskopisch tritt etwa am 10. Tage nach der Transplantation eine Lymphocyteninfiltration auf. Zu einem Zeitpunkt also, zu dem beim Autotransplantat die Leukocyteninfiltration schon wieder verschwunden ist. Die Lymphocyten brechen ins Rete Malpighii ein. Die Zellen der Basalzellenschicht zeigen die ersten Degenerationserscheinungen, die Verhornung der Epithelzellen nimmt zu. Etwa am 17. Tag geht die Infiltration langsam zurück. Es treten eosinophile Leukocyten auf, die Basalzellen quellen blasig auf, die Kerne schwellen. In der Keimzellenschicht finden sich jedoch zu diesem Zeitpunkt immer noch Mitosen, dabei verschwindet das Rete Malpighii. Die Lymphocyten- und Leukocyteninfiltration breitet sich nur einige Millimeter über die Ränder des Transplantates hinaus aus. Hier geht das Epithel des Wundrandes unter den gleichen Veränderungen wie in der Basalzellenschicht zugrunde. Je dichter die Infiltration, desto stärker sind die Veränderungen des darüber liegenden Gewebes. Zusammenfassend erfolgt als erstes die Degeneration der Basalzellenschicht, dann verschwindet das Rete Malpighii, dadurch kommt es zur Verdünnung und schließlich zur Abstoßung der Epithelschicht.

Im Gegensatz dazu werden beim Zugrundegehen eines autoplastischen Lappens immer zuerst die oberflächlichen Schichten nekrotisch, und die Lappen werden in toto abgestoßen. Vom Wundbett aus wachsen schließlich neue Kapillaren vor. Von den Wundrändern dringt das Epithel vor und unterminiert das Kollagenpolster, das als letztes vom Homoiotransplantat übrigbleibt.

Bei Beobachtung in der ALGIRE-Kammer thrombosieren etwa vom 3. Tag ab die Gefäße des Transplantates (CONWAY). EDGERTON konnte Thrombosen allerdings nur dann beobachten, wenn sich das Transplantat infizierte. Er beobachtete bei der Maus vom 9. Tag nach der Transplantation an eine Reduktion des Durchmessers der Gefäße, verbunden mit langsamerem Blutfluß. Vor der Abstoßung des Transplantates zerrissen die Gefäßverbindungen. TAYLOR konnte ebenfalls zwischen 7. und 9. Tag eine Stase in allen Gefäßen, aber keine Thrombose, beobachten. Sobald völlige Stase eingetreten ist, gehen die Gefäße zugrunde. Die Homoiotransplantatabstoßung würde somit mit einer Zerstörung der ernährenden Gefäße beginnen. In der Lymphzirkulation zeigten sich bis zum Absterben des Transplantates keine Veränderungen (ODEN).

Um den Zeitpunkt des Absterbens eines Transplantates genau zu bestimmen, wurden verschiedene Methoden entwickelt. So kann man z. B. 0,1 ml 1 : 1000 Fluorescinlösung intradermal injizieren (EGDAHL), die fluorescierenden Quaddeln im Transplantat werden dann mit Quaddeln in normaler Haut unter UV-Licht verglichen. Aus normaler Haut verschwindet das Fluorescin in etwa 3 bis 8 Stunden. Etwa vom fünften Tag an verlangsamt sich diese Resorptionszeit beim Homoiotransplantat. Am zehnten Tag beträgt sie 24 bis 48 Stunden. Ein anderer Test ist die histochemische Bestimmung der Diphosphopyridine-Nucleotid-Diaphorase-Aktivität, deren Verschwinden in den Wänden der Transplantatgefäße das Absterben anzeigt (CONVERSE). Dieser Test ist allerdings recht kompliziert. Schließlich ist es auch noch möglich, das Absterben eines Transplantates durch den versiegenden Lymphstrom genauer als mit der Fluorescin-Methode zu messen. Man injiziert mit Jod[131] gekennzeichnetes Eiweiß in das Transplantat und mißt den Radioaktivitätsschwund (WHEATHERLY). Aus dem gut durchbluteten Transplantat sind nach 24 Stunden 65% der Radioaktivität verschwunden. Versuche, aus den Veränderungen des Glycogen- und Ribonucleinsäuregehaltes (SCOTHORNE) des Transplantates Rückschlüsse auf die Lebensfähigkeit zu ziehen, führten nicht zum Erfolg.

Histologische Untersuchungen über die Reaktionen bei Heterotransplantaten liegen nur aus Tierexperimenten vor. Allgemein werden ähnliche Veränderungen wie bei der Reaktion gegen ein Homoiotransplantat beschrieben. Allerdings setzt die Reaktion viel früher ein und verläuft viel heftiger. Während beim Homoiotransplantat etwa am 10. Tag eine Lymphocyteninvasion einsetzt, überwiegen beim Heterotransplantat die Leukocyten. Dies würde einer typischen Fremdkörperreaktion entsprechen. Von KNAKE wurde dieser Ansicht widersprochen, sie fand bei Heterotransplantationen von Ratten auf Mäuse nur graduelle Unterschiede gegenüber den Homoiotransplantationen zwischen verschiedenen Mäusestämmen. Daraus folgerte sie, daß der Organismus zwar zwischen körpereigen und körperfremd, nicht aber zwischen artgleich und artfremd unterscheiden könne. Auf die verschiedenen Ansichten hierüber wird an anderer Stelle genau eingegangen.

4. Klinische Fälle von Homoiotransplantationen

Bei kritischer Betrachtung der Berichte über Homoiotransplantationen beim Menschen zeichnet sich eine klare Gıenzlinie ab. Diese Linie wird durch LEXERs Arbeiten im Jahre 1911 markiert. Vor dieser Zeit erschienen fast nur optimistische Berichte, danach überwog der Pessimismus.

Die Berichte aus der Zeit vor 1911, das sind seit Beginn der modernen Transplantationstechnik durch REVERDIN immerhin über 50 Jahre, und die aus der Zeit danach, die fast die gleiche Zeiteinheit füllen, sollen getrennt besprochen werden.

Die ersten Nachahmer von REVERDINS Methode entnahmen, sämtlich wie er bei seiner ersten veröffentlichten Operation, Transplantate von amputierten Gliedern. HOFMOKL, FOSTER, SMITH, GIRDNER, FISCHER, ESMARCH, um nur einige Namen zu nennen, berichteten über Dauerheilungen. All diese Arbeiten enthalten entweder gar keine histologischen Untersuchungen oder wenn doch, so sind dieselben meist nicht überzeugend. Bei sehr kleinen Transplantaten, um die es sich bei REVERDINS Methode ja durchweg handelt, wird das Transplantat nämlich manchmal vom Rande her vom Empfängergewebe unterwandert, ohne daß eine oberflächliche Nekrose eintritt. LONGMIRE konnte das 1951 im Experiment nachweisen. Viele der ersten Untersucher sind hier sicher Täuschungen unterlegen. BRYAND berichtete schon 1871, also nur drei Jahre nach REVERDINS erster Operation, daß die Transplantate nicht immer anwuchsen. Fast zwei Jahrzehnte später beobachteten dann auch ESMARCH, FRANKE, NAGEL u. a. Mißerfolge bei der Homoiotransplantation nach REVERDIN.

Um die entstandenen Widersprüche zu klären, wurden experimentell Homoiotransplantationen zwischen Negern und Weißen ausgeführt. MAXWELL übertrug 1873 Reverdintransplantate von sich selbst auf einen Neger mit Explosionsverletzung des Gesichts. Nur wenige dieser Transplantate heilten an, die angeheilten Transplantate blieben drei Monate lang weiß, dann wurden sie angeblich auch pigmentiert. Ein sicheres Zeichen, daß sie durch Empfängergewebe ersetzt wurden. MAUREL berichtet 1878 bei ähnlichen, in Guyana angestellten Versuchen, daß zwar Negerhaut auf Weiße transplantiert ihr Pigment verlor, weiße Haut auf Neger transplantiert aber immer weiß blieb. Bei Kreuztransplantationen zwischen Negern und Weißen, die KARG 1888 anstellte, ging das Epithel aller verpflanzten Hautstücke zugrunde.

Wegen der Kleinheit der Transplantate und der Gefahr des Zugrundegehens einzelner Transplantate gingen einige Chirurgen dazu über, Haut von zahlreichen verschiedenen Spendern zu verwenden. So verwendete z. B. BRADLEY bei einer Skalpierungsverlezung 55 Spender, wobei nur ein Drittel der Transplantate zugrunde ging; COUSIN brachte von 122 Transplantaten angeblich sogar 115 zur Anheilung. Den Spendemut der damaligen Bevölkerung kann man nur bewundern, wenn man bedenkt, wie schwer es für den heutigen Chirurgen oft ist, auch nur einen Spender zu finden oder die Genehmigung zur Verwendung von Leichenhaut zu erhalten.

Anscheinend bestanden aber schon damals manchmal ähnliche Schwierigkeiten, denn BERTENS verwendete schon 1888 Leichenhaut, um die Fußsohlen eines verbrannten Buben zu bedecken; warum er, wie auch viele andere, bei der Kleinheit der Wundfläche keine Autotransplantate verwendete, bleibt unerfindlich. Angeblich heilte die Leichenhaut gut an. Ähnliche Erfolge wurden von COLRAT, GIRDNER, WERNER, IVANOVA, RATHEY u. a. berichtet.

Um die Anheilungsschwierigkeiten zu vermindern, glaubten einige Chirurgen den Weg durch Verwendung fötalen und jugendlichen Gewebes gefunden zu haben. Dabei gingen sie von der Annahme aus, daß die Wachstumstendenz dieses Gewebes eine erfolgreiche Transplantation gewährleiste. LUCAS, EISENBERG, ASHLEY, SABELLA und STERN hatten mit dieser Methode klinische Erfolge. Während ein großer Teil der bis jetzt erwähnten Homoiotransplantationserfolge auf Fehlbeobachtungen beruhen dürfte, fällt es schwer, die Berichte so genauer Beobachter wie WENTSCHER und DAVIS auf so einfache Weise zu erklären. WENTSCHER brachte Thierschtransplantate, die bis zu zehn Tagen in Kochsalzlösung aufbewahrt worden waren, in 16 Fällen zur Anheilung.

DAVIS berichtete 1909 über 544 Thierschtransplantate, die am John-Hopkins-Hospital ausgeführt wurden; die meisten wurden zum Teil jahrelang nachbeobachtet. In 40 Fällen wurden Homoiotransplantate verwendet, 19 davon heilten reizlos ein, sechs nur teilweise, und nur sechs wurden nekrotisch. Es kann sich an dieser Klinik unmöglich um 19 Fehlbeobachtungen gehandelt haben, deshalb wurde auch sehr viel über diesen Bericht diskutiert. Eine Erklärung kann heute, nach über 50 Jahren, nicht mehr gegeben werden.

Im Jahre 1911 erschienen dann Erich LEXERS Arbeiten, in denen er ein vernichtendes Urteil über die Homoiotransplantation fällte. In einem großen Krankengut hatte er kein einziges Mal ein Homoiotransplantat zur Anheilung bringen können, auch nicht bei Transplantationen von Mutter auf Kind oder umgekehrt, oder bei Schleimhauthomoiotransplantaten. Lediglich Knorpel, Fascien und Sehnen hielt LEXER für zwischen verschiedenen Individuen transplantierbar. GATSH, MAKEWUIN, DZIALOSZYNSKI und andere bestätigten in den folgenden Jahren LEXERS Beobachtungen.

DAVIS widersprach LEXERS Ansichten natürlich auf Grund seiner eigenen Erfahrungen und wies auf die Wichtigkeit der Berücksichtigung der Blutgruppen hin. Daraufhin häuften sich in den zwanziger Jahren noch einmal die Berichte über erfolgreiche Homoiotransplantationen bei Beachtung der Blutgruppengleichheit von Spender und Empfänger (MASSON, ELANSKII, DEUCHER, OCHSNER, KUBANYI). 1930 gab MANNHEIM nochmals eine neue Methode an, mit der angeblich bei Homoiotransplantationen der Haut sichere Erfolge zu erzielen waren. Er implantierte kleinste Hautstückchen tief in die Granulationsflächen und erreichte so bei 19 Fällen 14mal gute Epithelisierung. Die Methode fand nur wenige Anhänger, wird allerdings mit Autotransplantaten bei verschmutzten Wunden teilweise heute noch verwendet. Nach 1930 wurde es sehr still um die Homoiotransplantation.

1943 kam schließlich in GIBSONS Klinik eine 22 Jahre alte Frau mit einer 40% der Körperoberfläche erfassenden drittgradigen Verbrennung zur Aufnahme. Zur Behandlung dieses Falles wurde MEDAWAR zugezogen, und die von ihm dabei gemachten Beobachtungen brachten die gesamte moderne Transplantationsforschung in Gang. Die Frau erhielt am 45. Tag nach der Verbrennung neben Autotransplantaten Homoiotransplantate von ihrem Bruder, um die Wundflächen zu decken. Alle paar Tage wurden von verschiedenen Stellen Biopsien entnommen. Am 15. Tag begann die Degeneration der Homoiotransplantate und war am 23. Tag vollständig. Am 15. Tag nach der ersten Operation wurde nochmals vom Bruder transplantiert. Bei diesem zweiten Transplantatsatz begannen die degenerativen Vorgänge sofort. Es fand sich keinerlei Anhalt dafür, daß die Nekrose durch lokale Vorgänge verursacht wurde. Das Epithel ging zuerst zugrunde, am längsten überlebte das kollagene Gewebe. Aus der Beschleunigung der Nekrose beim zweiten Transplantat schloß MEDAWAR, daß es sich bei der Homoiotransplantatabstoßung um eine immunologische Reaktion handeln müsse. Dies war zwar schon früher (SCHOENE) angenommen, aber nie so klar begründet worden. MEDAWAR studierte daraufhin nochmals genau die bis dahin vorliegende Literatur. Aus einem Bericht von BINHOLD, der 1939 zwischen 157 Paaren menschlicher freiwilliger Austauschtransplantate machte und davon 51 zur Anheilung brachte, schloß er zunächst auf das mögliche Vorhandensein von Hautgruppen, analog den Blutgruppen. Außerdem fanden sich LOEBS Arbeiten, der verschiedene Gewebsstoffe bei allen Individuen annahm. Der Nachprüfung dieser Theorien galt MEDAWARS weitere Arbeit.

Inzwischen war man nun allgemein der Ansicht, daß Homoiotransplantate nicht angehen, man verwendete sie nach BROWNs Vorschlag nur noch als eine Art Notverband bei schweren Verbrennungen. Von der gleichen Überlegung ging auch WOLF aus, der 1946 auf einen $5\frac{1}{2}$-jährigen Knaben 6 große Thierschlappen von seinem Vater transplantierte. Zu seiner Überraschung zeigten sich keinerlei Zeichen von Nekrose, die hellblonden Haare des Vaters wuchsen auf den Transplantaten bei dem dunkelhaarigen Buben weiter. Durch den Erfolg angeregt, wurden $1\frac{1}{2}$ Monate später nochmals 6 Transplantate übertragen. Auch diese heilten reizlos ein. 9 Monate lang wurden die Transplantate durch Biopsien kontrolliert. Es fanden sich keinerlei Zeichen von Nekrose, so daß eine Dauerheilung der Homoiotransplantate feststand, und das, obwohl Vater und Sohn völlig verschiedene Blutgruppen hatten.

Nur zwei Jahre später konnten FOSTER und HARRAHAN am John-Hopkins-Hospital die Haut eines Weißen auf einer Negerpatientin zur Daueranheilung bringen. Die Frau hatte von der Operation ab 60 Tage lang ein Antihistaminicum (Pyribenzamin) erhalten. Auch dieser Fall ist durch Biopsien gesichert.

KEARNS und REID bekamen 1949 einen 9 Jahre alten Buben mit drittgradiger Verbrennung eingeliefert. Sie erinnerten sich an Berichte von MANDL und RABINOVICI, die der mechanischen Komponente bei der Transplantatanheilung eine wichtige Rolle zugeschrieben hatten. Diese Autoren hatten Reverdin-Transplantate durch Befestigung mit einer Plasma-Thrombin-Mischung in sechs Fällen zur Anheilung gebracht. Der Bub erhielt Homoiotransplantate von beiden Eltern; sie wurden in gleicher Weise aufgeklebt. Alle Transplantate heilten an. Biopsien über 2 Jahre bewiesen die Daueranheilung. In diesem Fall hatten Eltern und Sohn alle dieselbe Blutgruppe. CABY erreichte dann 1950 bei Transplantation von Mutter auf die Tochter mit völliger Blutuntergruppengleichheit ebenfalls eine sichere Daueranheilung. 1954 transplantierte MEEK erfolgreich vom Vater auf den Sohn bei Blutgruppengleichheit. Er verabreichte seinem Patienten außerdem ein Antihistaminicum (Benadryl) über 5 Monate und 10 mg Testosteron über 10 Tage. Die Biopsien zeigten in diesem Fall nach 6 Monaten eine Abflachung der Basalzellen, Degeneration der Haarbälge und einige perivasculäre Infiltrate. Nach einem Jahr sah die Haut histologisch jedoch wieder völlig normal aus.

Neben diesen sicheren Daueranheilungen wurden stark verlängerte Heilungen bei besonders ausgedehnten Verbrennungen beschrieben. KAY brachte bei einem Schwerverbrannten die Haut seines blutgruppengleichen Bruders über 8 Monate hin zur Anheilung. Dieser Patient erhielt dauernd Testosteron und während der ersten Monate nach der Verbrennung auch Cortison. SNYDERMAN beobachtete bei sehr alten Patienten Daueranheilungen bis zu 108 Tagen. Angeregt durch die wiederholten Berichte erfolgreicher Transplantationen von der Mutter auf das Kind, untersuchte PEER diese Angaben experimentell und konnte in 25% seiner getesteten Fälle eine Toleranz des Kindes gegen mütterliche Hauttransplantate nachweisen.

Natürlich erschienen auch in jüngster Zeit weiterhin sehr negative Berichte (McCoy), aber LEXERs Ansicht, daß Homoiotransplantate der Haut niemals anheilen, kann in dieser krassen Form heute nicht mehr aufrechterhalten werden. In Ausnahmefällen heilen Homoiotransplantate aus noch nicht ganz klaren Gründen an. Zahlreiche Faktoren, wie Blutgruppengleichheit, nahe Verwandtschaft, Behandlung mit Testosteron und Antihistaminica, scheinen zumindest die Anheilung der Hauthomoiotransplantate klinisch zu verlängern.

Die Anregung zur Verwendung von Leichenhaut zur Notbehandlung der Verbrannten wurde in jüngster Zeit auch von immer mehr Chirurgen wieder aufgegriffen (ARNERI, PIRUCELLO, ARTZ, BLOCKER). Aus Südamerika berichtete KIRSCHBAUM 1957 wieder über 300 Fälle von Homoiotransplantationen. Er stellte fest, daß die Leichenhaut fast gleichlange überlebt wie frische Haut. Durch ACTH-Gaben konnte er die Anheilungen bis auf 5 Monate verlängern. Durch Verwendung von Frühgeborenenhaut ließ sich die Abstoßung der Transplantate ebenfalls deutlich hinauszögern (HELSINGEN). Als neue Indikation für die Homoiotransplantation wurde in den letzten Jahren die Hämophilie angegeben (CONWAY, SUNNA). Wenn der Chirurg gezwungen ist, ein exsessives subcutanes Hämatom beim Hämophilen zu eröffnen, so läßt sich die Gefahr der Verblutung aus der Incisionswunde durch Auflegen eines Homoiotransplantates und dadurch ausgelöste Thrombose bannen.

Eine Sonderstellung in der Homoiotransplantation scheint die Ichthyosis congenita einzunehmen. Bei dieser Erkrankung ist keinerlei eigene gesunde Haut vorhanden. SONDERMANN schlug 1923 erstmals vor, in diesen Fällen homoioplastischen Ersatz der Augenlider vorzunehmen. Seither wurde dieser Vorschlag verschiedentlich mit vollem Erfolg ausgeführt (ELSCHNIG, SPAETH, SHIMKIN). Alle Homoiotransplantate heilten reizlos ein und erkrankten nicht. Das funktionelle Ergebnis war ausgezeichnet, Mißerfolge wurden nicht bekannt.

Vereinzelt erschienen in letzter Zeit auch wieder Berichte über erfolgreiche Transplantationen anderer Organe. Besonders erwähnenswert scheint mir hier die Transplantation eines Epithelkörperchenadenoms auf einen Patienten mit Hypoparathyreoidismus nach radikaler Halsoperation wegen Oesophagus-Carcinom (JORDAN und STERLING). Der Hypoparathyreoidismus verschwand für 6 Jahre, um dann langsam wieder aufzutreten. Daraufhin wurden Nebenschilddrüsen eines Frühgeborenen transplantiert, unter Anastomose der ernährenden Gefäße mit den Iliacalgefäßen. Danach trat Dauerheilung ein.

Die zahlreichen Fälle gelungener Hornhauthomoiotransplantationen brauchen wohl kaum erwähnt zu werden. Hierbei handelt es sich jedoch um einen Sonderfall, wie später noch genau ausgeführt werden wird.

Homoiotransplantationen bei eineiigen Zwillingen
(Isotransplantation)

Geht man von der Überlegung aus, daß das Versagen der Homoiotransplantation durch die genetische Verschiedenheit aller Menschen bedingt wird, so ist klar, daß die Transplantation zwischen eineiigen Zwillingen, die ja genetisch völlig gleich sind, gar keine Homoiotransplantation darstellt. In den letzten Jahren hat sich daher hierfür, in Analogie zu Transplantaten zwischen hochgradigen Inzuchttieren, der Ausdruck Isotransplantation eingebürgert.

Der erste, der diese Überlegung anstellte und dann bei einem Paar eineiiger Zwillinge folgerichtig nachwies, war K. H. BAUER (1927). Seine Zwillinge wiesen Polydaktylie auf. Die notwendigen Transplantate führte er gekreuzt aus, sie heilten reizlos an. Trotz dieses eindeutigen Beweises behauptete MEYER-BURGDORFF noch 1931, daß Homoiotransplantate auch zwischen eineiigen Zwillingen nicht anheilen. In der Folge wurden aber dann von PADGETT, BROWN, SCHATTNER, CONVERSE, BLANFORD, COX und PATTERSON weitere Berichte veröffentlicht, die alle BAUERS Überlegungen als richtig bestätigten. PEER konnte sogar bei Drillingen, die völlig identisch waren, alle Kreuztransplantate zur Einheilung bringen. Homoiotransplantate zwischen eineiigen Zwillingen heilen immer an. Zwischen zweieiigen Zwillingen ist die Anheilung von Homoiotransplantaten zwar leicht verlängert, die Transplantate werden dann aber abgestoßen. Im Durchschnitt nach 19 bis 92 Tagen (ROGERS). In den letzten Jahren wurden daher Kreuztransplantate immer öfter dazu herangezogen, die Identität von Zwillingspaaren festzustellen oder auszuschließen (ROGERS, McINDOE, DAMMIN, BISHOP). Der praktizierende Chirurg kann aus diesen Beobachtungen nur geringen Trost schöpfen, denn die Chance, daß ein in seine Behandlung kommender Schwerverbrannter ein eineiiger Zwilling ist, ist nach PATTERSON noch nicht einmal 1 : 1 Million.

5. Klinische Fälle von Heterotransplantationen

Die Verwendung von Tierhaut wurde mit Beginn der modernen Transplantationstechnik erstmals von Paul BERT, bald jedoch auch von REVERDIN selbst empfohlen. Alle nur irgendwie möglichen Tiere wurden irgendwann einmal als Hautspender für den Menschen herangezogen.

Wohl am seltsamsten mutet uns heute die Verwendung von Vogelhaut an. In den Jahren um 1880 erschienen zahlreiche Berichte, vor allem aus Frankreich, die über erfolgreiche Transplantationen der Flügelhaut von Hühnern auf Menschen berichteten (DUBOUSQUET, BARATOUX, ESTARD, GRANGE, KIRIAC, REDARD, ORCEL, ALDRICH, LARTIL, HONZE DE L'AULNOIT, PHILIPPE). Der letzte Bericht dieser Art erschien 1894. Nur ein Untersucher (REDARD) entnahm Biopsien und fand schon nach kurzer Zeit bei den klinisch erfolgreichen Fällen keine Elemente der Hühnerhaut mehr. Schon eher verständlich erscheint es, daß SEDILLOT 1868 erfolglos versuchte, einen Rundstiellappen vom Bauch eines Hundes zu verpflanzen. Der Hund wurde ja allgemein als der beste Freund des Menschen im Tierreich angesehen, warum sollte er also nicht als Hauptspender geeignet sein. MILES, HOFMOKL, METER, REVERDIN und DAVIS sogar noch 1909 versuchten sich an der Transplantation von Hundehaut. DZHANCLIDZE versuchte 1924 noch einmal bei vier Patienten mit schweren Verbrennungen die Wunden mit Hundehaut zu decken, das Ergebnis war völlig negativ.

Die Transplantation der Haut von Eidechsen (CANNADAY), Lämmern (LEE) und Katzen (MILES) seien nur der Kuriosität halber erwähnt. Kaninchenhaut wurde von REVERDIN angeblich schon erfolgreich transplantiert. MILES bestätigte diese Berichte. Aber NAGEL und MASTERMANN wurden bitter enttäuscht, als sie ihre Patienten ebenfalls mit Kaninchenhaut behandelten. VEASEY erwähnte aber noch 1936, wie schon früher BECKER, die Übertragung von Kaninchenkonjunktiva als Möglichkeit, Konjunktivaldefekte beim Menschen zu decken.

Über zwei Tierarten ist aber doch noch etwas mehr zu sagen, und zwar über *Frösche* und *Schweine*. Als erster verwendete ALLEN 1884 *Froschhaut* zur Deckung von Unterschenkelgeschwüren. Die Geschwüre heilten unter dieser Behandlung ab. Sehr phantasievoll nahm ALLEN an, daß alle Zellen geschlechtlich differenziert seien und daß bei der Transplantation eine neue Zellrasse als Kreuzung zwischen menschlichen und Froschzellen entstehe. Die Reihe der Chirurgen, die Froschhaut klinisch verwendeten, ist lang: PETERSEN, DUBOSQUET, LABORDERIE, BARATOUX, NESTEROVSKI, FOWLER, WATSON, CHEYNE, ROGERS, WESTON, REVERDIN, COUSIN sind nur einige von vielen. Auch ENDERLEN transplantierte 1901 Froschhaut auf ein Unterschenkelgeschwür. Das Ergebnis war das erste negative Urteil über diese Methode. Daraufhin berichtete RANKING, daß er sein eigenes Unterschenkelgeschwür mit Froschhaut geheilt und über 300 Patienten in 20 Jahren erfolgreich behandelt habe. Es ist nicht auszuschließen, daß Froschhaut einen starken Epithelisierungsreiz ausübt und ein Unterschenkelgeschwür so zur Heilung bringt. GASSUL verwendete von den Erfahrungen der alten Chirurgen angeregt, 1922 nochmals die Heterotransplantation von Explantaten aus Froschhaut, jedoch ohne überzeugenden Erfolg.

Der Gedanke, *Schweinehaut* zur Deckung von Brandwunden zu verwenden, kam vor allem deswegen auf, weil es als einziges Tier auch für große Flächen genügend Haut liefern kann. Die Ähnlichkeit der Struktur weißer enthaarter Schweinehaut mit menschlicher Haut ließ diese Idee überdies bestechend erscheinen. Die ersten Transplantationsversuche dieser Art führte RAVEN 1877 aus. Die Methode wurde von HÜBSCHER, FLEGENHEIMER u. a. weiterentwickelt. Es wurde empfohlen, vor allem die Haut junger Schweine zu verwenden. VENABLE erzielte angeblich 1914 mit Spalthautlappen von Schweinen 85 bis 100% Anheilungen bei Verbrennungen. 1930 wurde die Art der Transplantation von MANNHEIM wieder angewendet, in 6 Fällen erzielte er jedoch nur einmal einen fraglichen Erfolg. In den folgenden Jahren wurde natürlich die Annahme, daß Schweinehaut für dauernd anwachsen könne, fallengelassen. Die Schwierigkeit, Hautspender zu finden, brachte aber einige Chirurgen wieder auf die Suche nach gut verträglichen tierischen Geweben als Notverbände. SNYDERMAN griff daher 1960 wieder zur Schweinehaut. Er transplantierte 10 Carcinompatienten damit. Bei allen heilten die Transplantate an, bei einem Patienten hielten sie sich 68 Tage, bevor sie abgestoßen wurden.

In Polen wird schon seit den fünfziger Jahren (FALKOWSKI) Schweinehaut wieder verwendet, und zwar aus denselben Gründen, aus denen schon die alten Chirurgen dieses Material verwendet hatten. Die Haut wurde vor der Transplantation in flüssiger Luft gefroren, um die Immunisierungserscheinungen herabzusetzen. Außerdem wurden nur bis zu 6 Wochen alte Schweine verwendet. Die frisch transplantierte Schweinehaut konnte nicht zur Anheilung gebracht werden. Wurde dagegen durch Trypsinandauung die Epidermis entfernt, so heilten die Dermistransplantate glatt ein. Sie hielten sich bis zu 36 Tagen. Auffallend war, daß eine ausgezeichnete Epithelisierung unter den Transplantaten stattfand. Es wurden keinerlei toxische Erscheinungen beobachtet.

EASTWOOD transplantierte gefriergetrocknete Schweinehaut auf Ratten. Nach etwa 10 Tagen begann diese Schweinehaut einzutrocknen und nach 14 Tagen wurde sie abgestoßen. Unter den Transplantaten kam flaches, sauberes Granulationsgewebe zum Vorschein. Versuche mit Betapropriolacton-sterilisierter Haut schlugen fehl. Durch Druckangiographie konnte EASTWOOD zeigen, daß seine Transplantate vascularisiert wurden. Daraufhin verwendete er ein gefriergetrocknetes Schweinehauttransplantat bei einer Patientin mit drittgradigen Verbrennungen und erzielte eine 75%ige Anheilung. Nach 15 Tagen konnte das Transplantat durch eine Autotransplantation ersetzt werden. Die Granulationen waren ausgezeichnet.

Erwähnenswert sind schließlich noch Versuche, Brandwunden mit *Embryonalhäuten von Kälbern* zu decken (ROGERS; 1957). Es ist allerdings sehr schwierig, diese Häute vor Austrocknung und Beschädigung zu schützen, es gelang bisher nie, die Wunden länger als 16 Tage abzudecken. Auch die Gefriertrocknung verbesserte das Ergebnis nicht.

Zusammenfassend kann also festgestellt werden, daß, ähnlich wie die Homoiotransplantation, die Heterotransplantation zunächst sehr optimistisch beurteilt wurde. Dann wurde sie ganz aufgegeben und erst in den allerletzten Jahren als Notverband wieder herangezogen.

6. Tierexperimente allgemeiner Art zum Transplantationsproblem

Die vielen technischen Schwierigkeiten, die sich bei Homoio- und Heterotransplantaten ergaben, wurden in zahllosen Tierexperimenten untersucht. Einen besonders strittigen Punkt bildete lange Zeit die Frage nach der exakten Zeitpunktsbestimmung des Absterbens der Transplantate. An dieser Stelle sollen nur die allerwichtigsten allgemeinen Untersuchungen besprochen werden.

Seit Beginn der Spalthautlappentransplantation wurde die Frage der *optimalen Dicke der Transplantate* diskutiert. Natürlich wurde diese Frage auch für die Homoiotransplantation bald aktuell. Man kann wohl nicht ganz so kraß formulieren, wie Tessier das getan hat, daß nämlich die Anheilungsdauer eines Homoiotransplantates zu seiner Dicke umgekehrt proportional sei. Richtig ist aber, daß dünne Transplantate im allgemeinen besser anheilen als dicke. Als Grenzwert für die Anheilung von Autotransplantaten wurde von Schäfer eine Schichtdicke von 800 μ ermittelt. Als *optimaler Zeitpunkt der Transplantation* wird überall der frühest mögliche, d. h. beim schwerstverbrannten Menschen meist die dritte Krankheitswoche, angesehen.

Um das Schicksal von Transplantaten in großen Versuchsserien statistisch zu sichern, ist die *Verwendung von Inzuchtstämmen* bei den Transplantationsexperimenten dringend zu fordern (Billingham), da nur hierbei gewährleistet ist, daß alle Tiere in derselben Weise gegen das Transplantat reagieren. Ein Inzuchtstamm ist ein Stamm, bei dem der Prozentsatz der homocyzoten Tiere fast 100% ist. Solche Stämme erhält man durch konsequente Geschwisterkreuzung. Nach 20 Generationen von Bruder-Schwester-Kreuzungen ist bei der Maus die Rate der homocyzoten Tiere 98,6%. Im Handel sind Inzuchtstämme von Mäusen, Ratten (135 Generationen), Meerschweinchen (40 Jahre), syrischen Hamstern, Hühnern und Goldfischen erhältlich. Bei Inzuchtstämmen sind die für die Antikörperbildung verantwortlichen Gene bei jedem Tier an genau derselben Stelle in den Chromosomen lokalisiert.

Bei kleinen Versuchstieren können durch Verwendung unzulänglicher *Verbände* die Transplantate leicht beschädigt werden. Da außerdem die Transplantate bei allen Tieren während eines Versuches täglich beobachtet werden müssen, müssen Verbände, wenn solche überhaupt verwendet werden, leicht entfernbar sein. Ishikawa empfahl, die Haut zunächst mit einer Enthaarungscreme (2% Mercurochrom in 70%igem Alkohol) zu behandeln und die Transplantate einfach aufzulegen. Ich fand diese Methode zu unsicher und habe die Transplantate immer mit einigen Seidennähten fixiert, nur ganz wenige Transplantate gingen, obwohl keine Verbände verwendet wurden, aus mechanischen Gründen verloren. Andere Autoren (Gottfried) verwendeten zur Transplantatentnahme bei Tieren eine genormte Stanze; sie befestigten die Transplantate mit durchsichtigem Klebestreifen und Aeroplastsprühverbänden.

Bei Verwendung von *Nagetieren* ist es wichtig zu wissen, daß die Homoiotransplantationsanheilung neben dem Alter der Tiere vom Haarzyklus beeinflußt wird (Ballantyne, Dushoff). Es können drei Haarwachstumsphasen unterschieden werden. Die frühe Wachstumsphase, die späte Wachstumsphase und die Ruhephase. Am längsten überleben die Homoiotransplantate, wenn sich Spender und Empfänger in der Ruhephase befinden.

Für die experimentelle Homoiotransplantation wurden von Rogers eine Reihe von *Grundregeln* aufgestellt. Es müssen immer in kürzeren Abständen Probeexcisionen durchgeführt werden, da die makroskopische Beobachtung sehr täuschen kann. Besondere Beachtung verdienen die Ränder des Transplantates hierbei. Zur Beurteilung der Durchblutung sollten Vitalfärbungen verwendet werden. Nur genügend große Transplantate schließen mechanische Fehler, Austrocknen usw. aus. Reverdin-Transplantate sind im Tierexperiment sinnlos. Bei Homoiotransplantaten empfiehlt es sich, zwischen Transplantat und Empfängerepithel einige Millimeter Gewebe freizulassen, um Unterwanderung des Transplantates durch Empfängerepithel rechtzeitig zu erkennen. Meiner Ansicht nach wiegt jedoch der Nachteil der Infektionsgefahr bei dieser Methode alle anderen Vorteile auf. Wenn möglich, sollte ein Transplantat beim Empfängertier immer in dieselbe Gegend transplantiert werden, aus der es beim Spendertier entnommen wurde. Die Sauberkeit des Empfängerbettes ist von größter Wichtigkeit. Bei größeren Tieren empfiehlt sich die Anwendung der Drei-Transplantate-Technik (Marino), d. h. ein Autotransplantat, ein Kontrollhomoiotransplantat und das zu beobachtende Homoiotransplantat werden dicht nebeneinander eingepflanzt.

Bei der Schnelligkeit der Lysis eines Homoiotransplantates spielt zweifellos die *fermentative Andauung* eine große Rolle. HARDIN und WERNER nehmen an, daß auch Antigen-Antikörperreaktionen in der Haut Fermente aktivieren, die dann die Autolyse der Haut hervorrufen. Es ist also wichtig, einiges über den *Fermentgehalt verschiedener Tierhäute* zu wissen. Autolyse bei 45 Grad incubierter Haut erfolgt beim Menschen und Tier nur beim Erwachsenen, nicht beim Kind und Jungtier (SEXSMITH). Wird Haut hingegen mit saurem Casein incubiert, so zeigt sich eine starke Proteasewirkung, die bei menschlicher und Hundehaut am stärksten ist. Schwächer ist diese Wirkung bei Kaninchen und Kücken, und überhaupt nicht vorhanden bei Schwein, Katze und Frosch. Peptidase läßt sich durch Verdauung von Witte-Pepton, das mit Haut incubiert wird, nachweisen. Dabei zeigen fetale Schweinehaut, Hund und Katze hohe Aktivitäten. Andere Häute, so z. B. die vom erwachsenen Schwein überhaupt keine. „Der Catalasegehalt aller fetalen Häute ist höher als bei den erwachsenen Tieren. Die Diastaseaktivität ist ebenfalls beim jungen Tier viel höher als beim alten. Huhn, Frosch und Katze haben eine viel höhere Aktivität als Mensch und Schwein. Incubierte Schweinehaut zeigt überhaupt keine Autolyse. Der Reichtum an Peptidase beim jugendlichen Menschen und Tier erklärt die schnelle Zerstörung von intracutan verabreichten Eiweißträgern. Werden daher Kindern Antigene intracutan verabreicht, so werden sie schneller detoxifiziert, und die Hautteste fallen bei gleicher Antigenmenge wie beim Erwachsenen im allgemeinen schwächer aus.

Es lag nahe, nach *chemischen Veränderungen bei der Homoiotransplantation* zu suchen. Bei der Ratte konnte z. B. nachgewiesen werden, daß Autotransplantate und Homoiotransplantate in ihrem Succinyl-Dehydrogenasegehalt variieren, aber nicht in ihrem Sulfhydrilgruppengehalt.

SCOTHORNE fand ein Verschwinden der Ribonucleinsäuren aus einem Homoiotransplantat bei der Abstoßung. STEFANO wies nach, daß das längere Überleben von Homoiotransplantaten durch Gefrieren, durch eine Verminderung des Gehaltes an alkalischer Phosphatase, bewirkt wird. Wenn der Succinyl-Dehydrogenasegehalt gekühlter Schweinehaut unter einem gewissen Schwellenwert sinkt, so wächst diese Haut beim Rücktransplantieren auf den Spender nicht mehr an (DONALDSEN). Es wird angenommen, daß das Aktivitätszentrum der Epithelzellen in den Mitochondrien liegt und daß der Elektronentransport in der äußeren Mitochondrienmembran vor sich geht, die der Sitz der Succinyl-Dehydrogenase ist, des Fermentes, das die Oxydation von Succinat zu Fumarat katalysiert. Die eiweißgebundenen Sulhydrilgruppen sind für die Aktivität der Succinyl-Dehydrogenase lebenswichtig. Sie sind vermehrt während der Perioden vermehrter mitotischer Aktivität und Verhornung der Haut. Außerdem sind sie bei der Zellproliferation und beim Zellwachstum wichtig. THOMPSON führte Homoiotransplantationen bei verschiedenen Rattenstämmen aus und stellte den Succinyl-Dehydrogenasegehalt in seinen histologischen Schnitten durch Färbung mit Tetrazol-Blau fest. Sulfhydrilgruppen lassen sich in der Färbung nach BERNETT-SELIGMANN erfassen. Eine Änderung der Succinyl-Dehydrogenaseverteilung beginnt $4\frac{1}{2}$ Tage nach der Transplantation. Nach $5\frac{1}{2}$ Tagen zeigt sich ein Ansteigen der eiweißgebundenen Sulfhydrilgruppen. Dies kann sehr wohl eine Begleiterscheinung der Eiweißdenaturierung sein. Es ergab sich in diesen Versuchen kein Anhalt dafür, daß die Homoiotransplantatabstoßung auf eine Abnormalität im Sulfhydril-Stoffwechsel zurückzuführen ist.

Es wurde auch daran gedacht, daß Serotonin bei der Homoiotransplantatreaktion eine Rolle spielen könne. ROSENBERG untersuchte bei Hunden die Veränderungen des Serotoninspiegels nach Homoiotransplantation. Er fand einen 75%igen Abfall des Serotinspiegels, der sich in einem Abfall der Thrombozytenzahl manifestierte. Der Abfall des Serotoninspiegels könnte auch der Ausdruck einer lokalen Freisetzung sein, wenn man nämlich annimmt, daß die örtliche Freisetzung von 5-Hydroxytryptamin (Serotonin) und Histamin, die bei der Homoiotransplantation auftretenden Entzündungserscheinungen auslöst.

Ein guter Maßstab für die Wachstumsrate eines Transplantates ist das *Haarwachstum*, vorausgesetzt, daß das Transplantat seine volle Funktion behält. Thallium wird von Haaren leicht aufgenommen. Die aufgenommene Thalliummenge entspricht damit dem Transplantatwachstum (MAGYAR). Wenn man Ratten radioaktives Thallium verabreicht und später den Thalliumgehalt von Auto- und Homoiotransplantaten vergleicht, so zeigt sich, daß in der ersten Woche nach der Transplantation die Thalliumaufnahme durch Homoiotransplantate größer ist, als durch Autotransplantate. Es wird aber aus diesem Versuch nicht klar, ob die Verbindung zwischen Empfänger und Homoiotransplantat schneller hergestellt wird als zwischen Empfänger und Autotransplantat oder ob die Haare einfach schneller wachsen.

Eine wichtige Rolle bei der Beurteilung der Lebensfähigkeit eines Transplantates hat von jeher die *Beobachtung der Durchblutung* gespielt. CONWAY verwendete hierfür eine modifizierte ALGIRE-Kammer.

Das ist eine durchsichtige Leucit-Kammer, in die eine Rückenfalte des Tieres hochgezogen und eingespannt wird. Schneidet man nun ein Fenster in die hochgezogene Haut unter Belassung des Subcutangewebes, so kann man nach Transplantation das Gefäßwachstum direkt beobachten und bei Ruhigstellung des Tieres in einer patronenähnlichen Kapsel auch photographieren. Diese Methode wurde jedoch von vielen Seiten als völlig unphysiologisch angegriffen. Die mit ihr gemachten Beobachtungen: Vascularisierung eines Homoiotransplantates am 6. bis 8. Tag konnten von anderen Autoren (SCOTHORNE, TAYLOR, EDGERTON, CONVERSE) nicht bestätigt werden. Die Injektion von India-Tusche, Preußisch-Blau oder Bromphenol-Blau mit anschließender steromikroskopischer Beobachtung liefert genauere Ergebnisse (McGREGOR). Weitere Möglichkeiten ergeben sich durch die Verwendung von Radioisotopen. Injiziert man radioaktiven P^{32} (OHMORI) i.v. und bestimmt nach 180 Minuten die Radioaktivität der Haut, so zeigen die Homoiotransplantate bis zum 5. Tag dieselbe Aktivität wie normale Haut. Vom 6. Tage an fallen die Werte dann ab.

Zum Abschluß dieses Kapitels seien noch einige weitere interessante, bei Tierexperimenten gemachte Beobachtungen erwähnt. Während des *Winterschlafes* applizierte Homoiotransplantate bei Eichhörnchen wachsen erst nach Beendigung des Winterschlafes an, sie gehen aber während dieser Zeit auch nicht zugrunde. Vom Zeitpunkt des Anwachsens ab ist die Anheilungszeit dann gleich lang wie bei anderen Tieren (BILLINGHAM). Hamster haben eine Ausnahmestellung innerhalb der für Homoiotransplantatexperimente verwendeten Tiere inne. Bei ihnen heilt ein hoher Prozentsatz der Homoiotransplantate für dauernd an (ADAMS). Wahrscheinlich beruht das darauf, daß die wenigen verwendeten Hamsterstämme in Wirklichkeit alle eng verwandt sind. Aber auch Heterotransplantate, die auf Hamster übertragen werden, zeigen aus unklaren Gründen stark verlängerte Anheilungszeit. Werden Heterotransplantate in die Backentasche der Hamster transplantiert, so heilen sie fast für die Lebensdauer der Tiere ein. Im Tierreich lassen sich bei Amphibien erfolgreich ganze Organe transplantieren (HARRISON). Für Tiere, die zweierlei Gewebe beherbergen, wurde von SPANMAN 1921 der vom Pflanzenreich entliehene und heute in der Transplantationsforschung viel verwendete

Ausdruck Chimera eingeführt. EASTLICK gelang es bei Vögeln, noch im Embryonalalter die Flügel zu transplantieren. Die Abwehrintensität gegen fremde Zellen nimmt mit dem Aufsteigen in der Tierreihe zu, und außerdem beim einzelnen Tier auch noch mit zunehmendem Lebensalter. Bei Heterotransplantaten zwischen verschiedenen Tierstämmen bzw. -spezies wurden von vielen Forschern die starken Ansammlungen von Mononucleären und Leukocyten um die Transplantate beobachtet. LOEB konnte durch Kreuztransplantationen zwischen vielen verschiedenen Tierspezies nachweisen, daß die phylogenetische Verwandtschaft zwischen einzelnen Tierspezies keinen Einfluß auf die Abstoßungszeit eines Transplantates hat. Im Durchschnitt setzte die Nekrose immer nach 8 Tagen ein. Einige Tiere haben schon ohne Vorbehandlung Antikörper gegen andere, z. B. Pferde gegen Katzen (KNAKE). Mäusegewebe enthalten, wie auch die Gewebe anderer Tiere, das sog. Forssmann-Antigen. Tiere, denen dieses Antigen injiziert wird, bilden neben anderem Hämolysine gegen Hammelerythrocyten. Die Hammelerythrocyten enthalten dieses Antigen ebenfalls. Rattengewebe enthalten es nicht.

Erwähnenswert ist schließlich noch TERASAKIS Beobachtung, daß frische Seren von Kaninchen und Ratten in vitro für die eigenen Epithelzellen cytotoxisch sind, nicht jedoch Mäuseserum. Die oberflächliche Epithelnekrose bei Transplantaten könnte demnach auch so erklärt werden, daß die Basalzellenschicht für Serum durchlässig wird, das dann die Epithelzellen zerstört.

7. Parabioseversuche an Mensch und Tier

Die Idee, die Unverträglichkeitserscheinungen, die bei Transplantationen auftreten, durch vorübergehende direkte Verbindung und Gefäßanastomose zu vermeiden, stammt, wie schon früher angeführt, von Paul BERT. Er konnte 1864 durch Anastomose der Rückenhaut von Ratten und später sogar von Ratten und Katzen, angeblich dauernde Kreislaufverbindungen bei diesen Tieren herstellen, ohne daß toxische Symptome auftraten.

Von SAUERBRUCH wurde die Idee dann 1908 wieder aufgegriffen. Auch ihm gelang die Parabiose bei Ratten. Beim Menschen hatte SEDILLOT, wie oben angeführt, mit Transplantation eines Rundstiellappens vom Hund Schiffbruch erlitten. RHODE versuchte 1925 erfolglos SAUERBRUCHs Versuche an Kaninchen, Hunden, Katzen und Meerschweinchen zu wiederholen. Er verpflanzte Hautlappen parabiotisch. Sobald er jedoch den ernährenden Stiel durchtrennte, ging auch der verpflanzte, scheinbar gut eingeheilte Lappen wieder zugrunde. Auch Vorbehandlung der Tiere mit Blut-, Plasma- und Hauthydrolysatinjektionen des anderen Tieres sowie Milzexstirpationen verbesserten das Ergebnis nicht. Im Gegenteil, je intensiver die Vorbehandlung durchgeführt wurde, um so stürmischer stießen sich die Transplantate ab.

1941 unternahm REINHARD den Versuch, einem verletzten 14jährigen Mädchen einen Rundstiellappen von ihrem Bruder zu verpflanzen. Am 8. postoperativen Tag traten jedoch Synkopen bei dem Mädchen auf, so daß der Lappen wieder entfernt werden mußte. Ähnliche Erfahrungen machte STREITH.

In den letzten Jahren führte MONROE Parabioseversuche an Kaninchenohren durch. Den Blutaustausch maß er mit EVANS-BLUE-Injektionen. Die Mortalität dieser Versuche betrug 45%. Bis zum 6. Tag konnten Gefäßverbindungen nachgewiesen werden, nur bei einem einzigen Tier bis zum 13. Tag. Die ersten histologischen Veränderungen traten immer an den den Gefäßverbindungsstellen nächstgelegenen Geweben auf. Etwa am 7. Tag führte eine Angiitis und Endangitis zum Verschluß der Gefäße und schließlich zur Nekrose an den Parabiosestellen und deren Trennung. Wurden bei längere Zeit parabiotisch verbunden gewesenen Tieren später Hauttransplantate vom anderen Tier ausgeführt, so gingen diese Transplantate sofort zugrunde. Später berichtete ANDRESEN dann, daß die Homoiotransplantate bei ähnlicher Versuchsanordnung immer einheilten. HASEK erzielte bei Vögeln durch vorherige embryonale Parabiose völlige Toleranz gegen spätere Homoiotransplantate. Sogar die Parabiose zwischen Truthahn und Huhn rief eine partielle Toleranz gegen die entsprechenden Heterotransplantate hervor.

Aus diesen Versuchen kann man schließen, daß die Parabioseversuche, obwohl sicher ohne klinischen Wert, wichtige Aufschlüsse über die Homoiotransplantatreaktion liefern können.

8. Die Ursachen des Versagens der Homoiotransplantation
A. Ehrlich's Theorie

1906 nahm Paul EHRLICH auf Grund seiner Versuche mit Tumortransplantationen an, daß alle Gewebe von körpereigenen Nährstoffen abhängig sind, daß die Transplantate also nur so lange am Leben bleiben, wie der ihnen mitgegebene Nährstoffvorrat reicht. Eine Ernährung des Transplantates vom Wirtsgewebe aus hielt EHRLICH nicht für möglich. Diese Theorie wurde später *Atrepsietheorie* genannt. Um sie zu beweisen, stellte EHRLICH Rücktransplantationen seiner Tumoren, sogenannte Zick-Zack-Transplantationen, in verschiedenen Zeitabständen an. Diese Theorie wurde 1911 von SCHOENE noch weiter vertreten. In den Jahren danach wurden bald andere Theorien aufgestellt. 1953 tauchten jedoch in DOGOS Arbeiten wieder ganz ähnliche Gedankengänge auf. Er nahm an, daß die Unfähigkeit der transplantierten Zelle, sich aus der Körperflüssigkeit des Empfängers zu ernähren, die Nekrose der Zellen verursacht. Als Beweis führte er an, daß die parabiotischen Lappen solange am Leben bleiben, wie die Ernährung vom Spender her intakt ist. Toxische Reaktionen von seiten des Empfängers konnte DOGO in seinen Parabioseversuchen niemals beobachten. Er glaubte, daß erst das tote Transplantat nach teilweiser Resorption eine Immunitätsreaktion mit Antikörperbildung auslöst.

B. Die Blutgruppentheorie

Nachdem LANDSTEINER und WIENER die menschlichen Blutgruppen gefunden hatten, erklärte MASSON schon 1918 das Versagen von Homoiotransplantaten durch Blutgruppenunverträglichkeit. Bei Berücksichtigung der Blutgruppen fand er in seiner Klinik die Homoioplastik der Autoplastik völlig gleichwertig. Diese Erklärung des Versagens von Homoiotransplantaten fand sofort viele Anhänger (DAVIS, SHAVAN, DYKE, SOKOLOF, SCHWARZMANN, JELANSKY). Es dauerte fünf Jahre, bis ELANSKII feststellte, daß auch bei genauer Berücksichtigung der Blutgruppen Versager bei der Homoiotransplantation vorkommen. Trotzdem fand die Blutgruppentheorie zunächst in YOSIDA und DOBRCENNIECKI weitere Befürworter. Obwohl inzwischen neue Theorien für das Versagen der Hauthomoiotransplantate aufgestellt wurden, stellten BINHOLD 1939 und MANGANERO 1945 Versuche an menschlichen Freiwilligen an, um die Bedeutung der Blutgruppen bei der Transplantation klarzustellen. Die erzielten Ergebnisse waren jedoch nicht eindeutig. Da veröffentlichte WOLF 1946 einen Fall von erfolgreicher Homoiotransplantation von Vater auf den Sohn, wobei der Vater Blutgruppe A, der Sohn aber Blutgruppe 0 hatte. Seitdem wurde die Blutgruppentheorie kaum noch diskutiert. DOGO fand in seinen Experimenten keinerlei Zusammenhänge zwischen Blutgruppen und Transplantatverträglichkeit. Es wurden aber immer wieder Vermutungen laut (LONGMIRE), daß bei genauester Berücksichtigung aller Untergruppen doch eine bessere Chance für das Überleben von Hauthomoiotransplantaten bestünde. Eine interessante Beobachtung machte GORER, als nach einer Hauthomoiotransplantation vom Vater auf die Tochter bei der Tochter Antikörper gegen die Erythrocyten des Vaters auftraten. Daraus schloß er, daß die Zellen der Haut und die Erythrocyten zumindest einige gemeinsame Antigene haben müssen. Bei Erythrocytenunverträglichkeit gingen bei GORERs Tierversuchen auch homoiotransplantierte Tumoren zugrunde. Dagegen beobachtete KOSELKA, daß Hauthomoiotransplantate zwischen Hühnern auch bei guter Blutgruppenverträglichkeit zugrunde gingen. Dasselbe stellte MEDAWAR bei Kaninchen fest. Bei Mäusen ließen sich im Gegensatz dazu, wie bei GORERs klinischem Fall, nach Hauthomoiotransplantationen gegen Erythrocyten gerichtete Antikörper nachweisen.

In der Klinik sprach der berühmte Fall von KEARNS und REID wieder für die Blutgruppentheorie. Sie hatten einem 10jährigen Jungen mit schweren Verbrennungen Transfusionen von beiden Eltern, alle drei gleiche Blutgruppe, mit gutem Erfolg gegeben. Anschließende Hauthomoiotransplantate wuchsen permanent an. PFEFFER und ROGERS stellten deshalb 1955 neue Tierversuche an. Sie führten Kreuztransplantationen zwischen Ratten gleicher und verschiedener Blutgruppe durch. Die Transplantate überlebten länger bei Blutgruppenverträglichkeit. Wurde den Tieren mit Transplantaten von incompatiblen Spendern vor der Transplantation Blut dieser Spendertiere injiziert, so überlebten die Transplanate bei ihnen ebenfalls länger, als bei nicht vorbehandelten Tieren. Die Diskussion um die sogenannte Blutgruppentheorie bei der Homoiotransplantation muß demnach wieder als offen angesehen werden.

C. Loeb's Theorie

Auf Grund von Tierversuchen nahm CORRENS schon 1913 vererbte, für jedes Individuum spezifische, chemische Individualstoffe in allen Zellen an. 1915 begann dann LOEB mit Tierversuchen zur Abklärung dieser interessanten Hypothese. Es wurde seine Lebensaufgabe. In zahlreichen Büchern und Hunderten von Arbeiten legte er seine Ansichten über die biologischen Grundlagen der Individualität dar, die sich auf ausgedehnte Versuchsreihen stützten.

Nach LOEB kann die Anordnung und das Verhältnis der einzelnen Gewebe zueinander als individualcharakteristisch angesehen werden. Jede Körperzelle enthält außerdem bestimmte chemische Charakteristica, die auch als Differentiale bezeichnet werden. Die Struktur dieser Differentialstoffe ist durch Gene bestimmt und damit vererbbar. Die Unterschiede dieser chemischen Differentialstoffe jedes Individuums sind für die Reaktionen zwischen Spender und Empfänger bei der Transplantation verantwortlich. Außer den für das Individuum spezifischen Faktoren nimmt LOEB auch noch Organ- und Gewebsfaktoren an, die bei verschiedenen Individuen gleich sind.

Sobald ein Gewebe auf einen fremden Empfänger übertragen wird, sind die Individualfaktoren der Umgebung nicht länger angepaßt. Sie nehmen für den Empfänger schädigende Eigenschaften an und werden zu Toxinen. Diese Toxine treten aus den Zellen aus. Daraufhin setzt eine lokale Abwehrreaktion des Empfängers ein, die mit Lymphocyteninfiltration, verminderter Blutversorgung und Fibroblastenbildung einhergeht. Die Lymphocyten zerstören schließlich das Transplantat. Die Individualstoffe einer anderen Spezies sind von denen derselben Spezies noch stärker verschieden. Sie wirken daher als Heterotoxine, die noch toxischer sind als die Homoiotoxine. Als Beweis dafür sieht LOEB die Tatsache an, daß der Empfänger mit einer polymorphkernigen Reaktion statt mit Lymphocytenreaktion antwortet. Es gibt jedoch eine Maximalreaktion, die sich nicht dadurch noch weiter steigern läßt, daß man immer weiter voneinander entfernte Spezies zur Transplantation verwendet. Im Gegensatz zum Individualfaktor bei der Homoiotransplantation kann der Individualfaktor bei der Heterotransplantation als Antigen wirken und beim Empfänger eine Antikörperreaktion auslösen. Ob die Individualfaktoren direkt als Toxine auf die Empfängerzellen wirken oder erst nach Verbindung mit humoralen Substanzen aus dem Empfängerserum, hält LOEB für unentschieden. Homoiotoxine werden im Gegensatz zu Heterotoxinen nur von lebendem normalen Gewebe abgegeben. Die Existenz eines Gewebsfaktors für Haut lehnte LOEB ab. Aus seinen Theorien leitete er ab, daß Transplantationen zwischen Geschwistern, denen zwischen Eltern und Kindern vorzuziehen seien. Damit setzte er sich in krassen Gegensatz zu allen bis dahin gemachten klinischen Erfahrungen.

Für die Analyse der Spezies-spezifischen Faktoren empfahl LOEB serologische Methoden. Für die Analyse der Individualfaktoren dagegen die Transplantationsexperimente. Der Grad der Homoiotransplantationsreaktion hängt vom genetischen Verwandtschaftsgrad zwischen Spender und Empfänger ab. Einige Gewebe rufen stärkere Reaktionen hervor als andere, z. B. Schilddrüse stärker als Knorpel. Daß kommt nach LOEB daher, daß Schilddrüsengewebe im Gegensatz zum Knorpel einen sehr aktiven Stoffwechsel hat und seine Individualfaktoren leicht abgibt. Die Organfaktoren haben nichts mit der Homoiotransplantatreaktion zu tun, da der Empfänger gegen alle Gewebsarten desselben Individuums gleich reagiert.

Durch Inzucht kann man bei Tieren die Individualfaktoren einander immer ähnlicher machen. Während des Embryonallebens entwickeln sich die Individualfaktoren aus einer Vorläufersubstanz. Daher sind bei jungen Tieren die Abwehrmechanismen gegen fremde Individualfaktoren noch nicht voll entwickelt. Eine große Zahl von Genen, möglicherweise alle Gene, sind für die Ausbildung der Individualfaktoren verantwortlich. Nicht jede Substanz, die der Körper produziert, besitzt Individualfaktoren, z. B. Keratin und die Fasern der Augenlinse. Die aus den transplantierten Geweben austretenden Toxine dringen nicht nur in die Umgebung des Transplantates ein, sondern sie werden außerdem mit dem Blutstrom zu weit entfernten Organen getragen. Dadurch werden Blutbildveränderungen hervorgerufen.

Durch wiederholte Modifizierungen dieser Theorie erklärte LOEB alle Phänomene der Homoiotransplantationsreaktion. Lange Zeit wurden alle Transplantationsexperimente von LOEBs Gedankengängen beeinflußt. Erst MEDAWARs Experimente führten zu einer grundlegenden Änderung der allgemeinen Einstellung.

D. Antigen-Antikörperreaktion als Ursache für die Homoiotransplantatreaktion

SCHOENE führte bereits 1911 *Austauschhomoiotransplantationen* an Kaninchenohren durch. In der Absicht, die Überlebenszeit der Transplantate zu verlängern, behandelte er die Empfänger mit Hautextrakten der Spender vor. Zu seiner Überraschung gingen die Transplantate auf den in dieser Weise vorbehandelten Tieren schneller zugrunde als auf den nicht behandelten Tieren. Er schloß daraus, daß die Injektionen eine Art Immunität ausgelöst haben müssen. Leider fanden seine Untersuchungen nicht die Aufmerksamkeit, die sie verdient hätten.

Erst 1943 beobachteten dann GIBSON und MEDAWAR bei einem klinischen Fall, daß die zweiten Transplantate vom gleichen Spender schneller zugrunde gingen als die der ersten Transplantatserie. MEDAWAR führte daraufhin bei 120 Kaninchen ein Homoiotransplantat-Reihenexperiment durch.

In verschiedenen Zeitabständen nach der ersten Transplantation applizierte er einen zweiten Transplantatsatz vom selben Spender. Vom 16. Tag nach der ersten Transplantation an hatte das zur Folge, daß der zweite Transplantatsatz schneller zugrunde ging als der erste (nach 4 statt nach 10 Tagen), jedoch nur, wenn beide Male dasselbe Tier als Spender verwendet wurde. Diese Reaktion, von MEDAWAR als 2nd set-Phänomen bezeichnet, war also hochgradig spezifisch. Histologisch fand er, daß die Epidermishyperplasie, die bei Autotransplantaten und bei ersten Homoiotransplantaten zunächst die Regel ist, ausblieb. Mitosen waren in den Transplantaten des zweiten Satzes überhaupt nicht zu sehen. Wurden die Transplantate jedoch vor dem 8. Tag nach der Transplantation wieder auf den Spender zurückverpflanzt, so heilten sie ein, sie waren also noch lebensfähig. Nur ihre Reproduktionsfähigkeit war erloschen. Auch diese Mitosenhemmung erwies sich, wie das ganze zweite Transplantatsatz-Phänomen als hochgradig spezifisch. Bei der Auslösung dieses Phänomens spielte es überhaupt keine Rolle, ob das zweite Transplantat auf dieselbe Stelle überpflanzt wurde, wie das erste oder auf eine beliebige andere Körperstelle des Tieres. Es handelte sich also um eine generalisierte Reaktion und nicht um ein lokales Phänomen. Dafür kam nur eine aktiv erworbene Immunitätsreaktion in Frage. Daß es sich bei der Homoiotransplantation nicht um das beim Kaninchen bekannte Arthus-Phänomen handelt, schloß MEDAWAR aus der Lymphocyteninfiltration, die beim Arthus-Phänomen fehlt.

An sich müßte man erwarten, daß das zweite Transplantat, wenn schon ein Antikörperspiegel vorhanden ist, sofort zusammenbricht. Das ist jedoch nicht der Fall. Daß konnte daran liegen, daß die Antigene intrazellulär liegen und erst austreten können, wenn sich die Kernmembran in der späten Prophase der Mitose auflöst. Die Versuche, Antikörper nachzuweisen, versagten alle. Eine Übertragung der Immunität mit dem Serum der transplantierten Tiere gelang ebenfalls nicht, im Gegenteil, wuchsen Spenderzellen in dem vermuteten Immunserum sogar gut. Es werden demnach bei der Homoiotransplantationsreaktion keine freien, sondern an Zellen fixierte Antikörper gebildet. Als Träger dieser Antikörper sah MEDAWAR die Lymphocyten an. An verschiedenen Stellen eingepflanzte Homoiotransplantate gingen alle zur selben Zeit zugrunde. Aus Kreuztransplantationen bei seinen Kaninchen berechnete MEDAWAR, daß es bei ihnen mindestens 7 Antigene gibt, die in mindestens 127 Hautgruppen kombiniert vorkommen. BOYD berechnete bei Berücksichtigung der 9 Hauptblutgruppen und von mindestens 11 weiteren Histocompatibilitätsfaktoren die Chance der erfolgreichen Hauthomoiotransplantation auf 1 : 10000. Um die Bedeutung der Blutgruppen bei der Homoiotransplantationsreaktion zu überprüfen, entnahm MEDAWAR bei seinen Kaninchen am 12. Tag nach der Nekrose des Transplantates Blut und mischte das Serum mit den Spendererythrocyten, es konnte keine Spur von Agglutination oder Hämolyse nachgewiesen werden. Umgekehrt verursachten intradermale Spendererythrocyteninfusionen bei nachfolgenden Hauthomoiotransplantaten keinerlei Mitosehemmung. Diese wurde aber beobachtet, wenn vor der Transplantation Leukocyten intradermal injiziert wurden. Leukocyten müssen also im Gegensatz zu Erythrocyten mit der Haut gemeinsame Antigene besitzen. Da ein Antigen nur bei intakten Empfängerlymphbahnen wirksam werden kann, wäre es wichtig, die Transplantationsreaktion bei Transplantation auf lymphbahnloses Gewebe, nämlich im Gehirn, zu untersuchen. SHIRAI, MURPHY und TRANSLEY konnten zeigen, daß auf das Gehirn homoiotransplantierte Gewebe keine Immunreaktionen hervorrufen. Wenn jedoch vorher an anderer Stelle ein Transplantat angebracht worden war, so zeigte das Transplantat im Gehirn die typische beschleunigte Nekrose des zweiten Transplantat-Phänomens.

Um die für eine Antigen-Antikörperreaktion erforderlichen Antikörper an das Transplantat heranzuführen, sind Blutgefäße erforderlich. In die vordere Augenkammer des Kaninchens transplantierte Hautstück-

chen (MEDAWAR) überlebten — wie erwartet — so lange, wie sie nicht
vascularisiert wurden. Das erklärte auch die guten Erfolge bei der Transplantation gefäßloser Gewebe (Cornea, Knorpel). Diesen Erfahrungen
stehen allerdings Beobachtungen von McKHANN entgegen, der Transplantate jeden Tag wieder abhob und erneut einpflanzte, wobei natürlich keine Vascularisierung erfolgte. Trotzdem wirkten diese Transplantate immunisierend und gingen wie ein normales Homoiotransplantat
zugrunde. Inwieweit hier allerdings das mechanische Moment eine
Rolle gespielt hat, sei dahingestellt. Aus diesen Versuchen war klar
geworden, daß die Immunitätsreaktion bei der Hauthomoiotransplantation einen normalen Lymphabfluß und eine Vascularisationsmöglich-
keit des Transplantates zur Voraussetzung hat. Eine Antigen-Antikörperreaktion wurde also trotz des nicht möglichen Antikörpernach-
weises immer wahrscheinlicher.

Bei jungen Kaninchen vor der 2. Lebenswoche, wenn die Fähigkeit
der Antikörperbildung noch nicht voll entwickelt ist, konnte MEDAWAR
ein stark verzögertes Zugrundegehen der Homoiotransplantate beobachten. Daraufhin nahm er als Ursache der Homoiotransplantatreaktion
erstmals eine *aktiv erworbene Immunität mit zellulären Antikörpern an.*
Für diese Schlußfolgerung wurde ihm später der Nobelpreis für Medizin
verliehen. Nach Abschluß seiner ersten Versuche setzte sich MEDAWAR
mit den anderen, bis dahin bestehenden Theorien der Hauthomoio-
transplantatreaktion auseinander und stellte Für und Wider klar heraus.

Für die Blutgruppentheorie sprachen:

1. Die Analogie zwischen Bluttransfusion und Gewebstransplantation;

2. der hohe Grad der individuellen Differenziertheit des Blutes;

3. die Tatsache, daß sich blutgruppenspezifische Substanzen in den
meisten Geweben nachweisen lassen.

Gegen die Blutgruppentheorie standen:

1. Das klinische Versagen der Hauthomoiotransplantation bei genauester Blutgruppenunterbestimmung bei Spender und Empfänger;

2. das Fehlen der blutgruppenspezifischen Substanzen im Epithel
und seinen Derivaten (YOSIDA);

3. das Phänomen des zweiten Transplantatsatzes;

4. die Tatsache, daß explantierte Zellen sogar in heterologem Plasma
wuchsen.

Für LOEBs Theorie von den Individualfaktoren sprach nur die lokale
Lymphocyten- und Plasmazelleninfiltration in der Umgebung der
Homoiotransplantate. Dagegen

1. alle Punkte, die für eine Antigen-Antikörperreaktion sprechen;

2. die zelluläre Reaktion kann bei der Liquidierung fremden Ei-
weißes völlig fehlen.

Für die Theorie der erworbenen Immunität sprachen:

1. Die Latenzzeit bis zur Zerstörung des Transplantates;

2. das Phänomen des Zweittransplantates;

3. die Intensivierung der Homoiotransplantatreaktion durch Vorbehandlung mit Spenderzellen.

Dagegen:

1. Die Unmöglichkeit, Antikörper nachzuweisen;
2. die lokalen Reaktionen um die Homoiotransplantate.

MEDAWARs Annahmen wurden teilweise durch spätere Untersuchungen etwas erschüttert und ergänzt.

So beobachtete BILLINGHAM den Verlust der Wachstumsfähigkeit von Spenderepithelzellen, die mit dem Serum immunisierter Empfänger gemischt wurden. Die von MEDAWAR anfangs für die Antigen-Antikörperreaktion ins Feld geführte Beobachtung, daß größere Transplantate kürzer überleben als kleine, konnte von anderen Untersuchern nicht bestätigt werden, ja, es wurden genau gegenteilige Beobachtungen gemacht. Die von MEDAWAR erhobene Forderung, keine Bluttransfusionen vom späteren Hautspender vor der Transplantation zu geben, da die Leukocyten sensibilisierend wirken, stützte sich zum Teil auf die Untersuchungen SCHOENES, UNDERWOODs und SOKOLOFs. LEHRFELD beobachtete, daß das Phänomen des zweiten Transplantates beim Kaninchen etwa 60 Tage nach dem ersten Transplantat wieder verschwindet. SPARROW wies das Phänomen beim Meerschweinchen, DEMPSTER beim Hund nach. WEBER konnte durch Kreuztransplantationen zwischen frisch geschlüpften Kücken und Hühnern zeigen, daß die Antigenität der Haut erst etwa am 14. Tag nach der Geburt voll entwickelt ist und daß die Entwicklung der Fähigkeit zur Immunreaktion erst nach der ersten Lebenswoche abgeschlossen ist. Überlebende Homoiotransplantate lassen sich im allgemeinen ohne weiteres auf den Spender zurücktransplantieren. Sie erwerben also auf dem Empfänger keine neuen Antigene. ADINA wies darauf hin, daß der Vergleich der Homoiotransplantation beim Kaninchen mit dem Arthus-Phänomen unzutreffend ist, daß dies im Gegensatz zur Homoiotransplantatreaktion erst bei Reinjektion des Antigens auftritt und sich durch Reinjektion kleinster Antigenmengen, die sog. Desensibilisierung, vermeiden läßt. Bei Homoiotransplantaten ist eine Desensibilisierung nicht möglich.

Eine kritische Periode, während derer die Homoiotransplantate allmählich immer weniger vulnerabel werden und schließlich in der Lage sind, trotz eines hohen Immunitätsgrades zu überleben, nimmt WOODRUFF an. Er sieht diese Hypothese durch die Tatsache bestätigt, daß Hornhauttransplantate trüb werden, wenn man zwei Wochen später Haut vom selben Spender transplantiert. Nicht jedoch, wenn die Haut sechs Wochen später transplantiert wird. Dieser Hypothese hat EICHWALD scharf widersprochen.

Transplantationsversuche mit Ohrknorpel bei Ratten (DOERR) zeigten keinerlei Reaktion. WAGENFELD nahm daher an, daß mit den einwachsenden Gefäßen Elemente ins Transplantat hineingetragen werden, die eine Antigen-Antikörperreaktion überhaupt erst ermöglichen. VOISIN konnte MEDAWARs Versuche, nachdem die Verwendung von Kaninchen von vielen angegriffen worden war, bei Meerschweinchen bestätigen. Antikörper konnte allerdings auch er nicht nachweisen. Die von MEDAWAR beobachtete Lymphocyteninfiltration in der Transplantatumgebung erklärte KNAKE als ein Auswandern von Lymphocyten aus dem Transplantat. Bei auf den Nebenhodenfettkörper bei Ratten transplantierten Milzscheiben wird das Homoiotransplantat nicht abgestoßen, und der Lymphocytenwall um das Transplantat verschwindet 14 Tage nach der Transplantation wieder. Die Abstoßungsvorgänge bei der Hauthomoiotransplantation sieht KNAKE als unspezifische Entzündungsreaktion an, die Mitosenherabsetzung nur als Folge der schlechten Vascularisierung. Sie lehnt eine Antigen-Antikörperreaktion bei der Homoiotransplantationsreaktion ab, da sie weder die hierfür typischen periarteriitischen Veränderungen, noch die Eosinophilie beobachten konnte. Eine von COOKE als Ursache angenommene Allergie vom Tuberkulintyp, die ja auch durch zelluläre Antikörper verursacht wird, sieht KNAKE als von mittransplantierten Keimen ausgelöst an. MAUS schließlich wies bei Ratten nach, daß die histologischen Veränderungen, insbesondere die Lymphocyteninfiltration bei nicht anheilenden, weil zu dicken Autotransplantaten in gleicher Weise wie bei den Homoiotransplantaten vorhanden waren. Er deutet sie daher als unspezifisch. Insbesondere glaubt er nicht daran, daß die Lymphocyten Antikörper zum Transplantat befördern, wie das von WHITE, CHASE, DOUGHERTY u. a. gefordert wird.

Es ist leicht einzusehen, daß nach Heranziehung der Antigen-Antikörperreaktion zur Erklärung der Homoiotransplantatreaktion ein Fortschritt auf dem Gebiete der Transplantationsforschung nur noch nach Kenntnis der wichtigsten immunologischen Tatsachen und Theorien zu erwarten ist. Auf diese will ich daher in den folgenden Kapiteln kurz eingehen.

9. Die verschiedenen Antigen-Antikörperreaktionen, die Tuberkulintypreaktion, humorale und sessile Antikörper, das weiße Transplantat

Der Normaltyp der Antigen-Antikörperreaktion wird durch Aggregation im Reagenzglas nachgewiesen. *Lösliche Antigene* verursachen im Serum die Ausbildung eines sichtbaren *Präzipitates*. Sowohl Antigene wie Antikörper werden als multivalent angesehen, d. h. als fähig, sich mit mehreren Komplementärmolekülen zu kombinieren. *Zelluläre Antigene* verursachen *Agglutination*. Dabei wirken die Antikörpermoleküle als Brücken, die die Zellen zusammenhalten.

Ein *Antikörper*, der durch Präzipitation erkannt wird, heißt *Präzipitin*, der durch Agglutination erkannte *Agglutinin*. Werden hämolytische Methoden zur Erkennung des Antikörpers benützt, so nennt man ihn *Hämolysin*. Durch verschiedenen Ansatz der Experimente kann ein Antikörper alle drei Reaktionen auslösen. Sind nur sehr kleine Antigenmengen vorhanden, so müssen Komplementfixationsmethoden benützt werden. Diese beruhen auf der Tatsache, daß Antigen-Antikörperkomplexe, die zu klein sind, um makroskopische Präzipitation zu verursachen, aktiv Komplement absorbieren, das dadurch für die Indikatorreaktion (Hämolyse sensibilisierter Erythrocyten) verloren geht.

Um *Sensibilität* gegen ein Antigen nachzuweisen, wird Antigen dem sensibilisierten Tier intracutan verabreicht und ruft dort eine erythematöse Schwellung hervor. Eine intravenöse Antigeninjektion ruft beim Meerschweinchen anaphylactische Reaktionen hervor. Außerdem läßt sich Sensibilität in vitro durch Kontraktilität von Darm oder Uterus nach SCHULTZ-DALE nachweisen. *Zirkulierende Antikörper* rufen bei einer Antigen-Antikörperreaktion in vivo Kontraktionen der glatten Muskulatur, vermehrte Gefäßpermeabilität, Ödem, Endothelzellenproliferation, entzündliche Exsudate, irreversible Gefäßthrombose, Blutung, Nekrose und Parenchymzellendegeneration hervor. Die Hauptreaktion tritt am Ort der Antigen-Antikörperreaktion auf. *Zelluläre Antikörper* verursachen Infiltrationen am Reaktionsort. In den Infiltraten findet man mononucleäre Lymphocyten und Makrophagen. Diese Zellen schädigen Gewebe, sie schließen zelluläre Elemente, gegen die sie empfindlich sind, ein oder dringen in diese ein. Sekundär erfolgt Gefäßverschluß mit nachfolgender Gewebsnekrose.

Es gibt drei klassische *Arten der Immunitätsreaktion:*

1. Die klassische Antikörperproduktion. Auf Antigeninjektion reagiert der Körper mit der Bildung klassischer Antikörper. Als Antikörper werden alle Serumkomponenten definiert, die spezifisch mit

homologen Antigenen reagieren und dabei sichtbar zunehmende Agglutinations- und Präzipitationsreaktionen auslösen.

2. Die Heufiebertyp-Reaktion. Charakteristisch für diesen Reaktionstyp ist das Fehlen der Standard-Aggregationsreaktion und sehr schwache Komplementbindungsreaktionen. Die Antikörper dieses Typs gehören elektrophoretisch zu den schneller wandernden Gamma-Globulinen oder gar zu den Beta-Globulinen. Wird Pollenextrakt den Heufiebergefährdeten parenteral verabreicht, so hat das die Bildung von Antikörpern des klassischen Typs zur Folge, die einen blockierenden Effekt haben. Sie verhindern später den Zutritt des Antigens zu den Orten, die für die Reaktion verantwortlich sind.

3. Reaktion vom Tuberkulintyp. Diese Reaktion unterscheidet sich von den ersten beiden dadurch, daß keine zirkulierenden Antikörper produziert werden. Die Tuberkulin-Überempfindlichkeit läßt sich daher nicht mit dem Serum übertragen, wohl aber mit Lymphocyten. Die Antikörper werden daher als zellulär fixiert angesehen.

Bei den bekannten Antigen-Antikörperreaktionen unterscheidet man folgende Begriffe: a) Die Minimalzeit, nach der ein Tier mit der Antikörperproduktion gegen Fremdeiweiß beginnt. Diese Zeit ist ein Charakteristikum der Spezies und ist von der Antigendosis unabhängig. Bei sehr kleinen Antigendosen (Reverdintransplantate) wird sie allerdings verlängert. b) Die Restruktionszeit, die Zeit, die für den Beginn der Fremdeiweißzerstörung durch die vorhandenen Antikörper nötig ist. Dies ist eine Konstante für alle Antigendosen.

Die zwei Zeiten machen zusammen die Latenzperiode der Antigen-Antikörperreaktion aus.

Die Spezifität der Zell-Antigene hängt vom eiweißfreien Polysacchariden und Lipiden ab, die, wenn man sie von ihrer Eiweißträgersubstanz trennt, zwar hoch aktiv sind, aber keine Antikörperreaktion hervorrufen. LANDSTEINER hat für diese Substanzen den Ausdruck Haptene geprägt.

Mit allen Kunstgriffen ist es bisher nicht eindeutig gelungen, die für die Homoiotransplantatreaktion verantwortlichen Antikörper nachzuweisen. Man nahm daher an, daß es sich wie bei der Tuberkulinreaktion um zelluläre Antikörper handele.

Die *Tuberkulinreaktion* ist dem Rundzelleninfiltrat um den einzelnen Tuberkel verwandt. Serum allein kann diesen Typ der Immunität nicht passiv übertragen, es müssen Leukocyten vorhanden sein. Reine Leukocytenaufschwemmungen übertragen diese Form der Immunität. Die übertragenen Zellen müssen lebensfähig sein. Die Immunität läßt sich auch mit Lymphknotenzellen übertragen. Die Auslösung und Entwicklung der Allergie vom Tuberkulintyp sind noch weitgehend unklar. Weder Antikörper noch Antigen dieser Reaktion sind nachgewiesen worden. Die Tuberkulinreaktion ist eine verzögerte Reaktion. Sie tritt im allgemeinen 10 bis 14 Tage nach dem Kontakt mit dem sensibilisierenden Material auf. Diese Latenzzeit stimmt mit der für die Bildung von Antikörpern nötigen Zeit gut überein.

Als eines der wichtigsten Kriterien der Tuberkulinreaktion wird die Cytotoxizität des Antigens ohne Vermittlung von Blutgefäßen angesehen, wie sie durch das Erscheinen der verzögerten Reaktion an der avasculären Cornea sensibilisierter Tiere bewiesen ist; die Charakteristica der Antigen-Antikörperreaktion verzögerten Typs sind: Antikörper sind nicht nachweisbar, Übertragbarkeit der Sensibilität ist nur mit Zellen, nicht aber mit Serum möglich, das Antigen ist cytotoxisch. Als sensibilierendes Material für die Reaktion wurden Bakterien, Viren, Pflanzenteile und Chemikalien gefunden. Festgestellt wurde sie bisher bei Tuberkulose, Lymphogranulom, Histoplasmose, Syphilis und Poison Ivy. Die *Verwandtschaft zwischen der Allergie verzögerten Typs und der Homoiotransplantatreaktion* wurde besonders auf Grund des zeitlichen Ablaufes der Ereignisse angenommen (LAWRENCE).

Es gibt viele Ähnlichkeiten zwischen der Gewebsreaktion am Ort der Homoiotransplantatnekrose und den Veränderungen bei cutaner Reinfektion mit Tuberkulose. Es scheint so, daß die Auswahl der Orte der zellulären Antigenaufnahme viel mit der Art der nachfolgenden Gewebsreaktion zu tun hat. Bei Allergie vom Soforttyp kann man die Antigene markieren und nachweisen, daß sie im ganzen Körper verteilt werden. Dies geschieht auch dann, wenn die Injektionsstelle später excidiert wird. Charakteristischerweise wandern die Antigene in die Wände der Blutgefäße, in die Milz- und Lymphknotenzellen und in die sich entwickelnden Plasmazellen. Die Plasmazellen werden als Quelle der Antikörper angesehen. Anaphylaktische Reaktionen gehen meist mit Spasmen der glatten Muskulatur, Kapillarerweiterung und visceraler Angiitis einher. Unbeschädigt bleiben im allgemeinen die Leukocyten des peripheren Blutes. Antikörper gegen Leukocyten erscheinen dagegen gegen heterologe Antigene, z. B. Meerschweinchen — Kaninchen. Bei vielen Arzneimittelallergien erscheinen leukocytentoxische Antikörper wohl deshalb, weil die Leukocyten zum Zeitpunkt der Entstehung der Antikörper bereits reichlich antigene Substanz enthalten. Bei Tuberkulinallergie wurde in vitro eine ähnliche Form der Leukocytenschädigung beschrieben. Es sieht so aus, als ob hierfür auch die zelluläre Lokalisation des Tuberkulin verantwortlich ist. Ein Beweis für die zelluläre Lokalisation des Tuberkulin ist, daß bei Individuen, die mit Tuberkulin getestet werden und eine negative Reaktion hatten, wenn sie zwei Monate später positiv werden, die ursprüngliche Injektionsstelle auch positiv wird. Das Tuberkulin muß also dort zellulär fixiert worden sein. Der toxische Effekt des Tuberkulins wurde hauptsächlich in Gewebskulturen festgestellt (FAVOUR). Die Polysaccharide und die Nucleinsäuren des Tuberkelbazillus rufen diesen Effekt nicht hervor. Suspendierte Leukocyten, die mit Tuberkulin inkubiert werden, werden z. T. aufgelöst, aber nicht alle Zellen werden geschädigt. Für die Zellauflösung scheint ein Komplement erforderlich zu sein.

Zusammenfassend spielt sich die *Tuberkulinreaktion* folgendermaßen ab: Zunächst wird Tuberkulin von bestimmten Empfängerzellen aufgenommen, vor allem von den segmentierten Neutrophilen, außerdem auch von einigen reifen Lymphocyten. Die Neutrophilen werden jedoch nur dann geschädigt, wenn im Blut ein Faktor vorhanden ist, der diese Schädigung fördert und der wahrscheinlich von den Lymphocyten abgegeben wird (FAVOUR). In den meisten Fällen kommen die Lymphocyten mit den Orten der Zellschädigung in engen Kontakt. Es ist aber nicht ganz klar, ob Plasma nicht auch eine tuberkulinneutralisierende Substanz enthält. Die Tuberkulinallergie kann durch Plasma nicht übertragen werden, wohl aber durch Parabiose und durch Zellinjektion.

Mäuse und Ratten zeigen nur eine geringe Tuberkulinreaktivität, aber eine normale Homoiotransplantatabstoßung. Es ist daher fraglich, ob, wie vielfach angenommen wird (LAWRENCE), die Allergie vom Tuberkulintyp und die Homoiotransplantatreaktion auf derselben Grundlage beruhen. Homoiotransplantate überleben im allgemeinen so lange, als sie nur im flüssigen Medium des Empfängers leben. Sobald jedoch die Lymphocyten erscheinen, beginnt die Zerstörung. Zuerst muß natürlich das Transplantat den Empfänger sensibilisieren. Dies dauert einige Tage. Wenn ein Transplantat keine örtliche zelluläre Reaktion hervorriefe, so könnte die Homoiotransplantation möglich sein. Tritt dagegen ein Ereignis ein, das die örtliche Zellinfiltration fördert, so geht das Transplantat schneller zugrunde (Trauma, Infektion usw.). Leukocyten und Eiweißkörper, die einem Transplantat anhaften können, können eine starke Antigenquelle sein, ohne daß notwendigerweise sofort eine Antikörperbildung gegen das eigentliche Transplantatgewebe hervorgerufen wird. Es wird angenommen, daß die Plasmazellen und Lymphocyten, die das Transplantat infiltrieren, an Ort und Stelle die Antikörper produzicren, die dann niemals im Blutstrom erscheinen. Es wird also eher zutreffen, daß bei der *Homoiotransplantatreaktion* die *tuberkulinähnliche anaphylaktische Immunität* und *unspezifische Entzündungsprozesse* eine Rolle spielen.

Es gibt mehr als nur einen *Antikörpertyp*. Physikalisch sind die Antikörper beim Kaninchen und beim Menschen den normalen Gamma-Globulinen ähnlich. Sie unterscheiden sich insofern, als jedes Molekül ein oder mehrere Oberflächengebiete besitzt, die spezifisch mit bestimmten Molekülmustern eines korrespondierenden Antigens reagieren. Dies wird als Schlüssel-zum-Schloß-Beziehung aufgefaßt. Außerdem gibt es aber auch Antikörper, die die gewöhnliche Aggregation nicht auslösen und sich nur indirekt nachweisen lassen. Diese Antikörper werden als unilateral mit nur einer spezifisch reaktiven Gruppe per Molekül angesehen. Antikörper werden nur als Antwort auf den parenteralen Eintritt von Antigenen ins Gewebe produziert. Die Antigene sind makromolekular und meist Komplexverbindungen von Eiweiß mit anderen Substanzen. Aber auch eiweißfreie Moleküle können als Antigene wirken. Jedes Eiweiß, welches nicht in einem Tier vorhanden ist, ist normalerweise ein Antigen. Bei den sogenannten „guten Antigenen" variiert die Antikörperproduktion in Abhängigkeit von der Art des Antigens. Es gibt Toxine, die nach der ersten Injektion keine antitoxische Reaktion auslösen, aber bei einer zweiten Injektion 14 Tage später schon nach 2 bis 3 Tagen eine heftige Reaktion hervorrufen. Andere Antigene wieder bewirken 4 bis 7 Tage nach der Injektion eine Reaktion, die nach 10 bis 14 Tagen ihr Maximum erreicht. Der Unterschied liegt wohl darin (BURNET), daß die sogenannten Toxoide unmittelbar vom antikörperproduzierenden Mechanismus aufgenommen werden. Andere Antigene wieder, z. B. in Bakterien, spalten sich erst langsam auf, bevor die eigentliche antigene Substanz frei wird. In allen Fällen reagiert ein einmal immunisiertes Individuum auf den zweiten Stimulus schneller. Die *Antikörper werden von den Mesodermzellen produziert*, einschließlich der Lymphocyten, Plasmazellen und Histiocyten des RES. Charakteristischerweise sammeln sich diese Zellen im Filtermechanismus des Körpers, vor allem Lymphknoten und Milz an, aber auch in Leber, Knochenmark und Lungen. Die Lymphocyten scheinen die Hauptquelle zu sein, von denen Antikörper ins Blut gelangen. Antikörper im Kreislauf werden fortlaufend wieder entfernt, mit einer Halbwertszeit von etwa zwei Wochen. Die Antikörperproduktion nach einem antigenen Stimulus steigt zu einer Spitze an und wird langsam weniger. Diese zweite Periode kann sehr lange dauern. Auch nach Eliminierung des Antigens aus dem Körper geht nach einigen Theorien die Antikörperproduktion noch weiter. Die Antikörperproduktion ist nicht nur eine Funktion der Zelle, die direkt mit dem Antigen in Berührung kommt, sondern auch ihrer Abkömmlinge. Die durchschnittliche Lebensdauer eines Lymphocyten ist weniger als 24 Std. Absorbtionsversuche mit verwandten, aber nicht identischen Antigenen zeigen, daß es bei den einzelnen Antikörpern eines Immunserums Spezifitätsunterschiede gibt (BURNET). Der Charakter der Antikörperbevölkerung variiert mit dem Alter des Tieres, der Intensität und der Zeitdauer der antigenen Stimulierung. Alle drei antikörperproduzierenden Zellen, Histiocyten des RES, Lymphocyten und Plasmazellen sind relativ undifferenzierte Abkömmlinge der primitiven Mesenchymzelle. Es ist möglich, daß die Art des Antikörpers von der Art oder dem Differenzierungsgrad der Zelle abhängt, die ihn produziert hat. Bei bakteriellen Infektionen ist die Antikörperproduktion hauptsächlich eine Angelegneheit der Lymphknoten, die das Gebiet drainieren. DOUGHERTY, WHITE u. a. nehmen an, daß die Lymphocyten in erster Linie Lagerstätten bestimmter Substanzen sind, die, wenn sie benötigt werden, an Blut- und Lymphstrom abgegeben werden. Dabei löst sich das Cytoplasma unter Kerndegeneration auf. Der Stimulus für die Abgabe soll ein wirksamer NNR-Hormonspiegel im Blute sein. Sie konnten nachweisen, daß nach Injektion entsprechender Hormone die Lymphocyten im Blut unter Anstieg des Beta- und Gamma-Globulinspiegels abnehmen. Bei immunisierten Tieren ist das mit einem Anstieg des Antikörpertiters verbunden.

Die beschleunigte Antikörperproduktion als Antwort auf ein Antigen wird auch als anamnestische Reaktion bezeichnet, oder als secundary response. Wenn Tiere in einem maximalen Sensibilisierungszustand verbleiben würden, wäre eine signifikante Änderung des Immunitätsgrades bei wiederholter Antigenreizung nicht zu erwarten. Immunologisch ist es daher wichtig zu wissen, ob die Empfindlichkeit gegen ein zweites Transplantat immer gleichbleibt oder schwächer wird und erst bei Stimulierung durch das zweite Transplantat wieder ansteigt. Nach bisher veröffentlichten Tierversuchen sieht es so aus, als ob das zweite und alle weiteren Transplantate vom gleichen Spender immer wieder nach derselben, gegenüber dem ersten Transplantat verkürzten Zeit zerstört werden (HILDEMANN). Etwa 60 Tage nach dem ersten Transplantat wurde im allgemeinen das Phänomen der schnelleren Zerstörung des zweiten Transplantates nicht mehr beobachtet. Falls die Annahme richtig ist, daß das schnellere Zugrundegehen eines zweiten Homoiotransplantates durch den hohen Antikörpertiter verursacht wird, so müßte die schrittweise Immunisierung durch multiple Injektionen kleiner Zelldosen verursachen, daß folgende Testhomoiotransplantate in einer Geschwindigkeit zerstört werden, die der Gesamtzelldosis direkt proportional ist, und zwar so lange, bis eine Maximalgeschwindigkeit erreicht ist. Dies konnte von HILDEMANN mit intraperitonealer Milzzelleninjektion bei Mäuseinzuchtsstämmen nachgewiesen werden.

Als letztes Phänomen in diesem Kapitel ist das *„weiße Transplantat"* zu besprechen. Es wurde erstmals von RAPAPORT 1960 beim Menschen beobachtet. Er transplantierte bei Freiwilligen eine Woche nach der ersten Hauthomoiotransplantation einen zweiten Transplantatsatz. Es kam nun nicht zur erwarteten schnelleren Nekrose der Transplantate, sondern die Transplantate blieben scheinbar völlig reaktionslos, sie nahmen eine eigentümlich weiße Farbe an. Histologische Untersuchungen zeigten, daß sie überhaupt nicht vascularisiert waren. Daraufhin transplantierte RAPAPORT Zweittransplantate von demselben und von einem anderen Spender eine Woche nach der ersten Transplantation. Das Transplantat vom gleichen Spender wurde wiederum weiß, während das Transplantat des anderen Spenders in üblicher Weise nekrotisch wurde. Das Phänomen des „weißen Transplantates" ist also völlig spezifisch und läßt sich dadurch auslösen, daß man einem Empfänger zum Zeitpunkt der Nekrose eines Homoiotransplantates, wenn also vermutlich sein Antikörperspiegel am höchsten ist, ein neues Homoiotransplantat vom selben Spender überpflanzt. Leukocytenextrakte von Personen mit einem „weißen Transplantat" rufen bei anderen Homoiotransplantatträgern nicht, wie sie das normalerweise tun sollten, eine beschleunigte Nekrose des Transplantates hervor. Es wird daher angenommen, daß diese Transplantate, da sie nicht vascularisiert werden, auch nicht als antigener Stimulus wirken. Trotzdem sie nicht vascularisiert werden, bleibt die Struktur der weißen Transplantate 6 bis 10 Tage lang erhalten, dann trocknen sie langsam ein.

Der normalen Homoiotransplantatnekrose geht immer ein Ödem voraus, das mit perivasculärer Rundzelleninfiltration verbunden ist. Möglicherweise resultiert der Gefäßschaden, der das Ödem ermöglicht, aus einer lokalen verzögerten Überempfindlichkeitsreaktion zwischen Gefäßendothel und sensibilisierten Rundzellen (MARSHALL). Dies würde das Ausbleiben der typischen Homoiotransplantatnekrose beim nichtvascularisierten „weißen Transplantat" erklären. McKHANN nahm allerdings in Tierversuchen bei Mäusen die Transplantate täglich ab, damit sie nicht vascularisiert würden und beobachtete trotzdem die Immunreaktion. Eine andere Erklärung gibt CHUTNA. Er hält humorale Antikörper für die Auslösung des weißen Transplantates im Sinne eines Arthus-Phänomens für verantwortlich. Die lymphocytäre Reaktion, die die typische Homoiotransplantatnekrose begleitet, hält er dagegen für zellulär bedingt. Außer bei Zweittransplantationen während des Maximums der Antikörperbildung kann das weiße Transplantat auch noch bei Heterotransplantaten zwischen genetisch weit auseinanderliegenden Spezies beobachtet werden (z. B. zwischen Meerschweinchen und Kaninchen [RAPAPORT]).

10. Die Theorien der Antikörperbildung

Alle Theorien der Antikörperbildung müssen drei Phänomene erklären können:

1. Die Spezifität der Reaktion zwischen Antikörper oder seinem zellulären Äquivalent und dem korrespondierenden Antigen;

2. die Unfähigkeit des Körpers, gegen seine eigenen Bestandteile zu reagieren;

3. die Begrenzung der immunologischen Phänomene, jedenfalls soweit bis jetzt bekannt, auf die Wirbeltiere.

Die älteste Theorie der Antikörperbildung ist die

A. Seitenkettentheorie von Ehrlich

Alle fremden Antigene, besonders Bakterientoxine, schädigen die Körperzelle, indem sie sich mit präexistenten chemischen Mustern, den Seitenketten verbinden, die normalerweise keine Stoffwechselfunktion haben. Diese Vereinigung sollte spezifisch und irreversibel sein. Der Schaden an der Zelle kann nur durch Abstoßung der blockierten Seitenkette und ihren Ersatz durch eine neue behoben werden. Allmählich würde sich dadurch eine Überproduktion von Seitenketten einstellen, die in die Körperflüssigkeiten abgestoßen werden. Diese Theorie setzt voraus, daß Spuren jedes Antikörpertyps im Körper präformiert als sogenannte Receptoren vorhanden sind. Das eintretende Antigen findet dann immer ein komplementäres Bindeglied. Die Zahl der präformiert vorhandenen Antikörper müßte mindestens 10^4 bis 10^6 sein. Als LANDSTEINER zeigen konnte, daß der Körper auch Antikörper gegen synthetische chemische Substanzen bildet, wurde diese Theorie von den meisten fallengelassen, denn es konnte unmöglich sein, daß der Körper gegen alle diese Substanzen präformierte Receptoren enthält. LANDSTEINER konnte zudem nachweisen, daß die Antikörperreaktion nicht durch das ganze Antigenmolekül ausgelöst wird, sondern daß die Spezifität des Antigens durch kleine chemische Gruppen von nicht mehr als 2 bis 4 Aminosäuren und Monosacchariden, den sogenannten Determinanten, bestimmt wird. Eine Zeitlang nahm man an, daß diese Gruppen in das Antikörpermolekül inkorporiert werden. Dies kann aber deswegen nicht stimmen, weil die Zahl der gebildeten Antikörpermoleküle, die der injizierten Antigene bei weitem übersteigt. Auch konnte von HAUROWITZ nachgewiesen werden, daß Antikörper gegen die determinierende Azophenylarsensäure-Gruppe frei von Arsen waren. Ebenso waren die Antikörper gegen jodiertes Eiweiß frei von Jod. Diese Beobachtungen führten um 1930 zur Aufstellung einer neuen, mehrfach modifizierten Theorie durch BREINEL, HAUROWITZ, MUDD, ALEXANDER und PAULING, der

B. Direkte Schablonentheorie

Diese Theorie stellt fest, daß die Gamma-Globuline die wahren Antikörper sind. Ihre Antikörperfunktion wird durch die komplementäre Adaptierung ihrer Form an die Form der determinierenden Gruppe der Antigene bedingt. Die Antikörpermoleküle werden also in ihrer Spezifität festgelegt, indem sie gegen eine Schablone des Antigenmoleküls geformt werden. Dies geschieht nicht während des Stadiums der Synthese der Polypeptidkette, sondern später während deren Spaltung. Nach dieser Theorie können danach Antikörper nur solange produziert werden, wie ein Antigen gegenwärtig ist oder solange Antigendeterminanten im Gewebe bleiben. Antiköiper können gegen jeden organischen Körper gebildet werden, vorausgesetzt er befindet sich auf einem makromolekularen Träger, vorzugsweise von Eiweißcharakter. Die Ansicht, daß Antikörper mit bestimmten Serum-Globulinen identisch und nicht andere Substanzen sind, die nur von Globulinen transportiert werden, wird durch die Tatsache gestützt, daß alle Eigenschaften der gereinigten Antikörper dieselben sind wie die der normalen Serum-Globuline (PAPPENHEIMER). Dies gilt für Aminosäurenzusammensetzung, Molekulargewicht, isoelektrischen Punkt usw. Die geringen Unterschiede, die gefunden wurden, sind nicht größer als die, die auch zwischen den verschiedenen Globulinfraktionen bestehen (HAUROWITZ). Alle bekannten determinierenden Gruppen der Antigenmoleküle sind an den Polen lokalisiert. Es wurde daher angenommen, daß ihre elektrostatischen Kräfte die Aminosäurevorstufe der Eiweiße in bestimmte Stellungen dirigieren. Dies könnte durch Veränderungen in der Reihenfolge der Aminosäuren in den Peptidketten erreicht werden oder durch verschiedene Faltung der Peptidketten. PAULING vertrat die Ansicht, daß der Unterschied zwischen Antikörpern und normalen Globulinen in der Faltung der Peptidketten besteht und die Reihenfolge der Aminosäuren wahrscheinlich in normalen Globulinen und Antikörpern dieselbe ist. Man könnte sich daher vorstellen, daß normale Globuline durch Falten und Entfalten ihrer Peptidketten in Antikörper verwandelt werden. Dies kann jedoch nicht stimmen, denn Experimente mit Stickstoffisotopen zeigten, daß die Antikörper im Organismus in der selben Geschwindigkeit wie normale Serum-Globuline gebildet werden. Es erfolgt kein Austausch von Stickstoffisotopen zwischen aktiven Antikörpern und normalen Serum-Globulinen. HAUROWITZ nahm daher an, daß die Umwandlung der normalen Globulinmoleküle durch die Wirkung intramolekularer Kräfte der angrenzenden Antigenmoleküle erfolgt. Dieser Ansicht wurde von BURNET und FENNER widersprochen. Sie glauben nicht, daß z. B. beim Gelbfieber mit seiner langen Immunität das Virus während der ganzen Zeit im Körper bleibt. Für leblose Antigene, wie Bakterienpolysaccharide konnten allerdings FELTON, COONS u. a. nachweisen, daß sie bei Mäusen monatelang im Organismus gespeichert werden. BURNET betrachtet das als Ausnahme und nimmt Teilchenantigene wie Zellen, Virus und Bakterien als Regelfall an. Es unterliegt keinem Zweifel, daß diese Teilchen im Organismus abgebaut und unsichtbar werden. Dies ist aber kein sicherer Beweis dafür, daß die wahre Antigensubstanz, die determinierende Gruppe verschwindet. Die Bildung der Antikörper, die ja Eiweiße sind, erfolgt in der Theorie wie die aller Eiweißkörper in zwei Phasen. In der ersten Phase kombinieren sich freie Aminosäuren und kleinere Peptidfragmente zu langen Ketten in einem Eiweißfilm, dabei sind Enzyme beteiligt, um die beträchtliche Aktivierungsenergie zu überwinden, die für die Bildung der Peptidbindungen nötig ist. Die Existenz speziesspezifischer Enzyme hierfür wurde von ABDERHALDEN gefordert, konnte aber von anderen nie nachgewiesen werden.

Es wird angenommen, daß die spezifische Ordnung der Aminosäuren in den Peptidketten nach einer Musterpeptidkette, die wie ein Kristallisationszentrum wirkt, vor sich geht. Diese Peptidkette wird auch als Organisatormolekül bezeichnet.

In der zweiten Phase erfolgt dann die Faltung des Films in globuläre Eiweiß-Moleküle. Dabei wird angenommen (PAPPENHEIMER), daß sich das Organisatormolekül nicht faltet. Da die Peptidketten in normalen Globulinen und in den Antikörpern gleich sind, kann der Antigeneinfluß nicht in der ersten Phase der Eiweißkörperbildung eingreifen. Die Faltung hingegen findet dann nach HAUROWITZ in der Weise statt, daß sich das faltende Globulinmolekül der determinierenden Gruppe des Antigens anpaßt, ausgelöst durch die polaren Eigenschaften, die sogenannten elektrostatischen Kräfte des Antigens. HAUROWITZ nimmt an, daß jeder Antikörper nur eine komplementäre Gruppe bildet. PAULING dagegen sieht Präzipitine und Agglutinine als bivalent oder multivalent an. Nach HAUROWITZ bestehen zwischen normalen Serum-Globulinen und gut adaptierten Antikörpermolekülen zahlreiche Zwischenstufen. Wenn kein Antigen vorhanden ist, muß nach dieser Theorie der Schablonenform der Globulinsynthese ein körpereigener Bestandteil als Schablone wirken. Die Globuline wurden daher auch als Autoantikörper bezeichnet. Wenn man mit J^{131} markiertes Jodeiweiß bei Kaninchen i.v. injiziert, so erscheint nach wenigen Minuten das Antigen in der Mikrosomenfraktion der Leber und kurz darauf in den Mitochondrien. Nur ein kleiner Teil erscheint im Zellkern. Dieser Befund ist insofern interessant, als die Mitochondrien die Fähigkeit der Selbstverdoppelung, also der Eigensynthese haben. Die Mitochondrien sind damit wahrscheinlich die Produktionsstätten der Antikörper. Lokal feststellbare erhöhte Antikörpertiter können ohne weiteres auch dadurch erklärt werden, daß sich die Gefäße am Ort der Schädigung erweitern, durchlässig werden und die Konzentration von Substanzen, die aus dem Blut ins Gewebe austreten, ermöglichen. HAMILTON konnte 1956 den Einschluß von Alanin-8-carbon-14 in Leukämielymphocyten nachweisen. Er nahm daher an, daß Lymphocyten Nucleinsäuren und Nucleoprotein utilisieren. Möglicherweise könnten sie so das notwendige Antigen zur Formung von Antikörpern aufbewahren.

Der genaue Sitz der Antikörperproduktion im RES muß nach McMASTER solange als unbekannt angesehen werden, als es den Cytologen nicht gelingt, den genauen Cyclus der Lymphocyten, Lymphoidzellen und Plasmazellen zu beweisen.

Einen völlig anderen Weg schlug BURNET ein, als er die

C. Enzymatische Theorie der Antikörperbildung

aufstellte. Nach dieser Theorie wird die Antikörperproduktion als Äquivalent eines adaptiven Enzymprozesses angesehen. Nach dieser Ansicht entwickeln sich die immunologischen Phänomene durch Eindringen eines fremden Musters in das Kollektiv der spezifisch gemusterten und gegeneinander toleranten Enzyme der lebenden Zellsubstanz. Aus jeder aktiv am Stoffwechsel teilnehmenden Zelle können Enzyme extrahiert werden. Die Phospholipoide und Polysaccharide, die für die lebende Substanz charakteristisch sind, abbauen. Wenn ein fremdes Molekül in diese Umgebung gerät, wird es als nicht körpereigen erkannt und durch entsprechende Enzymsysteme zerstört. Solche adaptiven Enzymsysteme sind von Bakterien und Hefen wohlbekannt, wenn sie aber einmal bestehen, können sie sich selbst unbegrenzt reproduzieren, unabhängig von nucleärer Gen-Kontrolle. Voraussetzung ist allerdings, daß dauernd Substrat vorhanden ist (SPIEGELMANN, LINDEGREEN). Jedes Gen kontrolliert eine bestimmte Enzymreaktion (BEADLE). Die Enzymbevölkerung könnte Abkömmlinge von Genen oder Genanteilen darstellen. BURNET nahm daher an, daß die Enzymsysteme, die beim Abbau der

Antigene beteiligt sind, eine adaptive Modifizierung ihrer Funktion erfordern, um wirksam gegen fremde Molekülmuster zu reagieren. Ist diese Adaption einmal vonstatten gegangen, wird sie durch Replikation der betroffenen Enzymsysteme beibehalten. Bei Wiederauftreten desselben antigenen Stimulus nimmt die Replikation des Systems erheblich zu. Wenn sich die betroffenen Zellen vermehren oder in andere Typen verwandeln, werden die inzwischen modifizierten Enzymsysteme ihren Abkömmlingen weitergereicht. Das Erscheinen von Antikörpern in den Körperflüssigkeiten kann als Freisetzung angesehen werden, entweder durch Cytoplasmaauflösung oder durch teilweise Repliken, die das adsorbtive Muster nicht notwendigerweise, aber die Desintegrationsfähigkeit der modifizierten Enzymsysteme enthalten. Das Benehmen eines besonderen Typs der immunologischen Reaktion, der Entwicklung der Tuberkulintyp-Überempfindlichkeit legt es nahe, daß ein Antikörpertyp existiert, der auf andere Zellen übertragen werden kann und ihnen die Fähigkeit weiterer Antikörperproduktion überträgt.

Es ist bei Richtigkeit dieser Überlegungen unbedingt erforderlich, daß jede Antikörper produzierende Zelle alle antigenen Potentiale, die nicht im eigenen Körper repräsentiert sind, als fremd erkennt. Daraus folgt, daß alle Körperzellen etwas oder alles von einer kleinen Zahl von Markierungssubstanzen enthalten müssen, deren spezifischer Charakter durch eine korrespondierende kleine Zahl von Genen festgelegt ist. Um die Individuenunterschiede zu erklären, muß für diese Gene eine große Mutationsrate gefordert werden. Diese Markierungssubstanzen sind nicht auf jeden Zelltyp gleichmäßig verteilt, z. B. können Erythrocyten nicht gegen eine Hauttransplantation immunisieren, wohl aber Leukocyten. Die Markierungssubstanzen in den Erythrocyten müssen sich also von denen in den Leukocyten unterscheiden.

Dieser Anschauung folgend, müßte jede phagocytierende Zelle des RES einen Mechanismus enthalten, der auf Material mit körpereigener Markierungssubstanz mit einem nicht immunologischen Zerstörungsprozeß reagiert, auf organisches Material mit fremden Markierungssubstanzen dagegen durch Entwicklung eines adaptiven Mechanismus, der zur Antikörperbildung führt. Beim embryonalen Tier fehlt dieser Mechanismus noch. Die Antikörperproduktion ist am stärksten, wenn die Markierungssubstanzen demselben Allgemeintyp wie die körpereigenen Markierungssubstanzen angehören, aber ein verschiedenes Muster haben.

Zusammenfassend ist nach dieser Theorie ein Antigen eine Substanz, deren allgemein-chemischer Charakter mit der einen oder anderen körpereigenen Markierungssubstanz korrespondiert, auf das korrespondierende Enzym aber erst paßt, wenn dieses deformativ adaptiv konfiguriert wird. Diese Deformierung stellt den Stimulus für die Replikation und Antikörperfreisetzung dar. Der wirksamste antigene Stimulus ist daher dem Allgemeintyp der eigenen Markierungssubstanz ähnlich. Schwache Antigene sind entweder zu ähnlich, oder so unähnlich, daß nur unter den ungewöhnlichsten Umständen ein Kontakt mit den Enzymen erfolgt.

Diese Theorie hat natürlich ganz erhebliche Schwächen und wurde
viel angegriffen. Die Existenz von speziellen Markierungssubstanzen, die
die körpereigenen Zellen für die Enzyme kenntlich machen, ist sehr
konstruiert. Sehr fragwürdig wird die Theorie, wenn man die thermo-
dynamische Definition für Katalysatoren rekapituliert. Auf Grund dieser Definition sind Katalysatoren Substanzen, die die Aktivierung che-
mischer Reaktionen bewirken. Die Reaktionsgeschwindigkeit wird abhängig von der Ausgangstemperatur verschieden beeinflußt. Es besteht
aber kein Anhalt dafür, daß Antigene in der Lage sind, bei verschiedener Temperatur verschiedene Reaktionsgeschwindigkeiten auszulösen.
Die Forscher auf dem Gebiet der adaptiven Enzymproduktion der Bakterien sind außerdem einmütig der Meinung, daß adaptive Enzyme
genetisch festgelegt und nicht die Kopie eines Substrates oder Induk-
tionsmoleküls sind (BURNET). Diese Argumentation führte dazu, daß
BURNET und FENNER bald eine andere Theorie aufstellten.

D. Die indirekte Schablonentheorie

Diese Theorie wurde geschaffen, um irgendwie die Phänomene zu
erklären, die die direkte Schablonentheorie nicht erklärt.

1. Daß die Komponenten des eigenen Körpers biologisch inert sind
und daß eine äquivalente Toleranz gegen fremde Antigene erreicht werden kann, wenn diese in einem frühen Stadium des Embryonallebens in
den Körper eingebracht werden.

2. Daß die Antikörperproduktion noch lange weitergehen kann,
nachdem das Antigen aus dem Körper verschwunden ist.

Die indirekte Schablonentheorie hielt noch an der Ansicht fest, daß
die Antikörperproduktion eine aktive Antwort der Zellen auf das Ein-
treten fremden, organischen Materials darstellt. Für diese Theorie ist
die Existenz natürlicher Antikörper zufällig und uncharakteristisch.
Um die Nichtantigenität der eigenen Körperkomponenten zu erklären,
wurde zunächst von BURNET angenommen, daß sie Selbstmarkierungs-
substanzen tragen. Um den Fortbestand der Antikörperproduktion
nach Verschwinden des Antigens zu erklären, mußte gefordert werden,
daß die Antigendeterminanten in den Gensatz der betroffenen Stamm-
zelle inkorporiert werden und so die unbegrenzte Produktion antikörper-
produzierender Zellen gewährleistet. Diese Inkorporierung der Determinanten in die genetische Struktur der antikörperproduzierenden Zellen
schuf eine Basis für die Veränderungen im Antikörpercharakter, die
durch sekundäre antigene Stimulierung oder nur durch das Vergehen
der Zeit verursacht werden können. Diese Theorie ermöglichte die Vor-
aussage, daß pränatale Injektionen von Antigenen zur immunologischen
Toleranz führen. Sie hatte aber mit der enzymatischen Theorie noch
die Annahme des durch nichts bewiesenen Vorhandenseins von Markierungssubstanzen gemeinsam.

Von völlig anderen Überlegungen geht eine Theorie aus, die JERNE
1955 aufstellte.

E. Die Theorie der natürlichen Auswahl

JERNE glaubte nicht daran, daß die Antikörperproduktion eine Folge des Eintritts von Antigen in die Zelle sei. Er nahm an, daß die Gamma-Globuline des Plasmas eine Bevölkerung darstellen, die die Träger für alle Reaktionsorte zur Verfügung stellen, um sich mit jeder potentiellen antigenen Determinanten zu verbinden, mit Ausnahme derer des eigenen Körpers. Die Funktion des Antigens, das von außen in den Körper eintritt, ist die, als selektiver Träger spontan zirkulierender Antikörper zu wirken, und sie zu einem Zellsystem zu transportieren, das diesen Antikörper reproduzieren kann. Es wird angenommen, daß, ist der Antikörper einmal in die Zelle des antikörperproduzierenden Systems eingedrungen, dieses beginnt, Duplikate des natürlichen Antikörpers zu produzieren. Mit der Freisetzung dieser neuen Antikörper wird eine Zweitinjektion von Antigen viel mehr antikörperproduzierende Zellen vorfinden, als die Erstinjektion und einen stärkeren sekundären Stimulus für die Antikörperproduktion darstellen. Es bleibt dabei unklar, ob die vielen Möglichkeiten der Antikörperreaktivität im Gamma-Globulinmolekül auf fehlender Determinierung im Muster der produzierten Moleküle zurückzuführen ist, oder aber ob es Zellgruppen gibt, die jeweils das passende Muster für die vielen Tausenden von Möglichkeiten produziert. Diese zweite Möglichkeit würde natürlich eine korrespondierende Vielfalt des Codemusters in den Nucleinsäuren der Zellen erfordern, die die fraglichen Gruppen produzieren. JERNE glaubt nicht an diese zweite Möglichkeit. Er nimmt an, daß, wenn ein denaturiertes Globulinmolekül, das zufällig das Muster X hat, zu einer antikörperproduzierenden Zelle gebracht wird, diese anfängt, Antikörper zu produzieren, die genau dasselbe Muster haben, das dem zufälligen natürlichen Antikörpermolekül entspricht. JERNE konnte nach radioaktiver Markierung von Rinderalbumin noch ein Jahr nach einer einzigen Injektion Antikörper nachweisen. Das schnelle Verschwinden der Antikörper durch Phagocytose bildet den unspezifischen Reiz, der für die Antikörpernachbildung unentbehrlich ist. Eine genetische Komponente bei der Antikörperbildung lehnte JERNE ab. Er behauptet, daß Antigene nicht mit den genetisch festgelegten Phasen der Eiweißbiosynthese interferieren, sondern spätere Phasen dieses Prozesses modifizieren, indem neugebildete Gamma-Globulin-Moleküle durch direkte Antigenwirkung ihre Komplementärumbildung erfahren und somit zu Antikörpern werden.

BURNET, wie vielen anderen Immunologen, erschien es unwahrscheinlich, daß alle Antikörpertypen im normalen Komplement der Gamma-Globulin-Moleküle präexistent sind. BURNET stellte daher 1959 nochmals eine neue Theorie auf.

F. Die Gruppenauswahltheorie (Clonal Selection)

Nach Ansicht BURNETs spricht gegen die Theorie JERNEs, daß im allgemeinen die Verbindung von Antigen und Antikörper in einer teilweisen Denaturierung des Globulinmoleküls resultiert, daß Antikörper keine Nucleinsäure enthalten, und daß homologe Antikörper sehr schnell abgebaut werden, wenn sie in eine Zelle eindringen. Nach seiner Ansicht muß jede annehmbare Form von JERNEs Theorie die Existenz zahlreicher Gruppen globulinproduzierender Zellen voraussetzen, von denen jede für einen genetisch determinierten Antikörpertyp verantwortlich ist. Es stellt sich die Frage, wie die Antigen-Antikörperkomplexe die Zellen erreichen, die dann die korrespondierenden Antikörpermoleküle produzieren. Die Gruppenselektionstheorie nimmt an, daß kleine Gruppen mesenchymaler Zellen existieren, von denen jede die immunologischen Reaktionsorte trägt, die komplementär zu einer, oder einer kleinen Zahl potentieller antigenetischer Determinanten ist. Es bestünde danach eine Zellbevölkerung, die, wenn ein entsprechendes Entwicklungsstadium erreicht ist, die Fähigkeit zur Produktion der Globulinmolekülbevölkerung hat, die dann die kollektive Fähigkeit besitzt, die normalen Antikörper zu bilden. Jede dieser Zellgruppen stammt von wenigen Zellen, den sogenannten Stammzellen, ab. Wenn nach dieser Theorie ein Antigen in den Körper eindringt, so gerät es in Kontakt mit einer korrespondierenden Zellgruppe, wahrscheinlich Lymphocyten, und regt sie zur Produktion von mehr Globulinmolekülen, des für diese Zellgruppe charakteristischen Typs, an. Dies erfordert augenscheinlich eine Proliferation der betroffenen Zellen, sobald sie in das hierfür geeignete Gewebe (Milz und Lymphknoten) gerät.

Die antikörperproduzierenden Zellen des Körpers sind eine mobile Mesenchymzellenbevölkerung, die dauernden physiologischen und mutationellen Veränderungen unterliegt. Sie setzt sich aus einer großen Zahl von Zellgruppen zusammen, aus denen auf Grund somatischer Mutationen ständig Untergruppen entstehen. Einzelne Gruppen vermehren sich oder verschwinden, abhängig von ihrer Kontakterfahrung mit korrespondierenden Antigendeterminanten. Das Ergebnis der Kontakte hängt von vielen physiologischen Faktoren, vor allem vom Alter des betroffenen Individuums ab.

SIMONSEN hält es für unglaubwürdig, daß nach Eindringen eines Antigens nur die Zellen einer bestimmten Gruppe proliferieren. Er setzt voraus, daß alle immunologisch kompetenten Zellen eines Individuums ursprünglich mit derselben Reaktivität begabt sind. Während des Prozesses der Ontogenität werden die Affinitäten gegen Selbstkomponenten eliminert oder durch Überladung mit Antigen unterdrückt. Während des Lebens eines Individuums ereignen sich Mutationsverluste an verschiedenen genetischen Loci, die die eingeborenen immunologischen Affinitäten der Zellen determinieren. Dies führt zur Differenzierung der Zellgruppen, von denen einige bestimmte Affinitäten verloren haben. Einige Gene würden ihre aktiven Loci nie verlieren. Die Antigene, gegen die die Aktivität dieser Gene gerichtet ist, würden dann eine Immunreaktion aller immunologisch aktiven Zellen auslösen, andere Antigene dagegen nur die Reaktion eines größeren oder kleineren Teiles der Immunzellenbevölkerung. Schwache Antigene wären nach dieser Theorie solche, gegen die nur die Aktivität weniger Zellen gerichtet ist. Diese wenigen Zellen können leicht überladen werden, dadurch würde Toleranz gegen diese Antigene entstehen. SIMONSEN glaubt an die primäre Heterogenität der Immunzellenbevölkerung, aber nicht an die Entwicklung aktiver Zellgruppen aus Stammzellen (BURNET).

11. Der Einfluß des Geschlechtes auf die Transplantation, der Eichwald-Silmser-Effekt

EICHWALD und SILMSER stellten sich 1956 die Aufgabe, die Gültigkeit der von SNELL für Tumortransplantationen aufgestellten Gesetze für die Hauthomoiotransplantation nachzuprüfen.

Diese Gesetze besagen folgendes:

1. Transplantate innerhalb eines Inzuchtsstammes wachsen auf allen Empfängern an.

2. Transplantate zwischen verschiedenen Stämmen wachsen nicht an.

3. Transplantate auf Hybrid-Tieren der F_1-Generation, bei denen ein Elternteil Inzuchttier war, wachsen auf allen Tieren.

4. Transplantate einer F_1-Hybridgeneration wachsen auf allen Tieren dieser Generation, aber auf keinem der Elterntiere.

Diese Gesetze sind denen der Bluttransfusion sehr ähnlich. Das Prinzip dieser Gesetze heißt, daß Zellen auf jeden Empfänger transplantiert werden können, der mindestens alle in diesen Zellen vorhandenen Gewebsantigene enthält. Weitere Isoantigene im Empfänger spielen keine Rolle. Auf Hauttransplantate angewendet, stimmten diese Gesetze nicht immer mit den Ergebnissen der Experimente überein. Bei der F_1-Hybridgeneration wuchsen die Transplantate nicht an, wenn die Spender männlich und die Empfänger weiblich waren. Dies sprach nach EICHWALDs Ansicht dafür, daß ein an das Y-Chromosom gebundenes Gen die Ursache für dieses Versagen darstellt. Bei Inzuchttieren trat dieser Effekt nicht auf. Eine beschleunigte Nekrose des zweiten Transplantates war ebenfalls deutlich nachweisbar, wodurch die genetische Theorie weitere Stützung fand. Es könnte aber auch sein, daß männliche Transplantate zum Anwachsen einen ausreichenden Spiegel männlichen Sexualhormons benötigen, der bei weiblichen Tieren nicht vorhanden ist. Wurden dieser Überlegung folgend die weiblichen Tiere kastriert und mit Testosteron behandelt, so wuchsen bei ihnen die Homoiotransplantate zwar nicht dauernd an, die Überlebenszeit war aber deutlich verlängert. Die männlichen Tiere nahmen weibliche Transplantate immer an. Die weiblichen Tiere, die männliche Transplantate abgestoßen hatten, nahmen danach weibliche Transplantate an, ohne auch nur eine beschleunigte Transplantatsnekrose zu zeigen. BALLANTYNE konnte dieses Phänomen 1962 bei einem anderen Mäusestamm nicht reproduzieren. Dagegen fand WILSON 1963 bei Lewis-Ratten, daß es bei männlichen Tieren leichter ist, eine Immunotoleranz zu induzieren, als bei weiblichen. LINDER erreichte bei denselben Mäusestämmen wie EICHWALD durch Injektion isologer männlicher Zellen in weibliche Tiere bei der Geburt eine Toleranz gegen spätere männliche Hauthomoiotransplantate. MARIANI stellte fest, daß zur Auslösung der Toleranz durch Injektion von Milzzellen 17 Tage erforderlich sind. Diese Zeit variiert jedoch bei den verschiedenen Mäusestämmen etwas.

In allerjüngster Zeit wies BAILEY durch die besonders empfindlichen Schwanzhauttransplantationen bei Mäusen nach, daß auch die X-Chromosomen Histocompatibilitätsgene enthalten.

12. Die Theorien der Entwicklung der Immunität und der Beeinflußbarkeit der Immunität

Der Begriff der Immunität bei der Transplantation wurde von der Bakteriologie übernommen. Er setzt voraus, daß man die Gedankengänge MEDAWARs akzeptiert und die Homoiotransplantatreaktion als Antigen-Antikörperreaktion ansieht. Jedes Homoiotransplantat bewirkt demnach bei seinem Empfänger einen gewissen Grad von Immunität, der vom Titer der gebildeten Antikörper abhängt. Dieser Antikörpertiter hängt von vielen Faktoren ab, Antigendosis, Alter des Empfängers, Ernährungszustand, sekundären Krankheiten usw. Das Vorhandensein von Antikörpern führt dazu, daß ein zweites Homoiotransplantat vom selben Spender viel schneller abgestoßen wird als das erste. Wenn man die allgemeine Gültigkeit dieser Regeln voraussetzt, so ergibt sich sofort ein Widerspruch, der zahlreiche Untersucher beschäftigt. Vom Standpunkt der Mutter aus muß doch der Fötus als Homoiotransplantat angesehen werden. Wie kommt es, daß die Mutter keine Immunität gegen den Fötus entwickelt?

A. Die Rolle der Plazenta bei der Immunität

Normalerweise müßte die Mutter gegen das plazentare Gewebe, mindestens aber gegen die fötalen Anteile der Plazenta, mit Homoiotransplantatreaktion und Ausstoßung reagieren. Trotzdem z. B. beim Kaninchen eine hämochorioidale Verbindung besteht und beim Menschen Trophoblastenzellen direkt in den mütterlichen Kreislauf gelangen, tut sie das nicht. Sensibilisiert man im Tierversuch die Mutter durch Hauthomoiotransplantate gegen den Vater, so beeinflußt das den Verlauf der Schwangerschaft überhaupt nicht. Verlängertes Überleben von Hauthomoiotransplantaten von Kindern auf die Mutter, wie PEER das beobachtete, ist vollends unerklärlich; eher müßte man doch das Umgekehrte, nämlich eine Sensibilisierung der Mutter gegen fötales Gewebe erwarten. Es wurde daher von klinischer Seite angenommen, daß die genetische Beziehung zwischen Mutter und Fötus einen kritischen Faktor darstellt.

Von LANMAN wurden sehr interessante Versuche unternommen, um das hier bestehende Dunkel aufzuhellen. Ein weibliches Kaninchen wurde mit Hauttransplantaten des männlichen und weiblichen Tieres eines Kreuzungspaares sensibilisiert. Nach Entwicklung der Immunität wurde ihm das befruchtete Ei vom weiblichen Partner des Kreuzungspaares implantiert. Trotz der bestehenden Immunität gegen das Gewebe des Vaters und der Mutter wurde die Schwangerschaft normal ausgetragen. Wurde vor der Geburt ein Hauttransplantat vom Fötus auf die Adoptionsmutter übertragen, so erfolgte als Zeichen der gegen den Fötus bestehenden Immunität die schnellere Abstoßung des Transplantates. Der Fötus wurde trotzdem während der Schwangerschaft nicht geschädigt. Das könnte erstens dadurch bedingt sein, daß der Fötus antigenisch unreif ist und noch keine Immunitätsreaktion bei der Mutter auslösen kann. Wegen der schnellen Abstoßung des Hauttransplantates ist das jedoch unwahrscheinlich. Zweitens könnten die immunologischen Fähigkeiten der Mutter während der Schwangerschaft geändert sein, auch davon ist aber bei der Hauthomoiotransplantation vom Fötus nichts zu merken. Nun können aber fötale Erythrocyten sehr wohl eine Sensibilisierung der Mutter gegen das fötale Blut auslösen. LANMAN glaubte sich daher zu der Annahme berechtigt, daß der Trophoblast mit dem die Mutter ja nur in Berührung kommt, in seinen äußeren Schichten sehr schwach antigenisch ist und außerdem den immunologisch aktiven mütterlichen Zellen den Zutritt zum Fötus verwehrt. Die Antigene des Fötus scheinen die Plazentarschranke nicht zu überschreiten.

Wenn man diesen Überlegungen folgend, bei Mäusen Trophoblastzellen homoiotransplantiert (SIMMONS), so überleben sie fast genau so lang, wie sie das bei einer Schwangerschaft auch tun würden, es entwickelt sich keine Reaktion des Empfängers gegen sie, sie scheinen keine Antigene zu besitzen. Die Trophoblastzellen dienen also offenbar als physiologische Pufferzone, sie verhindern einerseits die Sensibilisierung der Mutter gegen den Fötus, wie auch umgekehrt die Abstoßung des Fötus durch die Mutter. Bei Mäusestämmen, bei denen das EICHWALD-SILMSER-Phänomen vorkommt, z. B. C 57 Bl überleben nach wiederholten Schwangerschaften die Hauthomoiotransplantate des männlichen Partners auf den weiblichen Tieren länger als auf jungfräulichen Tieren (HASEK). Eine geringgradige Durchlässigkeit der Plazentarschranke für Antigene muß also, zumindest bei diesen Mäusestämmen, doch vorhanden sein. Durch intraperitoneale Injektionen von Plazentazellen konnte DANCIS, ebenfalls bei Mäusen bei hohen Dosen die Transplantationskrankheit, d. h. eine Reaktion der Spenderzellen gegen das Empfängertier auslösen. Dies spricht ebenfalls dafür, daß die Plazenta doch immunologisch kompetente Zellen enthält. Eine Durchlässigkeit der Plazentarschranke für mütterliches Gewebe kann bei Kaninchen durch Behandlung gravider Tiere mit gleichzeitigen intramuskulären Injektionen von Histamin und intravenösen Injektionen von Hyaluronidase vom 11. bis 30. Schwangerschaftstag erreicht werden (NAJARIA). Werden bei solcherart vorbehandelten Tieren 6 Wochen nach der Geburt Hauttransplantationen von der Mutter auf das Kind durchgeführt, so überleben die Transplantate 45 Tage im Gegensatz zu nur 15 Tagen bei nicht vorbehandelten Tieren. Ein Zeichen dafür, daß der Fötus während der Schwangerschaft teilweise gegen das mütterliche Gewebe tolerant geworden ist. Auf diese Weise läßt sich auch das häufig beobachtete lange Überleben mütterlicher Hauthomoiotransplantate beim Menschen erklären.

Mit der Toleranz sind wir jedoch bei einem neuen Phänomen, nämlich der Möglichkeit der Modifizierung der Immunreaktion, angelangt, das näherer Erläuterung bedarf.

B. Die Immunoparalyse

Es gibt zwei Theorien der Entwicklung einer modifizierten Immunität. Die erste war die Entwicklungstheorie von BILLINGHAM, BRENT, MEDAWAR und HASEK. Sie nahmen an, daß das immunologisch aktive Gewebe drei Entwicklungsstadien durchläuft, deren jedes durch eine bestimmte Immunitätsreaktion gekennzeichnet ist.

1. Adaptives Stadium   Immunotoleranz
2. Neutrales Stadium   keine Reaktion
3. Reifestadium   Immunität

Demgegenüber steht die Theorie von FELTON, der annimmt, daß der Unterschied nicht im Qualitativen, sondern im Quantitativen liegt. Er stellt die Immunoparalyse, die bei erwachsenen Tieren erreicht werden kann, auf dieselbe Stufe wie die Toleranz, die bei Neugeborenen beobachtet wird.

Als Immunoparalyse bezeichnet man den Zustand, der dadurch entsteht, daß das immunologische System des Empfängers so mit Spenderantigenen überladen wird, daß alle vorhandenen nachgebildeten Antikörper sofort abgesättigt werden, so daß schließlich keine Immunität mehr nachweisbar ist. FELTON erreichte diesen Zustand erstmals bei Mäusen durch Injektion von Pneumokokkenpolysaccharid. Die Tiere konnten dann später keine Antikörper gegen dieses Saccharid mehr bilden. KAPLAN verwendete fluoreszierend markiertes Antigen; dies resultierte in einer Antikörperabsorption und einem Verschwinden der zirkulären Antikörper. KALISS verabreichte lyophilisierte Zellextrakte und erreichte dadurch bei nachfolgender Tumortransplantation ein volles Angehen der Transplantate, die ohne diese massive Vorbehandlung schnell abgestoßen wurden. HOWARD und MICHIE schließlich konnten durch Injektion großer Antigendosen bei erwachsenen Ratten eine Immunoparalyse auslösen.

C. Immunotoleranz

Die Immunotoleranz wurde 1949 erstmals von BURNET und FENNER beschrieben. Zu der Zeit war ihnen schon der bei Rindern vorkommende Erythrocytenchimärismus bekannt, d. h. die Tatsache, daß bei Rindern zwei verschiedene Erythrocytentypen nebeneinander vorhanden sein können, ohne daß sie irgendwelche Unverträglichkeitszeichen aufweisen.

ANDERSON konnte nachweisen, daß Hautaustauschtransplantate bei Zwillingsrindern mit zwei verschiedenen Blutkörperchentypen viel länger anheilten, als zu erwarten war. STORMONT konnte 1953 das Vorkommen des Erythrocytenchimärismus auch beim Schaf nachweisen. NICHOLAS, BOOTH und DUNSFORD beschrieben schließlich je einen menschlichen Fall. WOODRUFF führte 1959 bei einem Paar dizygotischer Zwillinge mit Erythrocytenchimärismus Hautaustauschtransplantate durch, die permanent anheilten. 1953 gelang es MEDAWAR, diesen Zustand auch experimentell zu produzieren. Wenn ein erwachsenes Tier einem antigenen Stimulus ausgesetzt wird, ob homologes Gewebe, Fremdeiweiß oder Mikroorganismen, so wird eine immunologische Antwortreaktion hervorgerufen. Trifft derselbe Stimulus aber einen Embryo oder ein sehr junges Tier, so bleibt nicht nur diese Antwortreaktion aus, sondern die Reaktion tritt auch nicht oder nur sehr abgeschwächt auf, wenn dasselbe Tier im Erwachsenenalter demselben Stimulus wieder ausgesetzt wird. Dieses Stadium der immunologischen Inaktivität wird als Toleranz definiert. MEDAWAR glaubt, daß diese Reaktionen völlig verschieden von den Blutgruppenreaktionen sind, jedoch nicht nur für alle homologen, sondern auch für die heterologen Reaktionen zutreffen. MEDAWARS Experimente (intrafötale Injektionen von Milzzellen und dadurch ausgelöste Toleranz gegen Hauthomoiotransplantate vom selben Spenderstamm im Erwachsenenalter) zeigen, daß Toleranz ein spezifisches zentrales Versagen des Antwortmechanismus darstellt. MEDAWAR glaubte ferner, daß sowohl der Fötus als Antigen auf die Mutter wirken kann wie umgekehrt. Die Folgen können in beiden Fällen für den Fötus tödlich sein. Im ersten Fall ist hämolytischer Icterus die Folge, im zweiten z. B. die Aufnahme maligner Melanomzellen von der Mutter. Der Fötus kann aber auch gegen das mütterliche Gewebe tolerant werden. Die Toleranz erklärt auch, warum das Tier normalerweise keine Antikörper gegen seine eigenen Körperzellen bildet. Das kommt nach Ansicht BURNETS daher, daß der Organismus gegen kein Gewebe, das schon zu Beginn der immunologischen Reifungsphase in ihm vorhanden war, immunologisch reagieren kann. Eine bestehende Toleranz gegen Hauthomoiotransplantate kann durch Implantation von Lymphknoten eines nicht toleranten Tieres in den Empfänger zum Verschwinden gebracht werden. Dies zeigt, daß aus einem Homoiotransplantat ununterbrochen Antigene ausströmen, die allerdings im Stadium der Toleranz keine Immunreaktion hervorrufen. Dabei ist es wichtig zu wissen, daß alle normalen Zellen ständig freigesetzte Zellsubstanzen abgeben, die in die Lymphknoten wandern.

Owens versuchte, die bei Rindern natürlich in einem Tier vorkommenden zwei Erythrocytengruppen bei Ratten durch Parabiose hervorzurufen; die Versuche mißlangen. Ripley gelang dagegen die Auslösung von Toleranz durch Injektion fötaler Milz- und Leberzellen in die Choriongefäße der Ratte. Hasek konnte durch embryonale Parabiose bei Vögeln Toleranz gegen Hauthomoiotransplantate erzeugen. Bei Heteroparabiose (Hühner und Enten) blieb diese Toleranz jedoch nur kurze Zeit bestehen. Koprowski gelang es, normalerweise nicht angehende Tumoren auf Mäusen zu züchten, denen als Fötus Tumorzellen injiziert worden waren. Billingham und Brent erreichten bei Hühnern Toleranz gegen Hauthomoiotransplantate durch embryonale Injektion homologen Blutes. Je weiterliegend die Verwandtschaft zwischen Spender und Empfänger war, um so schwächer war die erzielbare Toleranz. Es ist einfach, die Immunotoleranz zu verstehen, wenn fremde Zellen, die intrafötal transplantiert wurden, weiterleben. Schwieriger dagegen ist es, die Immunotoleranz nach intrafötalen Antigeninjektionen zu erklären. Howard nahm daher an, daß es sich im Gegensatz zu Medawars Theorie bei der Immunoparalyse und Immunotoleranz in Wirklichkeit um dasselbe Phänomen handele. Er setzte die Antigenität von Lymphoidzellen durch Bestrahlung derselben herab. Nach Injektion dieser Lymphoidzellen bildete sich bei Mäusen nicht die erwartete Toleranz, sondern normale Immunität aus. Howard nimmt daher an, daß es nur eine Frage der Antigendosierung sei, welche Form der Immunität entsteht. Bei hohen Dosen resultiert Versagen des immunologischen Abwehrmechanismus durch Überladung und damit Paralyse. Beim Fötus, mit seinem kaum entwickelten Immunsystem, sind dazu nur ganz kleine Dosen erforderlich. Bei noch kleineren Dosen entsteht auch bei ihm Immunität. Diesen Ansichten wurde von Brent auf der Transplantationskonferenz in London 1961 scharf widersprochen. Interessant ist noch, daß der Eichwald-Silmser-Effekt durch vorherige Injektion isologer männlicher Milzzellen bei der Geburt aufgehoben werden kann. Solcherart vorbehandelte weibliche Tiere tolerieren vom 17. Tage ab männliche Hautisotransplantate, die sie normalerweise abgestoßen hätten. Auch dieser Effekt wurde von Linder als Immunoparalyse angesehen. Wenn man bei Neugeborenen durch Milzzelleninjektionen Chimeras herstellt, so ist es nicht etwa so, daß die immunologisch potenten Zellen des Empfängers zugrunde gehen und die spätere Immunabwehr völlig von den Spenderlymphoidzellen übernommen wird, wie das ja ohne weiteres denkbar wäre und bei Röntgen-Chimeras wohl auch zum Teil der Fall ist. Michie und Woodruff konnten aber bei diesen Chimeras im Erwachsenenalter eindeutig Spender- und Empfängerlymphoidzellen nachweisen.

So einfach ist also die Toleranz nicht zu erklären. Einmal erworbene Toleranz muß nicht immer bestehen bleiben. Argyris konnte bei ursprünglich voll toleranten Mäusen nach 188 Tagen ein völliges Verschwinden der Toleranz nachweisen.

D. Die Förderung des Transplantatwachstums nach Snell (Enhancement)

Als letztes ist in diesem Kapitel noch eine Beobachtung zu erwähnen, die zuerst von Snell bei Tumortransplantationen gemacht wurde. Er lyophilisierte Tumorgewebe, suspendierte den entstehenden Trockenpuder in Kochsalzlösung oder Wasser und gab Mäusen 2 bis 10 Injektionen von 5 bis 50 mg Trockengewebe intraperitoneal. Eine Woche nach der letzten Injektion wurde dann den Tieren ein Tumor derselben Art wie das lyophilisierte Gewebe, subcutan übertragen. Normalerweise müßte man erwarten, daß eine Immunität mit hohem Antikörperspiegel erzeugt würde, die zur schnellen Nekrose des Transplantates führt. Dies ist jedoch nicht der Fall. In 80 bis 100% der Fälle ging das Tumortransplantat an, und das Tier ging schließlich an dem übertragenen Tumor zugrunde. Selbst wenn diese Injektionen dem Transplantat nur einen Tag vorausgingen, war der Effekt noch klar nachweisbar. Da ein Tumortransplantat etwa eine Woche bis zum Anwachsen benötigt, ist die effektive Wirkungszeit für die Gewebsinjektion wohl lang genug. Der Erfolg dieser Injektionen persistiert noch 40 Wochen nach der letzten Injektion und ist dann fast ungeschwächt nachweisbar. Die Gewebe sind in der Auslösung dieses Effektes nicht gleichwertig. Milzgewebe produziert den stärksten Effekt, Lebergewebe nur einen geringen, Erythrocyten gar keinen. Der Effekt ist außerdem Spezies-spezifisch und wird durch Trypanblauinjektionen verstärkt.

Bei der Untersuchung der Ursachen dieses *Förderungseffektes* fand SNELL bei der Maus die Histocompatibilitätsgene. Er konnte 14 verschiedene solche Gene nachweisen. Sobald eines dieser Gene beim Spender vorhanden war, beim Empfänger aber fehlte, trat bei Hauthomoiotransplantaten die Transplantatreaktion auf. Diese Gene sitzen in den Chromosomen an festgelegten Stellen, den Histocompatibilitäts-Loci. Diese Loci produzieren die Antigene.

Für die Homoiotransplantation am bedeutsamsten ist bei der Maus der H_2-Locus, er ist der komplexeste Locus von allen und hat nochmals mindestens 12 Allele, von denen jedes wiederum aus etwa 6 verschiedenen antigenen Faktoren zusammengesetzt ist. Wenn ein Spender und ein Empfänger am H_1- oder H_3-Locus differieren, so wächst ein Transplantat manchmal trotzdem an. Differieren sie dagegen am H_2-Locus, so ist das niemals der Fall. H_2 determiniert also ein starkes Antigen, H_1 und H_3 dagegen schwache Antigene. Außer den Histocompatibilitätsgenen fand SNELL auch noch zwei Transplantationssubstanzen D und K, die in vier Kombinationen vorkommen und so weitere Transplantationsgruppen bilden.

Die Isoantigene, die durch die Histocompatibilitätsgene determiniert werden, befinden sich wahrscheinlich in der Zellmembran. Die entsprechenden Isoantikörper werden von den intakten Zellen absorbiert. SNELL konnte außerdem nachweisen, daß die von GORER bei Tumorhomoiotransplantaten gefundenen Erythrocytenagglutinine von einem Antigen verursacht werden, das ebenfalls vom H_2-Locus produziert wird.

Bei weiteren Versuchen stellte sich heraus, daß das Gewebe, das zur Förderung des Tumorwachstums verwendet wurde, nicht unbedingt vom gleichen Inzuchtstamm kommen muß. Es muß aber von einem Stamm mit gleichem H_2-Locus genommen werden. Wie KALISS nachweisen konnte, übertrug auch das Serum der mit lyophilisiertem Gewebe vorbehandelten Tiere den Fördereffekt. Die Substanz, die den Fördereffekt bewirkt, muß also ein humoraler Antikörper sein. Das war, wenn man von GORERS Erythrocytenagglutininen absieht, eine völlig neue Entdeckung. Das Zweittransplantatphänomen wird durch den Fördereffekt überhaupt nicht beeinflußt. Die durch das erste Transplantat hervorgerufenen zellulären Antikörper werden also durch die humoralen Förderungsantikörper nicht verändert. Es ist bisher nicht klar, ob der Erythrocytenagglutinationsantikörper und der Förderungsantikörper ein und dieselbe Substanz sind. KANDUTSCH konnte nachweisen, daß beide Substanzen zu den Mucoproteinen gehören. Der Förderungseffekt läßt sich nicht bei allen Tumoren nachweisen. Bei Leukämie 2 X ist sogar das Gegenteil der Fall.

Lange Zeit wurde angenommen, daß der Förderungseffekt eine auf Tumorgewebe beschränkte Angelegenheit sei, bis es BILLINGHAM gelang, ihn auch bei normalen Hauthomoiotransplantaten mit intravenös injizierten Leber-, Milz-, Nieren- sowie losgelösten Epidermiszellen nachzuweisen. Dabei resultierte dann eine Verlängerung des Hauthomoiotransplantat-Überlebens an Stelle der normalerweise zu erwartenden Immunität mit beschleunigter Transplantatnekrose. HARDIN und WERDER konnten mit dieser Vorbehandlung bei Ovarhomoiotransplantaten Dauerüberleben erreichen. Andere Untersucher (ALLEN) konnten allerdings diese Ergebnisse nicht bestätigen.

Bei Übertragung der humoralen Förderungsantikörper wurde angenommen, daß sie die Homoiotransplantatantigene am Erreichen der regionalen Lymphknoten hindern. Dadurch kommen diese dann nicht in die Lage, die zellulären Immunantikörper zu bilden; die Homoiotransplantatnekrose wird verzögert. Der Förderungseffekt wird daher beim normalen Transplantat besser als Abschirmeffekt bezeichnet. Durch Übertragung der Lymphknoten eines immunisierten Tieres, in denen die Antigene bereits begonnen haben die Bildung zellulärer Antikörper auszulösen, wird dieser Abschirmeffekt zunichte gemacht. Die Lymphknoten von Tieren, die bereits den Abschirmeffekt zeigen, sind dagegen inaktiv. Der Förder- oder Abschirmeffekt wird also durch das Fehlen zellulärer Immunität und nicht durch irgendeine Veränderung am Transplantat selbst verursacht.

Bei jeder Transplantatreaktion müssen zunächst die Antigene in engem Kontakt mit den Zellen der entsprechenden lymphoiden Organe gebracht werden. Dazu gibt es mehrere Möglichkeiten. So können die für die Immunreaktion verantwortlichen Zellen ins Transplantat einwandern; es sieht jedoch so aus, als ob die drainierenden Lymphknoten bereits eine Immunreaktion entwickeln, bevor eine signifikante Anzahl von Zellen ins Transplantat eingewandert ist. Außerdem kann angenommen werden, daß es lösliche Antigene gibt, die ins Lymphoidsystem wandern. Das H_2-Antigen bei Mäusen ist jedoch unlöslich. Nicht vascularisierte Transplantate lösen nach HARDIN keine Immunreaktion aus. Im vacularisierten Gewebe kann aber unlösliches Antigen und Zelldebris auch mit dem Blutstrom in die Lymphknoten geschwemmt werden. Hierfür spricht EGDAHL und HUMES Experiment mit einer gefäßanastomosierten, in einen Plastiksack eingeschlossenen, homoiotransplantierten Hundeniere, die trotzdem an einer Homoiotransplantatreaktion zugrunde geht. Schließlich wäre es noch möglich, daß Phagocyten das Antigen aus dem Transplantat in die Lymphknoten transportieren, oder daß intakte Zellen aus dem Transplantat mit dem Lymphstrom in die Lymphknoten gelangen. Nach SNELL ist diese letzte Möglichkeit die wahrscheinlichste. HARDIN und WERDERs Befund, daß Bestrahlung der Spenderzellen die Immunreaktion verzögert, und SCOTHORNEs Befund, daß die Haut Cortison-behandelter Individuen verringerte immunologische Fähigkeiten hat, scheinen in der Richtung zu deuten, daß hierfür die beiden gemeinsame Verarmung an Lymphocyten verantwortlich ist. SNELL nimmt daher an, daß die Lymphoidzellen aus dem Transplantat in die regionalen Empfängerlymphknoten wandern und dort die Immunreaktion auslösen. Diese Auffassung müßte allerdings noch durch markierte Zellen bewiesen werden.

Nach SNELL, GORER u. a. ist es also doch wohl so, daß jedes Homoiotransplantat eine zelluläre und eine humorale Reaktion hervorruft.

Welche von beiden Reaktionen dabei überwiegt, wird von der Art und der Methode des Transplantierens abhängig sein. Z. B. tritt nach Transplantation gefriergetrockneter Haut nur der humorale Faktor auf.

In jüngster Zeit gelang es NELSON, den Abschirmeffekt auch bei Meerschweinchen durch Milzzellenhomogenisate auszulösen und mit dem Serum passiv zu übertragen. Nach DEB gibt es beim Meerschweinchen jedoch nur 4 bis 6 Histocompatibilitätsgene. Auch hier waren einige Gene stärker als andere.

Einen für die Praxis wichtigen Test zur Feststellung der Verwandtschaft von Histocompatibilitätsgenen hat MATSUKURA angegeben. Am einfachsten wäre es, um einen geeigneten Spender zu finden, viele Transplantate von verschiedenen Spendern zu nehmen und auf den potentiellen Empfänger zu übertragen. Der Spender des am längsten überlebenden Transplantates wäre dann der geeignetste. Da dieser Test aber gleichzeitig den Empfänger gegen den Spender sensibilisieren würde, ist er unbrauchbar. Deshalb wird ein Hautstückchen vom Empfänger entnommen und zusammen mit den Hautstückchen der vielen Spender auf eine dritte Person übertragen. Dabei ist das Transplantat, das zeitlich am nächsten zum Hautstückchen des geplanten Empfängers nekrotisch wird, als am geeignetsten anzusehen. Die Richtigkeit dieses Testes konnte im Tierversuch an Mäusen bewiesen werden.

13.

A. Die Rolle des RES bei der Immunreaktion

Nach Hauthomoiotransplantationen an Kaninchenohren untersuchte SCOTHORNE die leicht zugänglichen regionalen Lymphknoten und verglich sie mit denen der anderen Seite, auf der er nicht transplantiert hatte. Außerdem untersuchte er die Milz. In den Lymphknoten der transplantierten Seite fiel eine starke Verbreiterung der Rindenzone auf. Schon vier Tage nach der Transplantation erschienen zahlreiche große lymphoide Zellen. Nach Abstoßung des Homoiotransplantates verschwanden diese Zellen innerhalb von 24 Std. wieder. Die großen Zellen waren immer in der vom Transplantat aus gesehen ersten Lymphknotenstation nachweisbar. ANDERE, der diese Zellen ebenfalls beobachtete, nannte sie Hämocytoblasten. Er glaubte, sie eine Woche nach der Transplantation auch an anderen Stellen des lymphoiden Systems zu sehen. Es wird daher heute allgemein angenommen, daß die Antigene aus dem Homoiotransplantat auf dem Lymphwege die regionalen Lymphknoten erreichen und dort die Antikörperbildung in Gang setzen, die von großen Lymphoidzellen bewerkstelligt wird. BURNET fundierte diese Ansicht mit zwei Beobachtungen. Erstens nahm er an, daß die Makrophagen, die die Sinus der Lymphknoten säumen, das antigene Material aufnehmen. Zweitens konnte er in den kleinen Lymphocyten, die die Lymphknoten verlassen, Antikörper nachweisen. BERRIAN schließlich konnte diese Theorien experimentell beweisen. Er stellte einen Antigenextrakt aus Mäusemilzzellen des Stammes X her. Sodann wurden Tiere des Stammes Y mit Hauttransplantaten des Stammes

X immunisiert, ihre Lymphoidzellen aus den regionalen Lymphknoten, die ja nach der Theorie die Antikörper gegen X enthalten mußten, wurden extrahiert. Zur Kontrolle wurden auch von nicht immunisierten Y-Tieren Lymphoidzellen entnommen. Beide Lymphoidzellenextrakte wurden dann mit dem Antigen gemischt und nicht vorbehandelten Y-Tieren injiziert. Kurz darauf wurden allen Tieren Hauttransplantate von X übertragen. Dabei zeigte sich deutlich, daß nur die Antigenität des mit den immunisierten Zellen gemischten Extraktes herabgesetzt war, nicht jedoch die des Extraktes mit nicht immunisierten Lymphoidzellen. Dasselbe Experiment wurde daraufhin mit Milzzellen wiederholt und führte zum selben Ergebnis. Damit war der klare Beweis erbracht, daß die Antikörperbildung nach Hauthomoiotransplantaten in den Zellen des lymphoiden Systems erfolgt.

Wie GAILLARD zeigen konnte, ist diese Fähigkeit, Antikörper zu bilden, in den RES-Zellen des Fötus nur unvollständig ausgebildet. Beim Küken (EGDAHL) ist diese Fähigkeit z. B. erst in der neunten Woche voll ausgebildet. Bei den einzelnen Tierspezies sind die Zeiten zu denen die immunologische Reife auftritt, ganz verschieden. 100 Tage alte Schafföten stoßen z. B. Homoiotransplantate schon genau so schnell ab wie erwachsene Tiere (SCHINKEL, FERGUSON), ebenso neugeborene Kälber (LAMPKIN). Meerschweinchen und Kaninchen stoßen Homoiotransplantate schon ein bis drei Tage vor der Geburt wie ausgewachsene Tiere ab (EGDAHL). Es wurde vielfach angenommen, daß die Transplantationsantikörper der Gamma-Globulinfraktion zuzurechnen sind. Dabei ist nun interessant, daß neugeborene Schafe zwar eine voll ausgebildete Immunaktivität, aber keine Gamma-Globuline besitzen. Das menschliche Neugeborene dagegen weist eine hohe Gamma-Globulinkonzentration auf. Diese Gamma-Globuline stammen jedoch wohl im wesentlichen via Plazentarpassage von der Mutter, denn in den ersten beiden Lebensmonaten fällt dieser hohe Gamma-Globulinspiegel rasch ab, um erst zwischen dem 5. und 11. Lebensjahr langsam zur Norm anzusteigen. DANCIS nahm an, daß beim Menschen möglicherweise auch die Plazenta selbst an der Antikörperbildung teilnimmt. DIXON und WEIGEL konnten zeigen, daß die Lymphknoten des Neugeborenen, wenn man dieselben auf erwachsene Tiere überpflanzt, Antikörper bilden konnten, nicht aber, wenn sie auf andere Neugeborene transplantiert wurden. Anscheinend sind also die neugeborenen RES-Zellen zur Antikörperbildung in der Lage, die Umgebungsgewebe des Neugeborenen verhindern das jedoch. Es ist möglich, daß die Antikörper bei Neugeborenen von denen des Erwachsenen verschieden sind. Verabreicht man nämlich Kaninchen mit S_{35} markierte Aminosäuren (DEICHMÜLLER, DIXON), so werden diese bei Neugeborenen in die Alpha-Globuline eingebaut, später in die Beta-Globuline und erst etwa vom 50. Lebenstage ab in die Gamma-Globuline. Befunde von HALLIDAY, der bei zehn Tage alten Ratten Antikörper in der Beta-Globulinfraktion nachwies, scheinen in der gleichen Richtung zu deuten.

Weitere Aufhellungen der Rolle des RES bei der Immunreaktion brachten NAJARIANs Versuche. Durch Tritium Thymidin, das während der Desoxyribonucleinsäuresynthese als permanente Markierung in den Zellkern eingebaut wird, ist es möglich, solcherart markierte Zellen später überall festzustellen. Wenn man Mäuse mit einem Hauthomoiotransplantat immunisiert und ihnen zwei Tage später das Isotop verabreicht, so weisen nach weiteren neun Tagen die regionalen Lymphknoten 33% markierte Zellen auf. Diese markierten sensibilisierten Lymphoidzellen wurden extrahiert und anderen Mäusen intravenös und intraperitoneal verabreicht: Diese Tiere erhielten dann wiederum Homoiotransplantate vom selben Spenderstamm wie die ersten. Die übertragenen Zellen bewirken eine beschleunigte Abstoßung des Homoiotransplantates. Es ließen sich aber keine markierten Zellen im Transplantat oder seiner unmittelbaren Umgebung nachweisen, dagegen schienen alle injizierten Lymphoidzellen in die Lymphknoten und Milz des Empfängers zu wandern. Die sensibilisierten Zellen wirken also nicht direkt auf das Transplantat ein. Um diese Ansicht zu festigen, führte NAJARIAN ein weiteres Experiment durch. Er verpackte die sensibilisierten Lymphoidzellen in zellundurchlässige Millipore-Kammern von 0,1 ml Volumen und $0,1\,\mu$ Porengröße. Auch hier wurden die Transplantate beschleunigt abgestoßen. Wurden dieselben Versuche mit Serum wiederholt, so zeigte sich keinerlei Effekt. Damit war bewiesen, daß das Ergebnis nicht durch Serumverunreinigungen bedingt ist. Wurden diese Versuche mit tuberkulinsensibilisierten Zellen wiederholt, so waren diese wirkungslos, sobald sie in Millipore-Kammern eingeschlossen wurden. Die Tuberkulintypreaktion und die Homoiotransplantatreaktion sind also nicht ein und dasselbe. Es muß als sicher angesehen werden, daß die sensibilisierte Lymphoidzelle ein humorales Agens produziert, daß schließlich die Homoiotransplantationsreaktion auslöst. BILLINGHAM, BRENT und MEDAWAR konnten Immunität bei Meerschweinchen ebenfalls durch intracutan injizierte Lymphoidzellen übertragen.

Im Widerspruch zu NAJARIANs Untersuchungen steht MITCHINSON schon 1955 gemachte Beobachtung, daß mit Acriflavin markierte Lymphknotenzellen zwar in der Milz, Leber, Niere, Lunge und Mediastinum, nicht aber in die Lymphknoten und das Thymus wandern. PORTER markierte bei Hunden mit H^3-Thymidin intravenös und fand später zahlreiche radioaktive Mononucleäre in sekundär applizierten Hauthomoiotransplantaten.

B. Thymus und Immunreaktion

Die Vermutung, daß das *Thymus* bei der Antikörperproduktion eine Rolle spielen könne, wurde erstmals von MAC LEAN geäußert. Er beobachtete nämlich, daß benignes Thymom und erworbene Agammaglobulinämie häufig zusammen vorkommen. Dies würde außerdem mit der Tatsache übereinstimmen, daß in der fötalen Periode die Reaktion auf Antigene nur schwach, das Thymusgewebe aber stark entwickelt ist. Das Thymus selbst nimmt sicher nicht an der Antikörperbildung teil. Das typische Zeichen der Antikörperbildung, die Plasmocytose, findet sich im Thymus nie (HARRIS). Bei akuten Infektionskrankheiten mit großem Antikörperbedarf schrumpft das Thymus. Auf diesen Beobachtungen fußend untersuchte Mac Lean 1957 den Antikörpertiter nach intravenöser Injektion von Rinderalbumin bei thymektomierten Kaninchen. Diese Versuche führten zu keinem eindeutigen Ergebnis.

Das Verdienst, die Rolle des Thymus bei der Immunreaktion aufgeklärt zu haben, gebührt Miller. Er stellte nämlich fest, daß bei Nagetieren der Lymphocyt ganz allgemein der häufigste zirkulierende Leukocyt ist. Das wirksamste Lymphocyten produzierende Gewebe bei jungen Nagetieren ist das Thymus. Auch bei erwachsenen Tieren fallen nach Thymektomie die Lymphocytenzahlen im Ductus thoracicus, im Blut, in den Lymphknoten und in der Milz ab. Dieser Effekt ist um so ausgeprägter, je früher im Leben die Thymektomie durchgeführt wird. Wurden die Thymuszellen markiert, so zeigte sich, daß die hier produzierten Lymphocyten vor allem in die Milz wandern.

Werden Mäuse unmittelbar nach der Geburt thymektomiert, so führt dies neben starker Lymphocytenverarmung aller Gewebe zur Milz- und Lymphknotenatrophie und zum Plasmazellenmangel. Die Immunabwehr ist schwer geschädigt, Homoiotransplantate überleben auf solcherart vorbehandelten Tieren 2 Monate und länger, ja selbst Heterotransplantate werden von vielen Tieren nicht abgestoßen. Nach 2 bis 4 Monaten sterben die thymektomierten Tiere unter den Zeichen schwerster Ernährungsstörungen. Je später die Thymektomie durchgeführt wird, desto geringer ist der Effekt. Mit 3 Wochen ist sie bei Mäusen wirkungslos.

Implantiert man den thymektomierten, hauthomoiotransplantattragenden Tieren markiertes Thymusgewebe von einem anderen Tier, so wandern die Lymphoidzellen aus dem Implantat schnell in die lymphoiden Organe des Empfängers ein. Die Hauthomoiotransplantate werden abgestoßen. Es muß also angenommen werden, daß das Thymus während der ersten Lebensphasen die Ursprungszellen der immunologisch reifen Zellen produziert, die dann zu anderen Orten wandern. Die Möglichkeit, daß das Thymusgewebe einen für die Entwicklung des lymphoiden Systems nötigen humoralen Faktor produziert, kann allerdings nach diesen Versuchen nicht ausgeschlossen werden. Wie später noch gezeigt werden wird, gehen auch alle anderen, die Homoiotransplantationsreaktion verzögernden Methoden mit einer Herabsetzung der Lymphocytenzahlen einher (Röntgenbestrahlung, Folsäureantagonisten und chronische Fisteln des Ductus thoracicus). Auch von anderen Untersuchern (Kiyama, Taylor, Williams, Trentin) konnten Millers Befunde inzwischen bestätigt werden.

C. Agammaglobulinämie und Immunreaktion

Good beobachtete als erster, daß Homoiotransplantate bei einem 7jährigen Patienten mit congenitaler Agammaglobulinämie permanent anheilten. Es wurde angenommen, daß der Bub keine Antikörper bilden konnte. Der Versuch, die Haut des Jungen auf einen anderen Patienten zu übertragen, mißlang. Ihr Antigengehalt war also normal. Daraufhin untersuchten Good und Varco zehn weitere Patienten mit Agammaglobulinämie.

Die congenitale Agammaglobulinämie geht mit einem Versagen der Gamma-Globulinproduktion und dadurch ausgelöstem Versagen des immunologischen Antwortmechanismus auf antigene Reize einher. Die erworbene Agammaglobulinämie ist hingegen meist unvollständig. Beiden gemeinsam ist eine Störung der Mesenchymfunktion, die im Versagen der Produktion von Plasmazellen und pyroninophilen Zellen nach antigenen Reizen besteht. Normalpersonen entwickeln nach Antigenstimulierung eine Reaktion dieser Zellen in den ableitenden Lymphknoten und im Knochenmark. Hauthomoiotransplantate hielten sich zwar bei Patienten mit congenitaler Agammaglobulinämie 14 und 23 Monate, bei erworbener aber nur 10 bis 16 Wochen. Die Lymphocytenzahlen sind bei Agammaglubolinämie normal. Diese Zellen könnten also demnach nicht gut die Produzenten, sondern nur die Transporteure der Antikörper sein.

Schubert und Fowler konnten bei ihren genau getesteten Agammaglobulinämie-Patienten wie auch beim Aldrich-Syndrom (Isohämagglutiminmangel) keine Verlängerung des Homoiotransplantatüberlebens feststellen. Sie bezweifelten deshalb stark, ob die in der Gamma-Globulinfraktion enthaltenen Antikörper bei der Homoiotransplantatnekrose überhaupt eine Rolle spielen. Gideon fand bei seinen Patienten nur verlängertes Überleben eines Hauthomoiotransplantates und Porter normale Tuberkulinreaktion. Auch die schon zitierten Versuche von Schinkel und Ferguson, die völlig agammaglobulinämischen Schaffoeten intrauterin Homoiotransplantate übertrugen und normale Nekrose beobachteten, lassen die Berichte von Good und Varco etwas fragwürdig erscheinen (Medawar).

14. Antikörpernachweis nach Homoio- und Heterotransplantationen

Heterologe Hauthomoiotransplantate verursachen die Bildung humoraler, gegen das Spendertier gerichteter Antikörper, die nicht hautspezifisch sind, sondern von jedem Gewebe desselben Tieres in ähnlicher Weise ausgelöst werden. Diese Antikörper lassen sich mit Leichtigkeit mit dem Präzipitintest nachweisen und sind cytotoxisch (Eichwald, Allgöver). Der Nachweis dieser Antikörper bietet keine Schwierigkeiten, sie werden durch das speziesfremde Eiweiß hervorgerufen. Um nochmals Allgöver zu zitieren, der Antikörper nach Transplantaten mittels Trübungstest am hängenden Tropfen und anschließenden Zellkulturen untersuchte, der Nachweis ähnlicher Antikörper gelang bei Hauthomoiotransplantaten weder im Serum noch in Gewebsextrakten aus dem Transplantatbett. 1939 konnte Schwentker zwar bei Kaninchen, denen er Nierenzellemulsionen von Kaninchen und Staphylokokken zusammen injizierte, komplementbindende Antikörper nachweisen, sein Schluß, daß es sich um gegen Kaninchen gerichtete Antikörper handelte, muß aber nach den neueren Forschungsergebnissen bezweifelt werden.

Zunächst häuften sich in den letzten Jahren immer mehr Beobachtungen, die indirekt an das Vorhandensein von Antikörpern auch bei der Homoiotransplantationsreaktion denken ließen. Z. B. fand Howard, daß weibliche Inzuchtmäuse intakte männliche Homoiotransplantate trugen, daß ihnen injizierte männliche Mäusemilzzellen aber zerstört wurden, z. T. schon 16 Tage, bevor schließlich das Transplantat abgestoßen wurde. Dies spricht dafür, daß eine gewisse Latenzzeit zwischen der Bildung der Antikörper und der Abstoßung des Transplantates vorhanden ist. Eine geniale Methode wendete Algire an, um den

Antikörpern auf die Spur zu kommen. Er konstruierte nach der erstmals 1932 von RAZZESI und BISEGLI entwickelten Methode Millipore-Filter mit 0,45 μ Porengröße, die undurchlässig für Zellen, aber durchlässig für Eiweiß waren. Diese Membranen wurden sensibilisierten Mäusen in die früher beschriebenen Rückenkammern eingesetzt, so daß die Hauthomoiotransplantate vom Transplantatbett des Gasttieres völlig durch die Membran getrennt waren. Diese Transplantate überlebten nach 4 bis 6 Monaten noch. Wurden die Poren groß genug gewählt, um Leukocyten den Durchtritt zu gestatten, so gingen bei vorher immunisierten Tieren die Transplantate in der üblichen Zeit zugrunde, nicht jedoch bei den nicht immunisierten Tieren und das, obwohl die Transplantate nicht vascularisiert werden konnten, also lediglich durch Diffusion ernährt wurden. Es erhob sich zunächst die Frage, ob die kleinporigen Filter vielleicht den humoralen Antikörpern trotz Eiweißdurchlässigkeit den Zutritt verwehren. Aus diesem Grunde wurde dasselbe Experiment mit Heterotransplantaten wiederholt. Jetzt gingen bei immunisierten Tieren die Transplantate sofort zugrunde, überlebten jedoch ebenfalls bei nicht immunisierten Tieren. Zur Sicherheit wurde das Serum analysiert, welches die Filter passierte. Es unterschied sich nicht vom Normalserum. Damit war der klare Beweis erbracht, daß Heterotransplantate die Bildung humoraler cytotoxischer Antikörper auslösen, die Homoiotransplantate jedoch die Bildung von Antikörpern, die mit den Lymphocyten direkt zum Transplantat transportiert werden und dort die Transplantatnekrose verursachen. Die Lymphocyten des Empfängers, die mit dem Transplantat in Berührung kommen, gehen bei dessen Zerstörung ebenfalls zugrunde.

Versuche von NELSON, bei homoiotransplantierten Meerschweinchen mit dem Immun-Adherence-Test Antikörper nachzuweisen, schlugen fehl. Berichte von PAVKOVA, der an Schwerstverbrannten, die mit Homoiotransplantaten behandelt wurden, mit der Collodium-Agglutination Antikörper nachwies, wobei er Kochsalzextrakte menschlicher Haut als Antigen verwendete, wurden bisher von anderen Untersuchern nicht bestätigt. Ein schwacher Punkt bei seinen Untersuchungen ist, daß er zum Vergleich das Serum von Normalpersonen und nicht von anderen, nicht homoiotransplantierten Verbrannten heranzog; er kann also auch einem Irrtum, durch bei der Verbrennung entstehende denaturierte Eiweißkörper, unterlegen sein. Auffallend ist allerdings, daß der Titeranstieg am dritten Tag nach der Homoiotransplantation, also zum Zeitpunkt des Beginns der Transplantatreaktion, erfolgte, und dieser Titer nach Auflösung der Transplantate schnell abfiel.

Einen indirekten Antikörpernachweis führte STETSON. Er injizierte homoiotransplantierten Mäusen Sammelimmunserum an die Transplantationsstelle und beobachtete danach weiße Transplantate, die er, wie auch andere Autoren (BILLINGHAM), als den Ausdruck erhöhter Immunität auffaßte. Für das Vorhandensein humoraler Antikörper spricht das Experiment von HUME und EGDAHL, die Nierenhomoiotransplantate bei Hunden luftdicht in Plastikhüllen einnähten und nur den freigelassenen Gefäßstiel anastomosierten. Die Transplantate gingen in der üblichen Zeit zugrunde. BILLINGHAM gelang der Nachweis, daß Schutzantikörper vorhanden sein müssen, auf andere Weise. Er mischte isolierte Spenderepithelzellen in Zellkulturen mit Empfängerimmunserum. Dabei verloren die Zellen im Gegensatz zur Mischung mit Serum von nichtimmunisierten Tieren die Wachstumsfähigkeit. BOLLAG gelang schließlich 1956 mit dem Nephelometer, einem Apparat zur Feststellung besonders feiner Trübungsreaktionen, bei Kaninchen nach Transplantation von Haut, Leber oder Niere, regelmäßig der Nachweis von Antikörpern, indem sich zwischen Empfängerserum und wäßrigen Organextrakten des

Spendertieres die Antigen-Antikörperreaktion als zonale Trübungsreaktion manifestierte. Diese Antikörper traten im allgemeinen 7 Tage nach der ersten Transplantation auf und verschwanden nach 15 Tagen wieder. 10 Tage nach der Transplantation war das Titermaximum erreicht. Nach einer zweiten Transplantation ließen sich die Antikörper schon nach $2\frac{1}{2}$ Tagen nachweisen. BOLLAG führte zahlreiche Kontrollversuche durch. Die nachgewiesenen Antikörper waren individualspezifisch, zeigten anamnestische Reaktion und waren thermolabil und nicht dialysierbar. Die nachgewiesenen Antikörper waren nicht organspezifisch. Es müßte demnach angenommen werden, daß alle Organe ein gemeinsames Antigen enthalten.

Humorale Antikörper, die nach der Homoiotransplantation auftreten, aber wohl nicht die Ursache der Transplantatnekrose sind, wurden erstmals schon 1937 von LUMSDEN nachgewiesen, der nach Tumortransplantationen Erythrocytenagglutinine im Blut seiner Versuchstiere fand. AMOS und GORER fanden diese Erythrocytenagglutinine dann 1953 bei Mäusen auch nach Homoiotransplantationen normaler Haut. Nach Zweittransplantaten erhöhten sich die Titer. Reine Epidermiszellen hatten dabei denselben Effekt wie normale Haut. Diese Antikörper werden elektiv von der Leber absorbiert. Erythrocyten immunisieren jedoch nicht gegen Hauthomoiotransplantate. Wenig später fand GORER auch Leukocytenagglutinine und konnte beide Agglutinine nicht nur im Tierversuch, sondern auch beim Menschen nachweisen. Bei weiteren Versuchen fand GORER schließlich noch einen dritten, cytotoxischen Antikörper, der das Wachstum von Leukämiezellen hemmte. Bei einem 7 Jahre alten Mädchen mit drittgradigen Verbrennungen, das mit Homoiotransplantaten vom Vater behandelt worden war, waren noch drei Monate nach der Transplantation Antikörper gegen die Erythrocyten des Vaters nachweisbar. Vater und Tochter hatten genau dieselbe Blutuntergruppe, so daß nicht angenommen werden kann, daß die Antikörper durch mittransplantierte Erythrocyten hervorgerufen wurden.

Im Gegensatz zu GORER fanden SCHNEEWEIS und KNAKE keinerlei Zusammenhang zwischen Tumortransplantation (Benzpyrensarkom) und Hämagglutininbildung. Beim Kaninchen fand ZOTIKOV dagegen direkte Abhängigkeit des Erythrocytenhämagglutinintiters von der Hauthomoiotransplantatnekrose. Dasselbe beobachtete AIZAWAR bei der Übertragung menschlicher Krebszellen. JENSEN versuchte im Serum, das bei Mäusetumoren den Förderungseffekt auslöste, durch Stärkegel-Elektrophorese von den Immuntransplantat-Seren verschiedene Agglutinine nachzuweisen; dies gelang jedoch nicht.

Eine ganz exakte Methode zur Untersuchung der Hämagglutinine entwickelte LEJEUNE. Die Aktivität der Hämagglutinationsseren wurde durch verschiedene Präparationen von Transplantationsantigenen spezifisch gehemmt. Es wurde ein Hämagglutinationshemmungstest als einfache Methode für das Studium der Transplantationsantigene entwickelt. Dabei stimmten das Phänomen des zweiten Transplantates und der Hämagglutinationshemmungstest immer gut überein. Leucoagglutinine und Cytotoxine sind schwerer nachzuweisen und weniger akkurat. Nachdem diese Methoden soweit entwickelt waren, konnte schließlich MOULTON 1962 bei Mäusen feststellen, daß sich der volle Hämagglutinin-Titeranstieg nach Hauthomoiotransplantaten erst vom 70. Lebenstage an in voller Höhe ausbildet, d. h. die immunologische Reife sich also erst ganz allmählich zur Vollkommenheit entwickelt.

Leukocytenantikörper erscheinen beim Menschen relativ schnell nach jeder Bluttransfusion (ROY) in größeren Mengen. TERASAKI untersuchte das Verhalten der Lymphocytenagglutinine nach Hauthomoiotransplantation bei Küken, da er es für erwiesen ansah, daß kein Zusammenhang zwischen Homoiotransplantationsreaktion und Erythrocytenagglutinintiter besteht. Er fand dabei, daß die Lymphocytenagglutinine immer erst kurz nach dem Zugrundegehen des Transplantates den höchsten Titer erreichten. Eine gute Methode, um die Wirksamkeit der

Leukocytenagglutinine zu untersuchen, ist nach WALFORD die Beobachtung der amöboiden Leukocytenbeweglichkeit, die durch die Antikörper verzögert wird. TERASAKI verwendete dazu Zeitrafferaufnahmen.

Cytotoxische Antikörper gegen normale Milz-, Knochenmarks- und Lymphknotenzellen konnte GORER bei Mäusen bei Gegenwart von Komplement schon vom dritten bis vierten Tag nach der Transplantation ab regelmäßig nachweisen. Auch BP_8-Tumorzellen können durch diese Antikörper vorübergehend in ihrem Wachstum gehemmt werden. STEINMULLER konnte bei homoiotransplantierten Ratten durch Exsanguinierung ein Serum herstellen, das bei intravenöser Injektion in andere homoiotransplantattragende Ratten zur sofortigen Zerstörung des Transplantates führte. Ob diese cytotoxischen Stoffe allerdings bei der normalen Transplantatzerstörung eine Rolle spielen, ist damit nicht erwiesen. An EL_4-Zellen konnte STETSON mit Immunserum cytotoxische Effekte nachweisen, er hält es für möglich, daß ein einziger Antikörper für alle bisher beschriebenen Effekte verantwortlich ist.

15.

A. Antigenuntersuchungen und -analysen bei der Homoiotransplantatreaktion

Die Versuche mit Homoiotransplantationen über zellundurchlässige Millipore-Membranen zeigten, daß diese Transplantate nicht antigenisch wirksam sind. Verpflanzt man nämlich nach zwei Wochen, wenn ein solches Transplantat noch völlig normal aussieht, das Transplantat an eine andere Stelle des Tieres, so tritt keine Zweittransplantatreaktion auf. Das Transplantat wird nach der normalen, für erste Homoiotransplantate typischen Zeit nekrotisch. Ein zellundurchlässiges Millipore-Filter verhindert also nicht nur, wie wir früher gesehen haben, beim immunisierten Tier den Durchtritt der vorhandenen Antikörper zum Transplantat, sondern auch den Austritt der Antigene aus dem Transplantat in den Empfänger. Diese wichtige Beobachtung machte WOODRUFF.

Zunächst nahm man an, daß die Antigene an die Zellkerne gebunden sind. SCHECTMAN behauptete schon 1955, daß aber nicht alle Zellkerne antigenisch gleichwertig sind. BARETT glaubte noch 1951, die Gewebsantigene auch in den kernlosen Erythrocyten nachweisen zu können. Von allen anderen Untersuchern nach ihm, wurde das jedoch abgelehnt. Bei der weiteren Analyse der Antigene wird der schon erwähnte, von LEJEUNE entwickelte Hämagglutinationshemmungstest sicher gute Dienste leisten. Hierbei werden hohe Hämagglutinationstiter durch i.p. Injektionen hoher Zelldosen, 250×10^6 Milzzellen oder 20×10^6 Epidermiszellen bei Mäusen erreicht. Zur Durchführung des Testes wird das Hyperimmunserum, das dabei erhalten wird, in verschiedenen Verdünnungen von 1/1 bis 1/1000 hergestellt. Der Hämagglutinationstiter ergibt sich dann aus Mischung mit Erythrocytensuspensionen und menschlichem Normalserum. Durch Durchführung desselben Testes mit fraglichem homologem Extrakt ergeben sich die Titerunterschiede.

Einen anderen Test zur Messung der Aktivität der Histocompatibilitätsantigene entwickelten DAVIES und HUTCHINSON. Sie arbeiten mit Hämagglutinationshemmung durch Verdünnung in einem Dextran-Normalserumsystem. HERZENBERG gelang es hierbei nachzuweisen, daß die H_2-Antigenaktivität bei der Maus an die Nuclear- und an die Zellmembran gebunden ist. Versuche von BRENT und MEDAWAR, die beiden postulierten Transplantationsantigene H und T, die die Bildung der humoralen und der Gewebsantikörper hervorrufen sollten, nachzuweisen, schlugen fehl.

BILLINGHAM fand bereits 1956, daß es nicht stimmt, daß nur lebende Zellen als Antigen wirken können. Ihm gelang es nämlich, durch Ultraschallzerstörung der Kerne von Milzzellen Kernpräparationen herzustellen, die antigenisch noch voll aktiv waren. Wurden diese Präparationen mit Ribonnuclease inkubiert, so trat keine Veränderung der Antigenität auf. Dagegen verschwand die Antigenität nach Inkubation mit Desoxyribonuclease völlig. Trypsinverdauung zerstörte die Kerne ebenfalls in kurzer Zeit, nicht aber ihre Antigenität. Die antigenen Substanzen waren in physiologischer Salzlösung unlöslich. BILLINGHAM konnte mit Hilfe von Ultraschall und Abpipettieren der das Sediment überstehenden Lösung, wäßrige Lösungen herstellen, die antigenisch aktiv sind. Durch Ultraschallzentrifugieren mit 30000 Umdrehungen kann aber auch hier die Antigenität zum Verschwinden gebracht werden. In Erythrocyten, Plasma und Thrombocyten konnte keine antigenische Aktivität nachgewiesen werden. Die Transplantationsantigene müssen nach diesen Untersuchungen Desoxyribonucleoproteine mit genetischer Spezifität sein. Die physikalische Instabilität ließ außerdem Lipoproteinanhängsel vermuten.

Bei diesen Untersuchungen stellte es sich nun auch mit Sicherheit heraus, daß die Antigene, die im lyophilisierten Gewebe in reicher Zahl vorhanden sind (GORER), auch in Erythrocyten und Cytoplasma enthalten sind. Sie lösen die Bildung von Erythrocyten agglutinierenden Antikörpern, aber keine Transplantationsimmunität aus. Diese humoralen Antikörper sind also nicht die wirksamen Substanzen bei der Transplantationsimmunität. Es scheint jedoch so zu sein, daß dieselben Histocompatibilitätsallele sowohl die Bildung der cytoplasmatischen Antigene, wie auch der Kernantigene determinieren. Beide Antigene scheinen demnach sekundäre Genprodukte zu sein. Unentschieden ist die Frage, ob die Kernantigene, die durch die Plasmaantigene hervorgerufenen Serumantikörper absorbieren können.

Eine weitere Trennung der antigenen Bestandteile ist durch Testung immer weiterer Untergruppen im Transplantationsexperiment an Mäuseinzuchtstämmen vorgenommen worden (BILLINGHAM, BRENT, MEDAWAR). Dabei stellte es sich heraus, daß die Desoxyribonuclease für die Antigenität nicht unbedingt erforderlich ist, sondern daß die Transplantationsantigene, ähnlich wie die Blutgruppensubstanzen Aminosäuren-Polysaccharid-Komplexe sind.

Indem sie Gewebe im Oscillator einer Sacharose-$CaCl_2$-Lösung aussetzten, konnten OTH und CASTERMANS zwar sehr aktive Präzipitate, nicht aber das Antigen selbst isolieren. Die höchsten Antigenkonzentrationen fanden BASCH und STETSON in allen Geweben, die reich an RES waren. Den Förderungs- oder Abschirmeffekt konnte ASHLEY bei Ratten durch Injektion von Ribonucleinsäure aus Leber-, Milz-, Thymus- oder Hautzellen des Spenders hervorrufen. Daß auch gewaschene Nuclearfäden noch antigenisch voll aktiv sind, konnte MEDAWAR nachweisen. Da Desoxyribonuclease die Antigenität zerstört, Desoxyribonuclesinsäure aber nach BILLINGHAM kein erforderlicher Bestandteil des Antigens ist, nahm MEDAWAR an, daß die Antigenität irgendwie auf der Intaktheit des chromosomalen Desoxyribonucleoproteins beruht und dies die determinierende Gruppe darstellt.

KANDUTSCH arbeitete weiter an der Analyse der aktiven Substanz des Förderungseffektes. Eine der Komponenten muß Eiweiß sein, da der Faktor hitzeempfindlich ist. Eine andere Komponente ist ein Kohlehydrat, da Natriumperjodat inaktivierend wirkt. In allen immunologisch aktiven Fraktionen fand sich außerdem

Hexosamin. Dies legt nahe, daß die beiden Komponenten in Form eines Mucco-proteins gegenwärtig sind.

SNELL und auch BRENT glauben, daß das cytoplasmatische und das nucleare Antigen dieselbe determinierende Gruppe haben und nur in ihren Anhängseln variieren, daß diese Anhängsel jedoch den Modus der Immunreaktion beeinflussen.

Es wird heute vielfach angenommen, daß der Hämagglutinin-Inhibitionstest bei der Reinigung der Antigene weiterhelfen wird. DAVIES konnte aus Mäuseascitestumoren die H_2-Antigene extrahieren. Das Ergebnis war ein Lipoprotein mit 30 bis 50% Lipoid und 70 bis 50% Eiweißgehalt. Die Eiweißkomponente ist spezies-spezifisch und Bestandteil der membranösen Zellstruktur, während die H_2-Spezifität offenbar an die Lipoidkomponente gebunden ist. Daß der Desoxyribonucleinsäuregehalt eines Gewebes mit zunehmender Antigenität steigt, wird durch die Zellauflösung erklärt. Gefriertrocknung zerstört die Aktivität der Antigenextrakte nicht. In allerjüngster Zeit gelang es KANDUTSCH, aus Sarkom I ein tritonlösliches Lipoprotein als Antigen zu isolieren.

B. Die Reaktion des Transplantates gegen den Empfänger

Schon früher wurde von SCHOENE angenommen, daß nicht nur der Empfänger gegen das Transplantat, sondern auch umgekehrt das Transplantat gegen den Empfänger reagieren kann.

BILLINGHAM beobachtete eine sehr hohe Mortalität bei Mäusen, die nach der Geburt Milzzellen intravenös erhalten hatten, um sie tolerant zu machen. Die Autopsie zeigte eine ausgedehnte Involution des lymphoiden Gewebes des Empfängers mit Splenomegalie. Klinisch standen schwere Ernährungsstörungen im Vordergrund. DEMPSTER und SIMONSEN untersuchten die Reaktion des Transplantates gegen den Empfänger erstmals genauer und führten den Namen „Runt Disease" für diese Krankheit ein. Verursacht wird die Reaktion durch immunologische Aktivität der Spenderzellen gegen den Empfänger. Es ist verständlich, daß Milzzellen deshalb die stärkste Aktivität in dieser Richtung entwickelten. SIMONSEN nahm nach Versuchen bei Hühnerembryonen an, daß die immunologisch aktiven Spenderzellen sich im RES des Empfängers ansiedeln und dort mit der Bildung von Antikörpern beginnen. Wurden embryonale Immunzellen injiziert, so trat die Runt-Krankheit nicht auf, vermutlich, weil die embryonalen Zellen noch nicht immunologisch aktiv sind.

Ähnliche Beobachtungen wie SIMONSEN machte CASTERMANS bei Versuchen, Inzuchtmäuse durch intraperitoneale Injektion von Milzzellaufschwemmungen tolerant zu machen. Es war nur eine Frage der Zelldosierung, ob verlängertes Homoiotransplantatüberleben oder Tod der Tiere unter Lymphknoteninvolution und Kachexie erfolgte. Eigenartig ist hierbei das Verhalten der Milz des Empfängertieres. Sie hypertrophiert nämlich zunächst, bevor sie an der allgemeinen Involution des RES teilnimmt. Bei erwachsenen Tieren zeigte sich, daß die Zelldosis zur Auslösung der Toleranz und die zur Auslösung der Runt-Krankheit praktisch identisch ist. Es fragt sich daher, inwieweit die Toleranz eine Folge von Involution des Lymphoidgewebes ist. Bei Tieren, die mit hohen Milzzellendosen behandelt wurden, fand CASTERMANS nämlich auch keine Hämagglutinine mehr. Vor Zellinjektionen zum Zwecke der Verlängerung des Homoiotransplantatüberlebens beim Menschen muß daher dringend gewarnt werden.

Inzwischen wurden auch die Krankheitserscheinungen nach tödlicher Röntgenbestrahlung und Knochenmarksersatz als Runt-Krankheit gedeutet. PORTER hat diese Veränderungen an Kaninchen näher untersucht. Er fand, daß auch die sogenannte Parabioseintoxikation ganz ähnliche Erscheinungen auslöste. Es erscheint deshalb durchaus möglich, daß alle diese Krankheiten auf einen Nenner, nämlich die Reaktion des Transplantates gegen den Empfänger, gebracht werden können.

Nachdem die Transplantat- gegen Empfängerreaktion untersucht worden ist, hat man sie zur Testung der immunologischen Aktivität von Zellsuspensionen herangezogen (SIMONSEN). Als Immunisationsfaktor bezeichnet man dabei das Potentialverhältnis einer Suspension immunologisch kompetenter Zellen von einem Normaltier zu einer ebensolchen Suspension von einem präimmunisierten Tier. Die Reaktivität der Zellsuspension wird an der Milzvergrößerung, die durch die Transplantat- gegen Empfängerreaktion zunächst ausgelöst wird, gemessen. Bestimmt wird entweder die Zellzahl, die nötig ist, um das Milzgewicht zu verdoppeln oder der Prozentsatz von Milzvergrößerung, der bei Mäusen durch die Injektion von 25 Millionen normaler Zellen entsteht.

Nachdem der neueste Stand der Transplantationsforschung eingehend analysiert wurde, wollen wir uns nun kurz der Technik der Transplantation zuwenden.

16. Die Technik der Homoiotransplantation

A. Frischhautübertragung

Am einfachsten ist es natürlich immer, wenn sich freiwillige Hautspender zur Verfügung stellen, um einem Schwerverletzten zu helfen. Obwohl von zweifelhaftem Vorteil, ist hierbei Verwandten, vor allem der Mutter, der Vorzug zu geben; wenn möglich, empfiehlt es sich, die Blutgruppen zu berücksichtigen, jedenfalls so lange es nicht ganz sicher bewiesen ist, daß sie bei der Homoiotransplantation überhaupt keine Rolle spielen. Am besten geeignet ist die Haut der Oberschenkel, erstens wegen der Leichtigkeit, mit der gute Transplantate entnommen werden können, zweitens, weil die Entnahmewunden hier den Spender relativ am wenigsten stören. Frauen müssen unbedingt auf evtl. später auftretende Pigmentationsstörungen hingewiesen werden. Häufig wird es nicht möglich sein, alle benötigte Haut von einem Spender zu entnehmen. Es ist selbstverständlich, daß die Haut immer unter sterilsten Bedingungen, meist in Vollnarkose entnommen wird. Die Entnahme kann aber ohne weiteres einige Tage vor der Verwendung am Empfänger erfolgen, wie später noch gezeigt wird. Die Haut kann in Kochsalzlösung unter Zusatz eines Antibiotikums, wir verwenden Penicillin und Streptomycin, gut eine Woche und länger im Kühlschrank bei + 4° C aufbewahrt werden, ohne ihre Wachstumsfähigkeit zu verlieren. Es empfiehlt sich natürlich, vorher festzustellen, ob bei dem Empfänger keine Penicillinüberempfindlichkeit besteht. Meist ist das aber beim schwerverbrannten Patienten sowieso bekannt. Es ist sinnlos, zu kleine Transplantate oder Reverdintransplantate zum Zwecke der Homoiotransplantation zu entnehmen, wie das früher häufig getan wurde. Der Hauptzweck der Homoiotransplantation ist ja, den Flüssigkeitsverlust einzudämmen und die Infektionspforten zu verschließen, und das ist mit vielen kleinen Transplantaten nicht möglich. Vollhautlappen sind zur Homoiotransplantation schlecht geeignet, da sie häufig nicht anwachsen und die entstehenden Narben beim Spender nicht verantwortet werden können. Die Methode der Wahl sind also Spalthautlappen, die aber auch nicht zu dünn geschnitten werden sollten, da die in vielen Fällen erforderlichen häufigen Verbandwechsel sonst das Transplantat zu sehr gefährden. Wir haben bei der beim BROWN-Dermatom üblichen Graduierung in inch im allgemeinen eine Dicke zwischen 0,017 bis 0,022 inch gewählt. In der Regel wird es sich empfehlen, zur Entnahme Dermatome zu verwenden, da sie eine bessere Gleichmäßigkeit der Transplantate gewährleisten. Ob hierzu BROWN-, PADGETT-, REESE- oder SCHUCHARDT-Dermatome verwendet werden, spielt keine große Rolle. Wenn wir die Transplantate nicht sofort verwendeten, was gelegentlich geschah, indem Spender und Empfänger gleichzeitig an zwei Tischen nebeneinander operiert wurden, so wurden die Transplantate auf einer feuchten Kochsalzkompresse ausgebreitet und sie dann mit der Kompresse eingerollt und in einen PENROSE-Drain eingebunden. So entsteht eine feuchte Kammer, die in irgendeinem sterilen Behälter im Eisschrank aufbewahrt werden kann und dann jederzeit zur Verwendung bereit ist. Geht das erste Transplantat zugrunde, so muß beim zweitenmal unbedingt Haut von einem anderen Spender entnommen werden, um die Zweittransplantatreaktion mit ihrer schnellen Transplantatnekrose zu vermeiden.

Als weitere Quelle für Frischhauttransplantate stehen bei Operationen entfernte Extremitäten zur Verfügung. Vor allem an kleineren Kliniken dürfte es aber ein ungewöhnlicher Glücksfall sein, wenn gleichzeitig ein Schwerstverbrannter operiert und eine Amputation durchgeführt werden muß. Selbstverständlich muß hierbei noch sorgfältiger als bei den freiwilligen Spendern eine medizinische und serologische Untersuchung vor der Hautentnahme durchgeführt werden. Die vielen bekanntgewordenen Fälle von Krankheitsübertragung durch Transplantation sprechen eine drohende Sprache. Auch ist in jedem Falle vorher die schriftliche Genehmigung des zu Amputierenden einzuholen, um juristische Komplikationen zu vermeiden.

Um die mit Homoiotransplantaten zu deckende Fläche möglichst klein zu halten, sei nochmals an ZINTELs alte Methode der doppelt geschnittenen Spalthautlappen erinnert, die von WHITE wieder eingeführt wurde. Hierdurch kann die mit Autotransplantaten zu deckende Fläche verdoppelt werden. Zur Anwendung dieser Technik ist allerdings das Vorhandensein eines PADGETT-Dermatoms Voraussetzung. Es wird ein dicker Spalthautlappen entnommen, das Messer über das Transplantat zurückgeführt, das Dermatom auf halbe Dicke des entnommenen Transplantates eingestellt und das auf der Trommel befindliche Transplantat wird nochmals geschnitten und in einen dünnen Spalthautlappen und einen Dermislappen halbiert. Das ist zwar keine ideale Methode, aber als Notbehelf gut geeignet. Vor jeder Homoiotransplantation sollten Bakterienkulturen von den entnommenen Hautstücken angesetzt werden.

B. Die Verwendung von Leichenhaut

Häufig wird es schwierig sein, freiwillige Spender für Homoiotransplantate zu finden, dann besteht die Möglichkeit, Leichenhaut zu verwenden, die der frischen Haut als gleichwertig an die Seite zu stellen ist. Allerdings fanden wir es häufig noch schwieriger, die Genehmigung zur Verwendung von Leichenhaut zu erhalten, als freiwillige Spender zu finden. Andere große Institute haben die gleichen Probleme. Nach einer persönlichen Mitteilung hat z. B. die Gewebebank der U.S.-Navy in Bethesda, Maryland, die Möglichkeit, täglich 300 gefriergetrocknete Präparate herzustellen. Tatsächlich werden jedoch nur etwa 50 Hautpräparate jährlich hergestellt, da es nicht möglich ist, die Genehmigung der Angehörigen zu erhalten.

Leichenhaut wird im allgemeinen länger aufbewahrt werden müssen. Der Stoffwechsel in einem entnommenen Hautstück wird durch Kühlung bis nahe 0° erheblich verlangsamt. Die Aufbewahrung in Serum liefert ausgezeichnete Ernährung und dient als Puffer gegen Acidose. Gefrieren der Hautstücke ist nicht möglich, da die Gewebe durch die dabei entstehende Kristallisation zerstört würden. Von vielen Seiten wurde die Errichtung von Hautbänken gefordert, um dem Mangel an Homoiotransplantaten erfolgreich zu begegnen (BLOCKER, ARTZ, TESSIER). Über ausgezeichnete Erfolge bei der Verwendung von Leichenhaut berichtete vor allem YOUNG, der über 50 Fälle damit behandelte. Eine Frist von 24 bis 48 Stunden wird bei gekühlt aufbewahrten Leichen allgemein als sicher für die Entnahme von Homoiotransplantaten angesehen. Bei später entnommener Haut besteht die Gefahr, daß schon Autolyse eingesetzt hat. Wenn es als sicher gilt, daß die entnommene Haut innerhalb der nächsten 14 Tage verwendet wird, so genügt die oben beschriebene Aufbewahrung in Kochsalzlösung mit Antibiotikazusatz bei $+4°$ C. Verwendet man statt der Kochsalzlösung Serum, so verlängert sich diese Frist auf drei bis vier Wochen. Wird mit einer längeren Aufbewahrung gerechnet, so muß die Haut mit Glyzerin imprägniert, schnellgefroren und bei -60 bis $-75°$ C aufbewahrt werden. Auf diese Weise gelang es, Haut sechs Wochen lebensfähig zu halten. Theoretisch ist es zwar mit einigen Kunstgriffen, z. B. Schnellgefrieren in flüssigem Stickstoff, möglich, die Überlebensfähigkeit der Haut bis zu fast einem Jahr zu erhalten; für die Praxis dürfte es sich aber empfehlen, die Sicherheitsfrist von sechs Wochen einzuhalten.

Bei Anlegung einer regulären Gewebebank empfiehlt es sich, für mögliche Notfälle gefriergetrocknete Haut bereit zu haben. Diese wird in im Handel erhältlichen Apparaturen hergestellt, die in ihrer einfachsten Ausführung so arbeiten, daß unter Kühlung in einem Trockeneisgemisch ein Vakuum durch eine Spezialpumpe erzeugt wird, wodurch der Flüssigkeitsgehalt des Gewebes auf ein Minimum absinkt. Nach etwa 24 Stunden ist im allgemeinen der Flüssigkeitsgehalt so weit herabgesetzt, daß der die Haut enthaltende Behälter unter Aufrechterhaltung des Vakuums versiegelt werden kann. Die so behandelte Haut kann zwar ohne Schaden jahrelang aufbewahrt werden, sie hat jedoch den Nachteil, daß sie nicht lebensfähig ist. BILLINGHAM und MEDAWAR fanden, daß nur die Haut überlebt, deren Wassergehalt mindestens 25% blieb. Das ist bei gefriergetrockneter Haut nicht der Fall. Gelegentlich wurde zwar über Vaskularisierung gefriergetrockneter Haut berichtet (WEBSTER), im allgemeinen wächst jedoch gefriergetrocknete Haut nicht an und bleibt kürzer als lebensfähige Homoiotransplantate haften. Als Notverband ist aber die gefriergetrocknete Haut ansonsten der Frischhaut fast gleichwertig. Die gefriergetrockneten Transplantate werden in einen transplantationsfähigen Zustand gebracht, indem man einfach physiologische Kochsalzlösung in den Behälter injiziert, bei der im Kubikzentimeter 0,5 mg Streptomycin und 500 IE Penicillin enthalten sind.

An Kliniken, an denen schnell gefrorene, unter Tiefkühlung aufbewahrte Haut verwendet wird, wird dem Erwärmungsprozeß vor der Verwendung der Haut besondere Aufmerksamkeit gewidmet. TAYLOR beobachtete die während des Erwärmens auftretenden Gewebsveränderungen mit einem Spezialmikroskop. Dabei stellte sich heraus, daß das schnelle Auftauen dem langsamen Auftauen überlegen ist. Eine Gefahrenzone liegt bei —20 bis —35°. Transplantate, die lange in dieser Temperatur bleiben, überleben nicht. Untersuchungen an eingebetteten Transplantaten zeigten, daß immer nur ein kleinerer Teil der Zellen überlebt und daß diese Zellen schließlich das ganze Transplantat wieder bevölkern (TAYLOR, GERSTNER).

C. Die Verwendung embryonaler Haut, Neugeborenenhaut und fötaler Membranen

Haut von menschlichen Föten wurde früher (MÜLLER 1921) vor allem aus der Überlegung heraus zur Transplantation herangezogen, weil man annahm, daß die noch im Wachsen begriffene Haut auch besser anwachsen müsse. Da aber nie genügend Material zur Verfügung stand, wurde die Methode nie sehr populär.

Gegen Ende der fünfziger Jahre wurde dann die Verwendung embryonaler Haut wieder mehr propagiert. Inzwischen hatte man nämlich experimentell herausgefunden, daß sich die antigenische Reife ebenso wie die der immunologischen Abwehr erst allmählich entwickelt. Es konnte also angenommen werden, daß Transplantate von menschlichen Föten antigenisch noch nicht vollreif sind und deshalb eine schwächere Abwehrreaktion hervorrufen und länger überleben. Die zunächst gemachten Beobachtungen schienen diese Überlegungen zu bestätigen. HELSINGEN erzielte bei einem dreijährigen Mädchen mit drittgradigen Verbrennungen ein siebenwöchiges Überleben der Transplantate von einer frühgeborenen Totgeburt. SNYDERMAN führte größere Versuchsreihen an Freiwilligen und Verbrannten durch, wobei er nur Haut von Frühgeburten aus der ersten Schwangerschaftshälfte verwendete. Bei 2 Pat. (von 8) hielten sich die Transplantate ein ganzes Jahr. GOLDSTEIN und BAXTER konnten diese Beobachtungen nicht bestätigen. Sie transplantierten 12 Pat. von 17 bis 33 Wochen alten Föten, schon nach 4 bis 46 Tagen wurden alle Transplantate abgestoßen. Es wird schwierig sein, bei der begrenzten Verfügbarkeit des Materials Versuchsreihen durchzuführen, die groß genug sind, um ein endgültiges Urteil über diese Transplantationsmethode zu erlauben. Da man für jeden Schwerstverbrannten gleich die Haut mehrerer Föten zur Verfügung haben müßte, ist der klinische Wert dieser Methode ebenfalls begrenzt. Gleiches gilt für die Vorhauttransplantation von Neugeborenen zirkumzidierten, die besonders in den angelsächsischen Ländern zahlreiche Anhänger hatte (Lucas, Stern, Eisenberg, Esser).

In großer Menge stehen dagegen Eihäute zur Transplantation zur Verfügung. Die Verwendung von Eihäuten zur Deckung von Verbrennungswunden wurde schon relativ frühzeitig, nämlich 1911 von Stern und Sabella erstmals vorgeschlagen. Lexer erklärte aber diese Transplantationsform bereits 1919 für sinnlos, da die Häute wegen ihrer Dünne schnell mazerierten und dann der Infektion Vorschub leisteten. Trotzdem wurde später wieder von Erfolgen berichtet (Kubanyi, Ott). Die Eihaut wird immer so transplantiert, daß die choriale Seite auf der Wunde zu liegen kommt. Auf die Erfolgsberichte vertrauend, brachte Schreckenbach die Eihauttransplantation 1952 nochmals in 10 Fällen zur Anwendung, in keinem Fall heilte das Transplantat an. Alle Transplantate wurden zwischen dem 5. und 19. Tag unter Entwicklung einer stinkenden Infektion abgestoßen. Eigentlich hätte die Eihauttransplantation danach erledigt sein müssen. Trotzdem behandelte aber Sterling 1956 wieder zwei Fälle von angeblich 60 bis 65% drittgradigen Verbrennungen durch Transplantation von Amnionmembranen. Er benützte dazu Membranen von weniger als 12 Stunden alten Plazenten, die in Kochsalzlösung im Kühlschrank aufbewahrt wurden. Der Erfolg war derart, daß alle Wunden unter den Transplantaten epithelisierten, so daß sie nach der Abstoßung der Transplantate keiner weiteren Behandlung mehr bedurften. Diese Beschreibung läßt jedoch den Verdacht aufkommen, daß es sich um Verbrennungen 2. Grades gehandelt hat, zumal sich in der Arbeit keine histologischen Untersuchungen finden.

Zusammenfassend ist also zu sagen, daß die Verwendung von fötaler menschlicher Haut, Neugeborenenhaut und Eihäuten klinisch keine große Verbreitung gefunden hat und als Außenseitermethode angesehen werden muß.

17. Verlängerung des Überlebens eines Homoiotransplantates

Es gibt grundsätzlich zwei Möglichkeiten, um das Überleben eines Homoiotransplantates zu verlängern: Einmal durch entsprechende Beeinflussung oder Vorbehandlung des Empfängers und zum anderen durch Vorbehandlung oder Veränderung des Transplantates. In beiden Richtungen wurden zahlreiche Tierexperimente unternommen und die daraus gewonnenen Erfahrungen klinisch verwertet. Nur die wichtigsten Beobachtungen sollen hier besprochen werden.

A. Beeinflussung des Empfängers
I. Veränderung der immunologischen Aktivität

a) *Die Vorbehandlung mit Zellen.* Die Gründe, die dazu führten, eine Verlängerung des Überlebens von Hauthomoiotransplantaten durch Zellinjektionen zu erreichen zu versuchen, wurden in den Kapiteln über Immunoparalyse und Immunotoleranz besprochen.

Wenn man einem Tier zu einem Zeitpunkt seiner embryonalen Entwicklung erwachsene RES-Zellen injiziert, bevor das eigene Immunabwehrsystem ausgereift ist, so entwickelt sich im späteren Leben dieses Tieres eine Toleranz gegen alle Gewebe des Tieres, von dem diese RES-Zellen stammten. Die ausgelöste Toleranz unterliegt nicht dem Alles-oder-Nichts-Gesetz, d. h. es kann auch eine nur partielle Toleranz erreicht werden. Der Beweis dieser Annahme, die auf Grund der an chimären Tieren gemachten Beobachtungen gefolgert wurde, gelang BILLINGHAM, BRENT und MEDAWAR 1953. Sie injizierten fetalen Mäusen intrauterin Lymphknotenzellen. WOODRUFF erreichte dasselbe bei Rattenföten, denen er intrauterin Milzbrei injizierte. Beim ausgewachsenen Tier konnten BILLINGHAM und SPARROW eine Verlängerung des Hauthomoiotransplantatüberlebens dadurch erzielen, daß sie Kaninchen vorher gewaschene Epithelzellen des Spendertieres intravenös injizierten. Wurden diese Epithelzellen vorher gefroren, so blieb der Effekt aus. Die Epithelzellen wurden isoliert, indem Dermis und Epidermis durch tryptische Verdauung voneinander getrennt wurden. Auch das Phänomen des zweiten Transplantates wurde durch die intravenöse Injektion der Epithelzellen verzögert. Die Applikationsart ist bei der Zellinjektion von großer Wichtigkeit. Wurden die Epithelzellen nämlich intracutan statt intravenös appliziert, so trat keine Verlängerung des Transplantatüberlebens, sondern eine beschleunigte Nekrose auf.

Die intrauterine Zellapplikation ist natürlich mit einer sehr hohen Mortalität belastet, deswegen wurde immer mehr versucht, von dieser Methode abzukommen. Bei vielen Tieren ist die Immunabwehr zum Zeitpunkt der Geburt schon voll entwickelt, eine Zellinjektion löst dann keine partielle Toleranz, sondern eine Abwehrreaktion aus. Durch intravenöse Injektion von Milzzellen bei neugeborenen Mäusen konnte BILLINGHAM immerhin noch eine 80%ige Toleranz gegen spätere Hauthomoiotransplantate auslösen. Allerdings zeigten die toleranten Tiere eine etwa 50%ige Involution ihrer lymphoiden Gewebe im Sinne der Runt-Krankheit. Mit homogenisierten oder lyophilisierten Zellen in hoher Dosierung intraperitoneal verabreicht, erzielte KALISS ein besseres Wachstum von Tumortransplantaten. Beim ausgewachsenen Meerschweinchen beobachtete WOODRUFF nach Injektion von vorbehandelten Hautzellen beschleunigte Transplantatnekrose. Auf Grund dieser Versuche wiederholte WOODRUFF seine Untersuchungen mit Milzbreiinjektionen in Rattenföten an neugeborenen Ratten. Dabei stellte sich heraus, daß sich auf diese Weise bis etwa 2 Wochen nach der Geburt Toleranz gegen Hauthomoiotransplantate erzielen läßt. Dann sinkt der Prozentsatz der toleranten Tiere schnell. Im Alter von 4 Wochen wird schließlich bei allen Tieren Immunität statt Toleranz ausgelöst. Zahlreiche Tiere starben auch bei diesen Experimenten unter Involution des gesamten Lymphoidsystems. Es muß angenommen werden, daß sich die injizierten Zellen im Empfängertier schnell vermehren und immunologisch gegen dieses reagieren. Trotz dieser Gefahr unternahm WOODRUFF auch Versuche beim Menschen, indem er Neugeborenen Leukocytensuspensionen vom Vater intramuskulär injizierte und dadurch partielle Toleranz gegen spätere Hauthomoiotransplantate (4 Wochen Überlebenszeit) erzielte. Auf die intravenöse Injektion von Zellen hat er allerdings verzichtet und ausdrücklich davor gewarnt. Transplantationsversuche bei Neugeborenen, die Austauschtransfusionen wegen hämolytischer Anämie erhalten hatten, verliefen völlig ergebnislos.

Durch intravenöse Injektion von Kaninchenlymphknotenzellen in Rattenföten konnte EGDAHL 1957 die Überlebenszeit von Kaninchenhaut-Heterotransplantaten bei diesen Tieren auf das Doppelte verlängern. Wurden Kaninchen als Empfängertiere verwendet, so wurden weder Transplantate von Meerschweinchen-, noch von Mäuse- oder Rattenhaut vascularisiert. Mit welchen Schwierigkeiten die fötale intravenöse Injektion von Zellen verbunden ist, muß nicht besonders betont werden. Bei frischgeschlüpften Küken kann man durch Injektion von Erythrocyten eine nicht streng spezifische Toleranz gegen Hauthomoiotransplantate auslösen, aber nicht durch Leukocyten (CANNON).

Durch Injektion von Milzzellen der durch Milzzelleninjektion während der Neugeborenenperiode tolerant gemachten Tiere in andere Tiere kann die Toleranz übertragen werden (MARTINEZ). Zusammenfassende Untersuchungen von FOWLER zeigten, daß bei Mäusen, Ratten, Hühnern und Enten die Toleranz durch Zellinjektion noch im Neugeborenenstadium ausgelöst werden kann. Bei Schafen

Rindern, Hunden, Kaninchen und beim Menschen wird jedoch die volle immunologische Reife schon vor der Geburt erreicht. Bei diesen Spezies hat diese Methode also wenig Wert. FRIEDMANN injizierte beim Menschen Leukocytensuspensionen vom Spender nachfolgender Hauthomoiotransplantate intradermal und erzielte nicht nur eine beschleunigte Transplantatnekrose, sondern auch noch eine schnelle Nekrose der Transplantate von anderen Spendern. Bei Kenntnis der Versuche von BILLINGHAM war dieses Ergebnis zu erwarten.

Einen völlig neuen Gedanken brachte KOLDOVSKY durch Verwendung der Ergebnisse der Röntgenologie in die Transplantationsforschung. Er bestrahlte erwachsene Ratten mit einer tödlichen Dosis und verabreichte ihnen anschließend embryonale Leberzellmischungen von 60 Spendertieren intraperitoneal. Später durchgeführte Homoiotransplantate von Haut, Nieren, Nebennieren und Ovarien wuchsen alle an. MICHIE schließlich konnte 1962 bei erwachsenen Tieren durch mehrwöchige Parabiose völlige gegenseitige Toleranz gegen Hauttransplantate bei den anastomosierten Tieren auslösen. MICHIE nimmt an, daß alle übertragenen Lymphoidzellen sich im Lymph- und hämatopoetischen System des Empfängers niederlassen. Die immunologisch aktiven Zellen des Empfängers müssen dann in ihrer Aktivität gegen die transplantierten Zellen entweder gehemmt oder konvertiert werden. Nach MICHIE hängt diese Konversion von der Antigenmenge ab, der jede Zelle ausgesetzt ist. Bei zu kleinen Antigenmengen entwickeln die Immunzellen eine stärkere Aktivität gegen spätere weitere Antigenzufuhr. Wegen der geringen Zahl der Lymphoidzellen beim Neugeborenen ist es leicht, genügend antigentragende Zellen zu implantieren, um alle Empfängerimmunzellen zu konvertieren und so die Toleranz auszulösen. Werden Milzzellen z. B. vorher bestrahlt, um die Antigenität herabzusetzen, wird auch beim Neugeborenen nicht Toleranz, sondern Immunität ausgelöst. Eine sehr interessante Theorie, da, denkt man sie zu Ende, die Auslösung der Toleranz immer möglich sein muß, wenn man nur eine genügend große Zahl immunologisch aktiver Zellen zur Vorbehandlung verwendet. Leider werden sich aus dieser Theorie keine klinischen Folgerungen ziehen lassen, da die erforderliche große Zahl von Immunzellen lange vor Auslösung der Toleranz beim Empfänger den Tod an Runt-Krankheit bewirken würde.

b) *Vorbehandlung mit Zellextrakten.* Bei allergischen Erkrankungen läßt sich mit Antigenextrakten häufig eine Desensibilisierung erreichen. In der Annahme, daß es sich bei der Homoiotransplantatreaktion um eine Sonderform einer allergischen Reaktion handelt, versuchte daher STARK 1951 erfolglos die Desensibilisierung mit Hautextrakten. CONWAY erzielte durch Hautextrakte bei Mäusen sogar eine starke Beschleunigung der Transplantatnekrose. HARDIN und WERDER transplantierten zuerst und injizierten dann 14 Tage lang täglich Hautextrakte in die Gegend der lokalen Lymphknoten. Dadurch erreichten sie angeblich Dauerüberleben der Hauthomoiotransplantate. Diese Berichte wurden von anderen Autoren nicht bestätigt. VOISIN beobachtete bei mit Hautextrakten vorbehandelten Meerschweinchen eine Beschleunigung der Transplantatnekrose. Erst 1963 hat MEDAWAR die Wirkung der Zellextrakte näher untersucht. Dabei stellte sich heraus, daß ein Lymphoidzellenextrakt bei Mäusen bei intraperitonealer Injektion Immunität, bei intravenöser Injektion jedoch eine Verlängerung des Homoiotransplantatüberlebens hervorrief. Voraussetzung ist, daß die Zellextrakte keine intakten Zellen mehr enthalten, sonst wird immer die Immunität hervorgerufen. Durch Kombination von Zellextraktinjektionen, Röntgenbestrahlung und Behandlung mit Methotraxat wurden einzelne Hauthomoiotransplantate bei Mäusen bis zu 150 Tagen am Leben erhalten. Für die klinische Erprobung ist jedoch diese Methode noch keinesfalls reif.

c) *Vorbehandlung mit Blut.* MEDAWAR warnte 1945 davor, Homoiotransplantate bei Patienten durchzuführen, die vorher Bluttransfusionen erhalten haben, da die Leukocyten des Blutes eine immunologische Sensibilisierung bewirkt haben könnten. Wohl auf Grund dieserWarnung unterblieben Experimente mit Hauthomoiotransplantationen und Blutinjektionen oder -transfusionen lange Zeit. Erst 1957 berichtete CANNON über Induktion von Toleranz gegen Homoiotransplantate durch Kreuztransfusionen bei Hühnerembryonen.

PEER verabreichte daraufhin noch im selben Jahre 13 Kindern je 3 bis 28 i.v. Injektionen von jeweils 4 cm elterlichen Blutes gleicher Blutgruppe und erzielte bei den nachfolgenden Hauthomoiotransplantaten nur zwischen Mutter und Kind Verlängerungen des Transplantatüberlebens, in einem Fall bis zum 209. Tag nach der Operation. Bei väterlichem Blut war diese Behandlung erfolglos. Bedenkt man aber, daß bei den Kindern häufig eine partielle Toleranz für Hauttransplantate von der Mutter besteht, so wird der Erfolg dieser Blutinjektionen fraglich.

MARINO versuchte nun durch Experimente an Mäusen Klarheit zu schaffen, indem er ihnen jeden 2. Tag nach der Hauthomoiotransplantation 0,01 cm Blut injizierte. Die Transplantatnekrose wurde durch diese Behandlung deutlich verzögert. In der Annahme, daß das Versagen der Blutinjektionen bei zahlreichen Versuchen darauf zurückzuführen war, daß es zahlreiche verschiedene Gewebsgruppen gibt, stellten ASHLEY und Mitarbeiter Sammelblut von zahlreichen Ratten her und injizierten 0,05 cm dieses Mischblutes bei fötalen Ratten intracardial. Drei Wochen später, wenn normalerweise die Immunität voll ausgebildet sein müßte, führten sie Hauthomoiotransplantate durch und beobachteten starke Verlängerungen des Überlebens der Transplantate, z. B. bis zu 263 Tagen.

Bei Kaninchen erzielte STARK Transplantatverlängerung durch subcutane Blutinjektionen ins Ohr. EGDAHL glaubte, daß es möglich sein müsse, die gebildeten Antikörper nach Hauthomoiotransplantaten durch große Antigenmengen zu neutralisieren. Er führte daher bei Kaninchen ab eine Woche nach der Transplantation täglichen Blutaustausch über Plastikkatheter durch und untersuchte den Einfluß dieser Behandlung auf Zweittransplantate. Es zeigte sich keinerlei Verzögerung der Nekrotisierung des zweiten Transplantates. MONROE und Mitarbeiter beobachteten nach Austauschtransfusionen bei Kaninchen gar eine beschleunigte Nekrose der Transplantate. Durch Markierung von Erythrocyten mit radioaktivem Chrom glaubte STARK nachweisen zu können, daß sie für eine Verzögerung der Transplantatnekrose verantwortlich seien. PIONELLI prüfte diese Untersuchungen mit negativem Erfolg. nach.

Bei menschlichen Neugeborenen, die Austauschtransfusionen wegen congenitalem Icterus erhalten hatten, untersuchte FOWLER das Verhalten von Hauthomoiotransplantaten. Dabei stellte er fest, daß die Kinder, die Konservenblut erhalten hatten, das 48 Std. oder länger aufbewahrt worden war, eine beschleunigte Transplantatnekrose aufwiesen, im Gegensatz zu den Kindern, die Frischbluttransfusionen erhalten hatten. Hier hielten anschließend übertragene Hauttransplantate vom selben Spender bis zu 150 Tagen. Experimentell wurden diese Versuche mit Austauschtransfusionen bei neugeborenen Hunden 1961 von THAN mit völlig negativem Ergebnis nachgeprüft, während PUZA 1962 bei gleicher Versuchsanordnung ein 3- bis 4monatiges Überleben der Transplantate erzielte. GOMBOS gelangen dann schließlich nach Blutaustauschtransfusionen beim neugeborenen Hund sogar Nierenhomoiotransplantationen.

Zusammenfassend scheint die Injektion von Blut die Homoiotransplantatreaktion nicht zu beeinflussen. Durch vollständige Austauschtransfusion beim Neugeborenen scheint dagegen auch beim Menschen eine partielle Toleranz gegen Hauthomoiotransplantate desselben Spenders, von dem das Blut stammt, erreicht werden zu können. Der klinische Wert der Methode ist natürlich äußerst gering.

d) *Vorbehandlung mit Serum.* Schon 1915 beobachtete SCHOENE, daß eine Vorbehandlung mit Serum zur schnelleren Nekrose von Homoiotransplantaten führt. Bei Versuchen an Ratten fand LAQUA 1923 keinerlei Einfluß von Serumvorbehandlung auf nachfolgende Hetero- und Homoiotransplantate. Beim Menschen glaubte BAETZNER 1928 durch gleichzeitige Serumgabe eine leichte Verlängerung des Homoiotransplantatüberlebens beobachten zu können. Nach diesen ersten Versuchen blieb es lange still um die Seruminjektionen. Erst 1952 wurden sie bei Tumortransplantationen von KALISS wieder aufgegriffen.

Einen gewissen Erfolg hatte erst WOODRUFF 1960 zu verzeichnen, der allerdings von völlig anderen Überlegungen ausging. Wenn man die Lymphocyten als Ort der Antikörperbildung ansieht, so muß es möglich sein, die Überlebenszeit von Homoiotransplantaten durch partielle Lymphocytenzerstörung zu verlängern. WOODRUFF stellte deshalb beim Kaninchen durch heterologische Lymphocyteninjektionen ein Antilymphocytenserum her. Dieses Serum wurde Ratten intraperitoneal verabreicht. Dadurch konnte über ungefähr 8 Tage hin eine wirksame Lymphocytensenkung erreicht werden, diese Zeit genügte jedoch, um das Überleben von Hauthomoiotransplantaten beträchtlich zu verlängern.

Auch durch Injektion von aus dem Ductus thoracicus entnommener Lymphe konnte bei Hunden die Transplantatnekrose verzögert werden (THAN). Eine Methode, die vielleicht zum Erfolg führen kann, wurde 1963 von MOUBRAY entwickelt. Er isolierte durch Stärkegelelektrophorese ein Alpha-2-Glycoprotein, das bei Ratten und Kaninchen nach intraperitonealer Injektion die Überlebenszeit von Hauthomoiotransplantaten beträchtlich verlängerte.

All diese Methoden könnten durchaus klinische Bedeutung erlangen, bedürfen aber vorher noch der Nachprüfung.

II. Vorbehandlung des Empfängers mit Röntgenstrahlen

Die Überlegung, daß sich der Immunabwehrmechanismus durch Röntgenbestrahlung abschwächen lassen müsse, da sie zur Zerstörung zahlreicher RES-Zellen, die für die Antikörperbildung verantwortlich sein sollen, führt, ist nicht neu. RABINOVICI bestrahlte 1947 Ratten mit 500 r. 55% der Tiere überlebten diese Behandlung. 48 Stunden später wurden Homoiotransplantate übertragen, ihre Überlebenszeit war jedoch im Vergleich zu der bei nicht bestrahlten Ratten nicht verlängert. DEMPSTER beobachtete bei ähnlichen Versuchen an Kaninchen ebenfalls keine Verlängerung.

Im Gegensatz zu diesen Beobachtungen erzielten HARDIN und WERDER bei Mäusen durch Ganzkörperbestrahlung mit 300 r eine 50%ige Verzögerung der Homoiotransplantatnekrose. Eine zusätzliche Splenektomie bewirkte keine weitere Verlängerung. HARDIN nimmt an, daß die Zellzerstörung bei der Homoiotransplantatreaktion durch Proteasenaktivierung zustande kommt, die wiederum durch eine Antigen-Antikörperreaktion ausgelöst wird. Er bestimmte deshalb den antitryptischen Titer bei Mäusen und fand nach Homoiotransplantation einen Titeranstieg, der mit der Transplantatnekrose parallel ging. Durch Ganzkörperbestrahlung wurde dieser Titeranstieg und die Nekrose um 8 Tage hinausgeschoben. Durch Vorbestrahlung des Transplantationsgebietes allein mit 1600 r erreichte CONWAY sogar eine Verdreifachung des Transplantatüberlebens. Er ging dabei von der Voraussetzung aus, daß die Antikörperbildung vor allem eine örtliche Angelegenheit sei.

Eine andere Methode ist die lethale Bestrahlung mit anschließender Knochenmarksinfusion. Hierbei geht die Wiederbevölkerung des Empfängerknochenmarks ganz von den Spenderzellen aus, wie TRENTIN mit radioaktiv markierten Zellen nachweisen konnte. Es ist verständlich, daß solcherart vorbehandelte Tiere Homoiotransplantate des Knochenmarkspenders tolerieren. Werden die Hauttransplantate jedoch nicht unmittelbar nach der Bestrahlung übertragen, so werden sie in üblicher Weise abgestoßen (PIONELLI). Daraus kann man schließen, daß sich das Empfänger-RES auch bei lethal bestrahlten Tieren allmählich wieder erholt. Wurden die Tiere schon vor der Bestrahlung durch Hauthomoiotransplantate immunisiert, so trat das Phänomen des zweiten Transplantates nach der Bestrahlung zwar abgeschwächt auf, war aber immer noch vorhanden. Das spricht dafür, daß auch bei der tödlichen Bestrahlung nicht das gesamte Antikörper bildende System zerstört wird. DOAK fand durch Experimente an Mäusen, daß die normale Antikörperbildung 25 Tage nach der tödlichen Bestrahlung wieder einsetzt. MICKLEN wies in seinen Versuchen nach, daß nur bei Verwendung fötalen Knochenmarks die Transplantatreaktion verzögert wurde, nicht jedoch bei Verwendung erwachsenen Knochenmarks. FEFER fand schließlich in allerjüngster Zeit, daß völlige Toleranz mit dieser Methode nur bei Tieren erzielt werden kann, die sich nicht am H_2-Locus unterscheiden. Der stark genetische Unterschied des H_2-Locus kann angeblich auch durch lethale Bestrahlung nicht überwunden werden.

Die Röntgenbestrahlung hat bei Organhomoiotransplantationen eine gewisse Bedeutung erlangt. Bei Schwerstverbrannten, die Hauthomoiotransplantate benötigen, ist diese Methode, die gleichzeitig die gesamte Infektabwehr schädigt, wertlos.

III. Medikamentöse Beeinflussung des Empfängers

a) *Blockade des RES und Splenektomie.* Der *Splenektomie* sowie der *Blockade des RES* bei der Homoiotransplantation liegt die Überlegung zugrunde, daß die Antikörperbildung durch Verminderung oder Blockierung des immunologisch aktiven Gewebes eingeschränkt werden kann.

Schon 1911 stellte WOGLOM im Tierexperiment fest, daß die Splenektomie keinen persistierenden Einfluß auf die nachfolgende Homoiotransplantation hat. GOLANITZKY führte bereits 1913 erfolglos Transplantationsversuche an farbstoffgespeicherten Tieren aus. ROSENTHAL gelang es 1924, das RES durch Injektion von Tusche und Eisenzucker zu blockieren und bei gleichzeitiger Milzexstirpation dadurch die Hämolysinbildung beim Kaninchen zu verhindern. SCHITTENHELM konnte durch Blockade des RES den anaphylaktischen Schock verhindern. Auf diesen Beobachtungen fußend, blockierten LEHMANN und TAMMAN (1925) bei weißen Mäusen durch Injektion von 0,2 ccm 1%iger wäßriger Trypanblaulösung jeden zweiten Tag bis zu einer Gesamtmenge von 1 bis 1,2 ccm das RES. Zwei Wochen nach der letzten Injektion übertrugen sie Hauthomoiotransplantate. Dabei erreichten sie eine Überlebenszeit der Transplantate von drei Monaten, gegenüber einer Woche bei unbehandelten Tieren. BLUMENTHAL wiederholte 1941 diese Versuche mit gleich gutem Erfolg. STARK versuchte die Blockade des RES mit Thoriumdioxyd zu erreichen, was aber nicht gelang.

Durch Splenektomie allein kann bei Kaninchen die Überlebenszeit eines Homoiotransplantates nicht beeinflußt werden (KROHN, WERDER). Beim Menschen ist diese experimentell wirkungsvolle Methode nicht anwendbar.

b) *Die Behandlung des Empfängers mit Cortison und ACTH.* DOUGHERTY nahm 1945 an, daß ACTH durch Zerstörung der Lymphocyten zu einem Lymphocytenabfall im Blut führt. HILLE konnte 1948 zeigen, daß nicht nur ACTH, sondern auch Cortison einen scharfen Abfall der Lymphocyten und der Eosinophilen im Blut verursacht. Nachdem man ja seit MEDAWAR die Lymphocyten als Träger der Homoiotransplantationsantikörper ansah, lag es nahe, beide Substanzen bei der Homoiotransplantation anzuwenden.

WHITELAW war der erste, der 1951 ACTH klinisch bei Verbrennungen zur Anwendung brachte. Er brachte dabei angeblich Reverdin-Homoiotransplantate zur Daueranheilung. Diese Beobachtung feuerte noch im gleichen Jahr ein ganzes Dutzend Forscher zu Nachuntersuchungen an. BJORNEDOE konnte nachweisen, daß ACTH und Cortison bei Kaninchen, die mit Pneumococcensacchariden immunisiert worden waren, einen Abfall der zirkulierenden Antikörper bewirkten.

GERMUTH verabreichte ACTH gleichzeitig mit dem Antigen. Dadurch wurde die Antikörperbildung abgeschwächt. Bei Meerschweinchen konnte WEISMANN weder durch ACTH, noch durch Cortison eine Beeinflussung der Homoiotransplantatreaktion erreichen. Ähnliche Befunde erhoben KROHN, BILLINGHAM und MEDAWAR bei Versuchen an Kaninchen. Bei drei Patienten mit Homoiotransplantaten versagte die ACTH-Therapie ebenfalls völlig. Gleiche Beobachtungen machten ELLISON, BAXTER und viele andere bei ihren Patienten.

CONWAY und STARK testeten ACTH bei Mäusen, die Homoiotransplantate in einer Algire-Kammer auf dem Rücken trugen. Sie stellten zwar ein Ausbleiben der Gefäßthrombosen unter dem Transplantat fest, die Überlebenszeit der Transplantate war jedoch nur gering verlängert.

McNICHOL behandelte ein dreijähriges Kind mit enormen Dosen von ACTH (60 mg intramuskulär + 65 mg intravenös täglich) über 36 Tage nach einer Hauthomoiotransplantation. Die Transplantate hielten sich in diesem Fall 50 Tage lang.

KROHN wiederholte schließlich 1955 seine Versuchsreihen an Kaninchen nochmals und stellte fest, daß Cortison die Überlebenszeit von Homoiotransplantaten nur geringfügig verändert, ACTH nur dann wirkt, wenn es schon einen Monat vor und noch einen Monat nach der Transplantation gegeben wird und Desoxycorticosteron völlig unwirksam ist. Eine Verzögerung der Homoiotransplantatnekrose konnte er jedoch durch Hydrocortison, Fluorcortison und Prednison erreichen. WOODRUFF bestätigte diese Befunde für Fluorcortison; gleichzeitig beobachtete er aber bei zahlreichen Tieren Gewichtsabfall und Diabetes insipidus und wies auf die Gefährlichkeit dieser Therapie hin.

SCOTHORNE untersuchte den Einfluß lokal verabreichten Cortisons auf Homoiotransplantate am Gewicht der ableitenden Lymphknoten. Dabei konnte er feststellen, daß Cortison das Gewicht der ableitenden Lymphknoten auf ein Fünftel des Gewichtes bei unbehandelten Tieren senkte. Histologisch fehlten die sonst typischen großen Lymphoidzellen fast völlig und in den Sinus die mit Erythrocyten gefüllten Makrophagen ganz. Die lokale Anwendung von Cortison-Salbe erwies sich der subcutanen unter das Transplantat überlegen. Das führte zu der Annahme, daß Cortison die Antigenität des Transplantates vermutlich durch Verarmung an Lymphocyten herabsetzt. VRUBEL nahm dagegen an, daß der Einfluß des Cortisons eher auf einer Wundheilungsverzögerung als auf einer Beeinflussung der immunologischen Eigenschaften des Transplantats beruhen.

Bei Hamstern, die wegen der weiten Verbreitung von Inzuchttieren einen Sonderfall darstellen, gelang es ADAMS, durch Cortisonvorbehandlung sogar Mäusehaut-Heterotransplantate für 70 Tage zur Anheilung zu bringen. Trotz dieser teilweise positiven Ergebnisse konnte GRIFFITHS mit Meticorten bei seinen Patienten keinerlei Verlängerung des Homoiotransplantatüberlebens erzielen.

Zusammenfassend kann man annehmen, daß mit einigen Cortisonpräparaten (Hydrocortison, Fluorcortison und Prednison) die Homoiotransplantatnekrose verzögert werden kann. Gleichzeitig schwächen jedoch alle diese Präparate die Infektabwehr, wodurch ihre Anwendung beim Schwerverbrannten fragwürdig wird. Fluorcortison hat außerdem bei nicht lokaler Anwendung erhebliche Nebenwirkungen.

c) *Vorbehandlung des Empfängers mit Antihistaminica.* Da man die Homoiotransplantatreaktion als eine allergische Reaktion verzögerten Typs ansah, erschien es sinnvoll, sie mit Antihistaminen zu behandeln.

FOSTER und HANRAHAN (1948) nahmen an, daß bei der Antigen-Antikörperreaktion zwischen Homoiotransplantat und Empfängergewebe Antihistamin freigesetzt wird. Sie gaben daher bei ihrer schon früher besprochenen Patientin Pyribenzamin und erreichten eine Dauerheilung. 1950 versuchte MARCONI in Italien mit N-dimethylamin-äthyl-N-methoxyaminopyridin bei Meerschweinchen die Homoiotransplantationsreaktion zu verzögern, der Erfolg war jedoch nur gering. KIRCHHEIM, WOLFSOHN und WOODRUFF griffen diese Behandlung mit wechselndem Erfolg auf.

Bei Ratten konnte SCHÄFER durch Behandlung mit verschiedenen Antihistaminica (Calcistin, Luvistin) und durch Natriumsalicylat die Überlebenszeit der Hauthomoiotransplantate beträchtlich verlängern. Die erforderlichen Salicylatdosen (2mal täglich 20 mg pro Ratte) führten dabei allerdings zu einer völligen Blutgerinnungshemmung. CONWAY konnte unter Beobachtung in der Rückenkammer bei Mäusen die Überlebenszeit von Homoiotransplantaten durch tägliche Histadyl-Gaben auf 38 Tage verlängern, Benadryl war dagegen wirkungslos. Natriumsalicylat, das die Antikörperbildung hemmen soll (CAMPBELL, KAPP, SWIFT), hatte dagegen nur einen geringen Effekt. Einen guten Erfolg konnte BOYD bei Ratten auch mit dem Histaminfreisetzer Compound 48/80 erreichen. Durch Behandlung mit diesem Medikament wird die Haut praktisch histaminfrei.

Für die Klinik ist daher die Behandlung mit Antihistaminica bei Hauthomoiotransplantaten sehr zu empfehlen. Wichtig ist, daß diese Behandlung lange Zeit nach der Transplantation fortgesetzt wird.

d) *Vorbehandlung des Empfängers mit Antimetaboliten.* Die meisten Antimetaboliten unterbinden die Antikörperbildung und führen zur Lymphocytendepression. Schon 1948 versuchte daher SILBERBERG die Homoiotransplantatreaktion bei Mäusen durch Methylcholanthren zu beeinflussen. Was ihm nicht gelang, erreichte LEVINSON 1956 mit Senfgas; er verabreichte Ratten täglich 0,4 mg/kg intravenös am Operationstag sowie am 4., 9. und 14. postoperativen Tag. Die Transplantate überlebten 115 Tage.

Daraufhin wurden die verschiedensten Antimetaboliten ausprobiert: Ametopterin hatte bei Kaninchen keine Wirkung (BROOKE), ebenso erwiesen sich 6-Methylmercaptopurin, 8-Azoguamin, Aminonucleosid, A-Methtopterin und 5-Fluorouracil als wirkungslos. Eine leichte Verzögerung der Transplantatnekrose bewirkte dagegen 6-Mercaptopurin (MEEKER). Es unterdrückt beim erwachsenen Kaninchen die primäre Immunreaktion, solange es gegeben wird. MANNIECK konnte in seinen Versuchen bei Nierenhomoiotransplantationen bei Hunden zwar die Immunisierung durch vorhergehende Hauttransplantationen, nicht aber die Homoiotransplantatnekrose verhüten. ANDRE sieht den Haupteffekt des 6-Mercaptopurin in einer Hemmung der Hämocytoblasten und dadurch Atrophie des gesamten Lymphoidsystems, damit auch der Abwehr gegen Homoiotransplantate.

In jüngster Zeit konnte HUMPHREYS auch bei Cytoxan, TEM und Melphalen eine Wirkung auf die Homoiotransplantatreaktion beobachten. Senfgas sollte beim Menschen wohl nicht zum Zwecke der Homoiotransplantation verwendet werden; dem 6-Mercaptopurin kommt bei der Organtransplantation eine gewisse klinische Bedeutung zu. In letzter Zeit wurde es häufig angewendet. Die Therapie des schwerkranken Schwerstverbrannten mit Antimetaboliten erscheint dagegen zu riskant.

e) *Die Vorbehandlung des Empfängers mit Pyridoxinantagonisten.* Pyridoxin ist für die Aufrechterhaltung des Funktionszustandes des Lymphoidgewebes unentbehrlich (STOERK). Sobald daher der Zusammenhang zwischen Lymphocyten und Antikörperbildung erkannt wurde, untersuchte man den Einfluß pyridoxinarmer Ernährung auf die Antikörperbildung bei Ratten (STOERK, EISEN). Es zeigte sich, daß der Antikörpertiter gegen z. B. menschliche Erythrocyten viel niedriger ist als bei normalen Ratten. AXELROD und CARTER formulierten auf Grund ihrer Versuche sogar so, daß die Antikörperproduktion, die die physiologische Antwort auf einen antigenen Stimulus darstellt, als Maß für den Ernährungszustand eines Versuchstieres dienen kann. Auch bei Panthotensäure- und Riboflavin-Mangeldiät resultiert eine Störung der Antikörperbildung.

Es lag daher nahe, den Einfluß von Vitamin-B_6-Mangel auf die Homoiotransplantatreaktion zu untersuchen. Vitamin-B_6-Mangeldiät führt bei Ratten zu einer beträchtlichen Verlängerung des Homoiotransplantatüberlebens (AXELROD und FISHER) bis zu 21 Wochen.

Nun steht aber als zusätzliches Mittel zur Inaktivierung des schon im Körper vorhandenen Vitamin B_6 der Pyridoxinantagonist Desoxypyridoxin zur Verfügung. FISHER untersuchte den Einfluß von Desoxypyridoxingaben und Vitamin-B_6-Mangeldiät auf die Homoiotransplantatreaktion bei Ratten. Durch tägliche intraperitoneale Injektionen von 0,75 mg pro 100 g Körpergewicht DB_6-Hydrochlorid in physiologischer Kochsalzlösung + Vitamin-B_6-Mangeldiät konnten Dauereinheilungen von Homoiotransplantaten erreicht werden. Auffallend war dabei, daß die Transplantate auch dann nicht wieder abgestoßen wurden, wenn wieder Normaldiät gegeben wurde und das Lymphoidsystem wieder zur normalen Aktivität zurückkehrte. Die Tiere, die tolerierte Homoiotransplantate trugen, stießen die Homoiotransplantate von anderen Tieren nach Rückkehr zur Normaldiät wieder in erwarteter Weise ab. Zweite Transplantate vom gleichen Spendertier wurden ebenfalls normal beschleunigt abgestoßen, obwohl das erste Transplantat intakt blieb. Es scheint nach diesen Versuchen so zu sein, daß eine vorübergehende Blockade der Antikörperproduktion für ein dauerndes Einheilen eines Homoiotransplantates ausreichend ist. Warum das so ist, ist völlig ungeklärt. Diese Versuche schienen hinreichende Grundlagen für eine Erprobung am Menschen zu liefern.

Sechs Freiwillige erhielten täglich vier Kapseln je 250 mg DB_6. Nach einer Woche fielen die Lymphocyten erheblich ab, am Ende der zweiten Woche trat eine Glossitis auf. Nach zwei Wochen wurden Hauthomoiotransplantate übertragen. Die Patienten klagten über Brennen und Zucken des Gesichtes, Hautschälung, Zungenschmerzen, Stomatitis und papulöse Eruptionen an Kopf und Hals. Trotz dieser Mangelerscheinungen wurden alle Transplantate zwischen dem 11. und 21. Tag abgestoßen. Auch bei vierwöchiger DB_6-Medikation vor der Transplantation konnte die Überlebenszeit des Transplantates nicht verlängert werden.

Vitamin-B_6-Mangel erlaubt es, im Tierversuch bei der Ratte Homoiotransplantate zur Daueranheilung zu bringen. Um dasselbe beim Menschen zu erreichen, müßte Desoxypyridoxin in der Dosierung so hoch gewählt werden, daß die Nebenerscheinungen unerträglich wären.

f) *Hormonelle Beeinflussung des Empfängers.* Der Einfluß der Nebennierenrindenhormone auf die Homoiotransplantatreaktion wurde schon früher besprochen. Glaubt man mit LOEB an das Vorhandensein einer chemisch fixierten Individualität, so kann man annehmen, daß hormonelle Prägungsstoffe (GUDERNATSCH) bei der Prägung der Individualität mitwirken (SCHÄFER). SCHÄFER kastrierte männliche und weibliche Ratten 24 Stunden nach der Geburt und verpflanzte 3 Monate später Bauchhautlappen. Dabei heilten die Lappen bei heterocygoten Tieren in 28% der Fälle ein, wobei kein Unterschied zwischen männlichen und weiblichen Tieren bestand. Eigenartig ist an diesen Untersuchungen, daß auch bei den nicht kastrierten Tieren in 8 bis 14% die Transplantate nicht abgestoßen wurden.

Wenn die Annahme stimmt, daß durch die frühzeitige Kastration die Ausbildung spezifisch individueller Eigenschaften gehemmt wird, so müßten sich frühkastrierte Tiere untereinander ähnlicher sein als spätkastrierte. Diese Annahme bestätigte sich bei SCHÄFERs Versuchen, 3 Monate nach der Geburt kastrierte Tiere wiesen keine größere Einheilungsquote als nicht kastrierte Tiere auf. Durch Kastration und Salicylatgaben wurde bei gleichgeschlechtlichen Wurfgeschwistern eine Einheilungsquote von 85% erreicht. Auf Grund seiner Versuche nimmt SCHÄFER an, daß die Sexualhormone die immunologische Abwehr fördern, was auch mit den Ergebnissen anderer Autoren (KROHN) übereinstimmt. Ein Therapieversuch mit Sexualhormonen erscheint daher bei der Homoiotransplantation wenig sinnvoll. Versuche COCKs mit Testistransplantationen bei Hühnern lieferten keine eindeutigen Ergebnisse.

Rinderwachstumshormon verlängert bei Mäusen in Dosierungen von 0,1 bis 0,5 mg täglich die Überlebenszeit von Homoiotransplantaten gering, aber signifikant (DES PREZ). Bei Schweinen konnte BAXTER, obwohl Schweinewachstumshormon verwendet wurde, keinen Effekt auf die Homoiotransplantationsreaktion feststellen.

Propylthiourazyl hemmt die Antikörperbildung durch Schilddrüsenbremsung (LONG). Hypothyreoidismus verlängert im Tierexperiment die Überlebenszeit von Homoiotransplantaten gering (SCHATTEN).

g) *Die Beeinflussung des Empfängers durch Enzyme, Antikoagulantien, sowie allgemeine und lokale unspezifische Maßnahmen.* Die Aktivität der proteolytischen Enzyme ist im Serum irgendwie geschädigter Tiere stark vermehrt. Hypothetisch wurde angenommen, daß die proteolytische Aktivität den Anstieg vasoaktiver Produkte auslöst, die ihrerseits einen Schock auslösen können.

UNGAR konnte zeigen, daß die Enzyme Cathepsin und Chymotrypsin beim Anstieg der Gewebsproteasen während anaphylaktischer Zustände beteiligt sind. Der Sojabohnen-Trypsin-Inhibitor und Epsilon-Amino-Capronsäure (EACA) sind sehr potente Inhibitoren der proteolytischen Enzyme vom Chymotrypsintyp. GILETTE konnte bei Mäusen durch Injektion von 2,5 mg EACA/g Körpergewicht intraperitoneal drei Tage vor der Homoiotransplantation, und dann täglich gegeben, die Transplantatnekrose von 14 auf 45 Tage hinauszögern. Es wird mit WERDER und HARDIN angenommen, daß der Abstoßungsmechanismus durch proteolytische Enzyme in Gang gesetzt wird und durch antiproteolytische Stoffe verzögert werden kann. Interessant war es, in diesem Zusammenhang auch Versuche mit dem Trypsininhibitor Trasylol anzustellen. Bei 200 Mäusen konnte ich jedoch keine Verlängerung des Transplantatüberlebens beobachten.

Die Abstoßung eines Homoiotransplantates ist immer mit einer Thrombose der Gefäße im Empfängerbett verbunden. Es erschien daher sinnvoll, den Einfluß von Antikoagulantien auf die Homoiotransplantation zu untersuchen. CONWAY konnte mit Dicumarol zwar die Überlebenszeit von Homoiotransplantaten etwas verlängern, die endgültige Nekrose blieb aber unbeeinflußt.

Daß auch die Temperatur die Homoiotransplantatreaktion beeinflußt, konnte HILDEMANN bei Goldfischen zeigen. Je höher bei seinen Experimenten die Wassertemperatur war, desto eher setzte die Abstoßung ein.

In der Annahme, daß die lokalen Lymphknoten die Hautbildungsstellen der Antikörper sind, hat STARK bei Kaninchen bei Transplantationsversuchen an Kaninchenohren durch Entfernung dieser Lymphknoten vor der Transplantation die Überlebenszeit der Transplantate verdoppelt. Ein ähnlicher Befund wurde zufällig, ebenfalls von STARK, bei einer unilateral radikal Mamma-operierten Frau erhoben, die anläßlich einer Verbrennung Homoiotransplantate auf beide Arme erhielt.

Der Kuriosität halber sei noch erwähnt, daß auch die intravenöse Gabe von 1%igem Novocain zur Blockade von Reflexen die Homoiotransplantatnekrose verzögern soll (GINZBERG).

IV. Die Auswirkung von Schwangerschaft und Krankheiten des Empfängers auf die Homoiotransplantationsreaktion

a) *Der Einfluß der Schwangerschaft.* Bei Kaninchen überleben Homoiotransplantate auf schwangeren Tieren, die zwischen dem 20. und 24. Tag der Schwangerschaft transplantiert wurden, etwa doppelt solange wie auf anderen Kaninchen oder auf Kaninchen im Früh- oder Spätstadium der Schwangerschaft. Dieses Ergebnis wird auf eine erhöhte Corticosteroidausscheidung während dieser Periode der Schwangerschaft zurückgeführt. VALONE, der ähnliche Ergebnisse erzielte, erklärte sie durch Veränderungen im mütterlichen Serum bedingt, die durch Austausch mit Serumbestandteilen des Fötus zustande kommen. Diese entzündliche Komponente fehlt bei der Transplantationsreaktion beim schwangeren Kaninchen völlig. Zahlreiche Schwangerschaften führen bei der Maus zu einer gewissen Toleranz gegen Hauttransplantate des Männchens (PREHM). Beobachtungen beim Menschen liegen nicht in genügender Zahl vor, um bindende Schlüsse zu ziehen.

b) *Der Einfluß der Inanition.* Von dem Wissen ausgehend, daß die natürliche Immunität gegen Infektionen durch Inanition aufgehoben wird, erreichte MORPURGO bei 6 Monate alten Ratten einen Gewichtsverlust von ein Drittel des Körpergewichts. Die Homoiotransplantation war bei diesen Tieren zwar mit einer enormen Mortalität belastst, resultierte aber in einer Verzögerung der Transplantatnekrose bis zum 34. Tag. TESSIER beobachtete ähnliches bei kachektischen Patienten, wo in einem Fall ein Homoiotransplantat 10 Wochen lang überlebte. Auf dieser Linie liegt auch die klinische Erfahrung, daß Homoiotransplantate bei Schwerstverbrannten um so länger überleben, je ausgedehnter die Verbrennung und je schlechter der Allgemeinzustand ist.

c) *Der Einfluß von Urämie.* Beim Menschen mit Niereninsuffizienz und Urämie kann die Überlebenszeit einer homoiotransplantierten Niere von 1 bis 6 Monaten variieren. Ohne Niereninsuffizienz erfolgt die Nekrose nach etwa 3 Wochen. DAMMIN führte bei 7 Pat. mit chronischer Urämie Hauthomoiotransplantate durch, die Überlebenszeit betrug 32 bis 115 Tage. Anscheinend besteht bei der Urämie ein geschädigter Immunmechanismus, obwohl Gammaglobulingehalt und Isoagglutinintiter normal sind. Bei Kaninchen läßt sich dies experimentell produzieren, indem man eine Niere entfernt und den Stiel der anderen Niere für 2 Std. abklemmt. Am 2. bis 4. Tag nach dieser Operation tritt die Urämie auf. Die Überlebenszeit von Hauthomoiotransplantaten auf solcherart vorbehandelten Tieren ist auf das doppelte verlängert (SMIDDY).

d) *Der Einfluß von Neoplasmen.* Patienten mit Hodgkinscher Krankheit zeigen bei Hauttesten mit Antigenlösungen eine ausgesprochene Allergie. Homoiotransplantate überleben auf solchen Patienten lange, manchmal dauernd (KELLY). Bei Krebspatienten im terminalen Stadium tritt die typische Homoiotransplantatnekrose überhaupt nicht auf, hier werden die Transplantate langsam vom Narbengewebe ersetzt (GARDENER, SNYDERMAN). Dies ist wohl dadurch bedingt, daß die Fähigkeit zur Immunabwehr bei diesen Patienten herabgesetzt ist. SNYDERMAN transplantierte homoioplastische Hautstücke bei 65 Krebspatienten am Unterarm und fand in 36% der Fälle ein deutlich verlängertes Transplatüberleben. Die histologischen Untersuchungen zeigten dabei keine Unterschiede zur normalen Homoiotransplantatreaktion. PEER konnte diese Ergebnisse zwar bestätigen, beobachtete aber, daß bei 6 sehr alten Patienten ohne Krebs die Überlebenszeit der Transplantate ebenfalls auf 69 bis 108 Tage verlängert war.

B. Die Beeinflussung des Transplantates
I. Verwandte als Spender

Auf Grund der Transplantationserfolge bei eineiigen Zwillingen hatte man zunächst angenommen, daß Blutsverwandte als Spender besonders geeignet seien. Zahlreiche Mißerfolge ließen diese Annahme dann immer fraglicher werden. Da kam 1949 die Beschreibung des Falles von KEARNS und REID, bei dem ein zweijähriger Bub mit schweren Verbrennungen Hauthomoiotransplantate von Vater und Mutter dauerhaft einheilte, das gab der Theorie von der genetischen Ähnlichkeit der Blutsverwandten wieder neuen Auftrieb. 1956 berichtete dann KAY über einen Mann, der Homoiotransplantate von 19 Spendern erhalten hatte, 10 davon waren seine Brüder. Die Haut des einen Bruders überlebte dabei acht Monate lang.

Um die Erforschung der Transplantation zwischen Verwandten hat sich vor allem PEER verdient gemacht, der zahlreiche Kreuztransplantationsversuche anstellte. Zunächst erhielten 13 Neugeborene Transplantate von den Eltern, nur die Transplantate von den Müttern überlebten länger, in einem Fall 200 Tage. Die Resultate werden insofern etwas verfälscht, als vorher Spenderblut intramuskulär injiziert wurde. Bei 6 nicht vorbehandelten Neugeborenen überlebten in 4 Fällen die Transplantate 55 bis 169 Tage. Es war nun wichtig zu wissen, ob diese partielle Toleranz im Laufe des Lebens abnimmt. Ein Transplantat von der Mutter auf den 3 Monate alten Sohn war nach 240 Tagen noch lebensfähig, ähnlich verhielt es sich bei einem 12jährigen Sohn. Austauschtransplantate zwischen Kindern, Vater und Großvater wurden dagegen alle in der normalen Zeit nekrotisch, sie überlebten durchschnittlich 20 Tage. Daß es sich bei den erfolgreichen Transplantaten tatsächlich um mütterliches Gewebe und nicht um Ersatz durch den Spender handelte, wurde durch Sexualchromatinanalysen sichergestellt. Wurde nun die kindliche Haut auf die Mutter transplantiert, so fand sich ebenfalls eine erstaunliche lange, völlig unerklärliche Überlebenszeit.

Aus diesen Erkenntnissen zog PEER dann die Konsequenz, als 1960 ein 19jähriger schwerverbrannter Mann in seine Behandlung kam. Zunächst führte er Testtransplantationen durch, die Haut des Sohnes wurde von der Mutter schnell abgestoßen, die Haut der Mutter heilte jedoch beim Sohn ein. Hierauf wurden seine Verbrennungswunden mit Homoiotransplantaten von der Mutter bedeckt, die Transplantate überlebten 238 Tage. Im ganzen waren dreimal hintereinander Homoiotransplantationen erforderlich, das dritte Transplantat überlebte immer noch 79 Tage. Als es nekrotisch wurde, wurden allerdings auch die Transplantate des ersten und zweiten Transplantatsatzes abgestoßen.

Im Tierversuch bei Kaninchen konnte IVANYI nachweisen, daß Transplantate zwischen nicht verwandten, neugeborenen Kaninchen nach 8 bis 9 Tagen abgestoßen werden, während die Überlebenszeit der Homoiotransplantate zwischen dicygotischen Wurfgeschwistern 26 bis 210 Tage betrug. Aus seinen Beobachtungen läßt sich für die Praxis folgern, daß als Homoiotransplantatspender zuerst die Mutter, dann die Geschwister herangezogen werden sollten, während Transplantate vom Vater wohl denen nichtverwandter Personen nicht überlegen sind.

II. Die Verwendung zahlreicher Spender

Die Idee, zahlreiche Spender zur Transplantation bei Schwerstverbrannten heranzuziehen, stammt von der Überlegung, daß es dadurch möglich sein müßte, schnell einen Spender mit einer dem Empfänger ähnlichen Hautgruppe zu finden. So berichtete BINHOLD 1939, daß bei einem Patienten, der Reverdintransplantate von 100 Spendern erhalten hatte, 51 Transplantate einheilten. BROWN und McDOWELL sowie LONGMIRE konnten diese Befunde allerdings bei ähnlichen Untersuchungen nicht bestätigen. Bei einem Fall, in dem LONGMIRE 71 Reverdintransplantate übertrug, überlebte nur eines 5½ Wochen. Daraufhin wurde ein größeres Transplantat von diesem Spender übertragen, es ging nach 9 Tagen zugrunde und verursachte auch noch die gleichzeitige Nekrose des überlebenden Reverdintransplantates. Dieses Ergebnis war eigentlich zu erwarten, da das erste Transplantat ja einen gewissen Immunisierungszustand hervorrufen mußte.

HARDIN stellte auf Grund dieser Berichte Tierversuche an Mäusen an. Dabei führte die gleichzeitige Transplantation zahlreicher kleiner Transplantate viel schneller zur Nekrose als die Transplantation nur eines Hautstückes. Aber auch die Überpflanzung zahlreicher kleiner Transplantate desselben Spenders resultierte in einem ähnlichen Ergebnis. Diese Befunde sind ein starkes Argument gegen die Anwendung von Reverdintransplantaten schlechthin. RAPAPORT beobachtete, daß bei aufeinanderfolgenden Transplantationen vom selben Spender nach einiger Zeit auch an den Stellen, an denen vorher schon Transplantate abgestoßen worden waren, Reizerscheinungen auftraten. Er nannte dieses Phänomen „Recall flare". Gegen die Verwendung mehrerer Spender spricht auch, daß Transplantate den Empfänger häufig nicht nur gegen Zweittransplantate vom gleichen Spender, sondern auch von anderen Spendern sensibilisieren (RAPAPORT).

III. Die Verwendung embryonalen Gewebes

Dieses Gebiet wurde schon früher ausführlich besprochen, es sei deshalb hier nur nochmals kurz erwähnt.

a) *Eihäute.* Die Eihäute sind nach LEXER und SCHRECKENBACH schon rein mechanisch nicht besonders gut zur Transplantation geeignet. Trotzdem wurde ihre Anwendung immer wieder versucht (DOUGLAS, GRÜNBERGER), TROENSEGAARD stellte Amnionplastin durch Tränkung der Eihäute mit gereinigtem Alkohol und Abkochen in destilliertem Wasser her. Das Ergebnis wurde dadurch nicht verbessert, obwohl die Eihäute im Tierversuch in der Rückenkammer der Maus dreimal länger als Homoiotransplantate überlebten.

Nachdem der geringe Nutzen von Eihaut in der Verbrennungsbehandlung allgemein anerkannt wurde, versuchte DE RÖTTH sie noch zur Conjunctivaplastik heranzuziehen. Auch das gelang nicht. Die einzigen wirklichen Erfolge beschrieb BURGER, der Eihäute 1938 zur Vaginalplastik bei Atresie verwendete.

Ganz am Rande sei hier noch erwähnt, daß man auch Darmschleimhaut zur Transplantation auf Schwerverbrannte verwendet hat (MAGUIRE), das mechanische Ergebnis war aber ebenfalls unbefriedigend.

b) *Fötales und Neugeborenengewebe.* Menschliche Vorhaut von Neugeborenen ist schon 1884 von LUCAS und später immer wieder gelegentlich benützt worden (EISENBERG, ASHLEY, SABELLA, STERN). Dabei wurde angenommen, daß sich das Gewebe des Neugeborenen besonders gut zur Transplantation eigne, da es antigenisch noch nicht reif sei. Die Hoffnung hat sich als irrig erwiesen, im übrigen ist diese Methode für die Behandlung Schwerstverbrannter sowieso ohne Bedeutung.

Bei Tieren ist die Antigenität direkt nach der Geburt zum Teil tatsächlich noch nicht voll ausgebildet. Homoiotransplantate von frischgeschlüpften Kücken heilten z. B. noch in 5 bis 10% der Fälle an (CANNON). Interessant ist noch, daß diese Transplantate sich später nicht auf den Spender rücktransplantieren ließen. Sie hatten also inzwischen die Gewebsspezifität des Empfängers angenommen.

Das Verhalten embryonaler Haut bei der Homoiotransplantation wurde von TOOLAN in großen Versuchsreihen bei Kaninchen beobachtet. Dabei stellte sich heraus, daß nur die Haut von Föten aus dem ersten Schwangerschaftstrimester bei 75% der Tiere zur Daueranheilung gebracht werden konnte. In späteren Reifestadien gelang das nur, wenn der Empfänger mit Cortison oder ACTH vorbehandelt wurde. Etwa 4 Wochen nach Absetzen der Medikation gingen jedoch die Transplantate zugrunde. Es wird angenommen, daß sich diese Angaben in etwa auf die Verhältnisse beim Menschen übertragen lassen. BAXTER und GOLDSTEIN stellten beim Menschen diese Versuche mit Haut von 17 bis 33 Wochen alten menschlichen Föten an, ohne jemals ein Hautstück zur Daueranheilung zu bringen. Es konnte dabei weder ein Einfluß der Blutgruppen, noch des Geschlechtes festgestellt werden. In jüngster Zeit konnte HASEK in den Zellen $4\frac{1}{2}$ Tage alter Hühnerembryonen bereits Antigene nachweisen. Damit dürfte es sich erübrigen, weitere Behandlungsversuche mit fötaler Haut beim Menschen anzustellen.

IV. Der Einfluß der Transplantatdosierung

MEDAWAR hatte ursprünglich bei seinen klassischen Versuchen festgestellt, daß ein Homoiotransplantat um so schneller zugrunde geht, je größer es ist und das auf die stärkere Antikörperproduktion zurückgeführt.

DEMPSTER konnte diese Ansicht 1951 durch Tierversuche am Kaninchen bestätigen. Schon sehr bald wurden aber auch gegenteilige Ergebnisse mitgeteilt, so erreichte EFIMOR durch Transplantation der gesamten Rückenhaut bei 10 Tage alten Ratten eine Überlebenszeit von 16 Monaten. LEHRFELD und TAYLOR wiederholten daraufhin diese Versuche an Ratten und fanden, daß die kleinen Transplantate dreimal länger überlebten als die großen. Bei zunehmender Transplantatgröße wurde jedoch ein Punkt erreicht, von dem ab sich die Überlebenszeit durch weitere Vergrößerung des Transplantates nicht mehr verlängern ließ.

Einen anderen Weg beschritten THOMAS und MURRAY, sie führten Homoiotransplantationen bei Hunden durch in der Absicht, die Antikörperbildung durch immer neue Transplantate allmählich zu lähmen. Dies gelang jedoch nicht. Auch beim 11. Transplantatsatz war die Überlebenszeit gegenüber dem ersten Transplantat noch verkürzt. Selbst

150 Tage nach dem ersten Transplantat war dieser Effekt noch nachweisbar.

Trotz dieser eindeutigen Ergebnisse wurde von russischer Seite (ZOTIKOV) wiederum festgestellt, daß große Transplantate bei Mäusen länger überleben als kleine. ZOTIKOV wies u. a. darauf hin, daß auch beim Menschen dasselbe zu beobachten sei. Hier liegt aber nun ein grundsätzliches Mißverständnis vor, denn beim Schwerstverbrannten, bei dem ein großer Prozentsatz der Körperoberfläche betroffen ist, ist es ganz sicher nicht die Menge der Transplantate, die die Antikörperbildung hemmt, sondern das der Transplantation vorangegangene schwere Trauma.

Die Diskussion über das Für und Wider der Verlängerung des Transplantatüberlebens durch massive Dosierung ist bis in die jüngste Zeit nicht mehr zur Ruhe gekommen, ohne daß ein definitives Urteil möglich wäre. Vor allem CONVERSE, BALLANTYNE und CALMAN haben in ihren Tierversuchen immer wieder ein längeres Überleben der großen Transplantate beschrieben.

V. Die Verwendung von Zellen und Zellkulturen bei der Homoiotransplantation

Die ersten Züchtungsversuche mit menschlichen Hautzellen in Ascitesflüssigkeit unternahm LJUNGGREN schon 1898. SHIKAWA und ASAKI berichteten 1927 erstmals über erfolgreiche Kulturen menschlicher Epithelzellen in Homoioplasma. 1930 gelang es BÖRNSTEIN explantierte, 3 Monate alte Epithelzellen in Homoioplasma wachsen zu lassen. Weitere Erfolge erzielten PINKUS, YOSHIDA, STONE und REZZESI. Die Idee, daß vorher in Empfängerserum kultivierte Organe nach der Transplantation länger überleben, stammt von LUX. Er konnte jedoch keine klaren Ergebnisse erzielten. MEDAWAR gelang es schon 1941, das Epithel der menschlichen Haut durch Trypsinverdauung von der Dermis zu trennen und lebensfähig zu erhalten. BILLINGHAM erzielte schließlich klinische Erfolge mit der Transplantation von Epithelzellen.

Die Versuche, die Transplantate durch Kultivierung in Empfängerserum zu desensibilisieren, wurden von GAILLARD, BLOCKER, POMERAT, EVANS und EARBE fortgesetzt. CONWAY stellte bei Versuchen mit Mäuseepithelzellen, die er in einer Mischung aus Plazentaextrakt, menschlichem Serum, Carcinomascitesflüssigkeit und Embryoextrakt aufbewahrte, fest, daß die Transplantate später um so länger überlebten, je länger sie vorher kultiviert worden waren. In zwei Fällen gelang es sogar, solcherart vorbehandelte Homoiotransplantate zur Daueranheilung zu bringen.

Auffallend ist die Tatsache, daß bei den Versuchen mit Zellkulturen die Zellen immer im heterologen oder homologen Plasma wachsen, ohne ihre Spezifität zu verlieren. Sogar die Zellen verschiedener Spezies wachsen nebeneinander in derselben Kultur, ohne sich gegenseitig zu beeinflussen (KNAKE). BASSET konnte durch Zellkulturen regelrechte Epithelschichten herstellen, die bis zu 6 Monaten erhalten blieben. Die Transplantation dieser Zellen auf Brandwunden war jedoch nicht so erfolgreich wie erwartet.

Genaue Untersuchungen injizierter dissoziierter homologer Epidermiszellen hat CHUTNA durchgeführt. Er stellte ab 13. Tag eine Lymphocyten- und Eosinophileninfiltration fest. Kurz danach hörten die Mitosen in den Epithelzellen auf. Das Cytoplasma veränderte sich vakuolisch und verlor seinen basophilen Charakter. Die Zellen gingen zugrunde. Bei einer zweiten Injektion derselben Zellart begannen die Veränderungen schon am 6. Tag.

Neben den Desensibilisierungsversuchen werden Zellkulturen heute hauptsächlich zur Überprüfung der Lebensfähigkeit verwendet (McCORNACK, FREYER). Mit Hilfe dieser Methode konnten KEPES und GEORGIADE bei Untersuchungen an 60 Leichen zeigen, daß die Haut bis zu 32 Stunden nach dem Tode die volle Lebensfähigkeit behält.

VI. Physikalische Beeinflussung der Transplantate

a) *Gefrieren des Transplantates.* Das Gefrieren von Leichenhaut ist nicht neu. WENTSCHER verwendete schon 1894 Haut, die im gefrorenen Zustand aufbewahrt worden war. Die Überlegung, die der Kühlung des Transplantates zugrunde liegt, ist die, daß der Stoffwechsel im Transplantat bei niedrigen Temperaturen herabgesetzt ist und daß dadurch eventuell die Überlebenszeit des so vorbehandelten Transplantates verlängert wird. So kühlte FISCHER 1929 Hauthomoiotransplantate vor der Transplantation auf —30° C ab, ohne die Transplantatanheilung dadurch irgendwie zu beeinflussen. Erfolgreicher war BRIGGS 1944 bei Tierversuchen an Mäusen. Er kühlte Bauchlappenhaut von 3 bis 5 Wochen alten Mäusen langsam bis —78,5° C ab und taute sie dann schnell in 25° C warmer Kochsalzlösung auf. 52% der so vorbehandelten Transplantate wurden angeblich zur Daueranheilung gebracht.

Zahlreiche Autoren beschäftigten sich in der Folge mit Gefriertechniken zum Zwecke der Aufbewahrung von Leichenhaut (WEBSTER, STRUMIN, OKULOVA). MARACONI führte die heute allgemein verwendete Methode zur Aufbewahrung von Transplantaten ein, indem er das Gefrieren, das die Struktur zerstört, vermied. Er konnte Kaninchenhaut-Homoiotransplantate, die er 60 Tage lang in Kochsalzlösung mit 10% Serumzusatz und 100 E Penicillin/ccm bei Temperaturen zwischen 0 und +8° C aufbewahrt hatte, in allen Fällen zur Anheilung bringen. Die Überlebenszeit der so vorbehandelten Transplantate war gegenüber den nicht vorbehandelten Transplantaten leicht verlängert (von 10 auf 14 Tage). Das Serum wirkt bei dieser Art der Transplantataufbewahrung als Puffer für die sauren Stoffwechselprodukte, die in der abgelösten Haut entstehen. MARAGONI nahm außerdem an, daß die antigenen Eigenschaften eines Transplantates durch Kühlung abgeschwächt würden. VANNI wandelte die Methode ab, indem er die Transplantate bei —3° C aufbewahrte, ohne dadurch eine verlängerte Überlebenszeit zu erreichen. BAXTER und EUTIN fanden im Gegensatz zu diesen Ergebnissen die Überlebenszeit gekühlter Transplantate verkürzt. Genauere Untersuchungen an Haut, die bei +3° C aufbewahrt worden war, führt DOGO durch, der tägliche Messungen des Sauerstoffverbrauches mit der Warburg-Apparatur durchgeführt hatte und dabei eine große Variation der Lebensfähigkeit der Transplantate (7 bis 22 Tage) feststellte. MARAGONIS im Tierversuch ermittelte 60-Tage-Grenze muß somit als zu hoch für menschliche Haut angesehen werden. Der Durschchnitt dürfte bei etwa 14 Tagen liegen.

Werden Transplantate unter 0° abgekühlt, so müssen Kunstgriffe angewendet werden, um das Kristallisationsstadium, das zur Strukturzerstörung der Zellen führt, zu vermeiden. Das Plasma muß in den Zustand der Vitrification (LYET) überführt werden. Der vitreale Zustand ist daher eine feste, amorphe Form der Materie, in dem die Moleküle ohne Kristallisation verteilt bleiben, wie beim Glas. Der Kristallisationsprozeß erfordert Zeit. Durch schnelle Kühlungsgeschwindigkeit wird die Molekülgeschwindigkeit soweit herabgesetzt, daß sich keine Kristalle mehr bilden können. Die Abkühlungsgeschwindigkeit hängt vom Wassergehalt ab. Der vitreale Zustand kann nur aufrecht erhalten werden, wenn die Temperatur nach der Abkühlung dauernd unter der Kristallisationszone gehalten wird. Die Wiedererwärmung muß unter einer Geschwindigkeit von mehreren 100° C/sec. vor sich gehen, um hierbei die Kristallisation zu vermeiden. Dieses Schnellgefrieren der Transplantate ohne Kristallisation in den Zellen kann auf mehreren Wegen erreicht werden. Man kann dem zu gefrierenden Gewebe Glycerin und Äthylen-Glycol zusetzen (CONVERSE), wodurch eine partielle Dehydrierung des Gewebes erfolgt. Das Schnellgefrieren kann aber auch durch Eintauchen in flüssigen Stickstoff (—196°) erreicht werden (KEELEY). Die so behandelte Haut bleibt nur dann lebensfähig, wenn sie bei —70° aufbewahrt wird. Diese Temperatur läßt sich mit CO_2-Schnee und Alkoholzusatz erreichen. Die Notwendigkeit der extrem tiefen Aufbewahrungstemperatur ergibt sich aus der Tatsache, daß das Bakterienwachstum erst bei etwa —70° aufhört. SKOOG konnte auf diese Weise aufbewahrte Haut noch nach 13 Monaten zur Anheilung bringen, wobei die Überlebenszeit auf acht Wochen verlängert war. Wieviel Glycerin zugesetzt wird (10 bis 25%), spielt anscheinend keine große Rolle. Könnte man das Bakterienwachstum vernachlässigen, so wäre auch eine Aufbewahrung bei —20° ausreichend, um die Überlebensfähigkeit der Transplantate zu erhalten (GEORGIADE). BILLINGHAM und MEDAWAR konnten zeigen, daß nur die Haut lebensfähig bleibt, deren Wassergehalt mindestens 25% blieb. Bei Auftauen ist bei —20 bis —35° eine Gefahrenzone, die aber durch schnelles Auftauen in warmer Kochsalzlösung vermieden werden kann. Transplantate, deren Temperatur längere Zeit in der Gegend der Gefahrenzone bleibt, überleben nicht.

Die gefrorene Leichenhaut wurde in großem Maße zur Transplantation verwendet. KIRSCHBAUM berichtete 1955 über 300 Fälle. Dabei war die Überlebenszeit der Leichenhaut etwas kürzer als die frischer Haut. Durch Aufbewahrung der Leichen bei Temperaturen um $+4°$ C kann die Entnahmefrist bis zu 6 Tagen verlängert werden (BROWN).

In jüngster Zeit berichtete GEORGIADE über erfolgreiche Transplantationen mit tiefgefrorener Haut, die in Oxypolygelatinlösung mit 20% Glycerin eingeweicht worden war, 4 Jahre nach der Entnahme. LAPCHINSKY konnte im Tierversuch mit Kaninchenhaut die Überlebenszeit von Homoiotransplantaten bis zu 65 Tagen verlängern, indem er die Haut bis zu 23 Tagen in flüssigem Stickstoff bei —196° C aufbewahrte. Bei Versuchen an 100 Mäusen ist es mir nicht gelungen, diese Ergebnisse zu reproduzieren. Bei längerer Aufbewahrung wachsen die Transplantate nicht mehr an. BASCH zeigte durch in vitro-Analyse der Antigene durch Absorbtion cytotoxischer Antikörper, daß das Gefrieren die Antigenkonzentration des Gewebes nicht beeinflußt.

b) *Die Gefriertrocknung.* Wird der Gefriervorgang mit Dehydrierung durch Herstellung eines Vakuums verbunden, so sinkt der Flüssigkeitsgehalt des Gewebes unter 25%, womit die Lebensfähigkeit des so behandelten Gewebes zerstört wird. Gefriergetrocknete Haut ist also ein reiner Notverband. Nach MEDAWAR beeinflußt ein gefriergetrocknetes Transplantat die Reaktion eines nachfolgenden Homoiotransplantates nicht, obwohl der Antigengehalt nach BASCH auch durch die Gefriertrocknung nicht verändert wird. Dies könnte an der mangelnden Vascularisierung liegen.

Wird ein gefriergetrocknetes Transplantat nach einem frischen Homoiotransplantat übertragen, so geht es jedoch beschleunigt wie ein zweites Frischhauttransplantat zugrunde (SANDERS). Esperimente mit gefriergetrockneter Haut wurden von SEWELL und STUCK angestellt. In größeren Mengen wurde gefriergetrocknete Haut am US-Naval-Hospital in Bethesda/Maryland und von DOGO in Italien verwendet, der seine Transplantate allerdings ebenfalls aus der Gewebebank des US-Naval-Hospitals bezog. Dabei zeigte sich die gefriergetrocknete Haut der Frischhaut und der Leichenhaut insofern etwas unterlegen, als sie schneller nekrotisch wurde. EASTWOOD verwendete im Tierversuch an 19 Ratten und bei 2 Patienten gefriergetrockenete, Betapropriolaktonsterilisierte Schweinehaut, die ebenfalls gut anwuchs und etwa 15 Tage überlebte. Eine angebliche Vascularisierung der Transplantate wurde mit Druckangiographie nachgewiesen.

c) *Erhitzen des Transplantates.* Einige Untersucher hofften, die Transplantationsantigene durch Erhitzen des Transplantates zerstören zu können. FISCHER erhitzte Transplantate bis 43° C ohne jeden Erfolg. Erst die Erhitzung auf 56° C zerstörte die Antigene (BLUMENTHAL), gleichzeitig aber auch die Zellen, und ist damit unbrauchbar. Versuche, wenigstens die für die Transplantatauflösung verantwortlich gemachte Protease durch Erhitzen zu zerstören, mißlangen ebenfalls (BELOFF). Erst Abkochen von mindestens 5 Minuten Dauer zerstört das sehr hitzestabile Enzym. Es ist in diesem Zusammenhang interessant, daß die in der Haut von Mensch, Hund, Kaninchen und Huhn vorhandenen autolytischen Fermente in der Haut von Schwein, Katze und Frosch fehlen.

KISKADDEN und BARKER erhitzten in Kochsalzlösung aufbewahrte Haut auf 55° und behandelten diese Haut danach mit Chymotrypsin, und erreichten dadurch bei Mensch, Ratte, Meerschweinchen und Kaninchen Transplantatüberlebenszeiten von 10 bis 12 Wochen. Inwieweit die Anwendung dieser unmittelbar unterhalb der Denaturierungstemperatur liegenden Temperatur praktikabel ist, sei dahingestellt. Bei Erwärmung bis 47° konnte WEISMAN an Meerschweinchenhaut nur eine ganz geringe Verlängerung des Transplantatüberlebens nachweisen.

d) *Röntgenbestrahlung des Transplantates.* Die ersten Untersuchungen der Einwirkung von Röntgenstrahlen auf transplantierte Gewebe stellte KRONTOVSKY schon 1929 an. DEMPSTER beobachtete bei röntgenbestrahlten Nieren keine Verlängerung der Überlebenszeit, wohl aber eine Änderung des histologischen Bildes. Es trat nämlich keinerlei Plasmazelleninfiltration auf.

HARDIN und WERDER beobachteten bei Versuchen mit Mäusen nach Ganzkörperbestrahlung der Spendertiere mit 300 r eine Überlebenszeit der Transplantate über 45 Tage bei 32% der Tiere. Sie nahmen an, daß die Bestrahlung die Antigenität abschwächt. In den bestrahlten Transplantaten fand sich mehr fibroblastisches Gewebe als in nicht behandelten Transplantaten. Bei Nebennierentransplantaten, die bestrahlt wurden (70 KV 113 r), fiel MAY das Fehlen der lymphoiden Infiltration nach der Bestrahlung auf. Dasselbe beobachteten ANDRESEN und MONROE bei Versuchen mit muscolofascialen Implantaten. Die Resorption der bestrahlten Implantate war stark verzögert, Entzündungserscheinungen fehlten ganz. Klinisch beobachtete GINZBERG (1961) ein besseres Anwachsen röntgenbestrahlter Transplantate.

VII. Chemische und tryptische Vorbehandlung des Transplantates

a) *Vorbehandlung mit Medikamenten und Chemikalien.* Im Tierexperiment versuchte CONWAY die Vorbehandlung der Transplantate mit Hyaluronsäure, ohne dabei irgendwelche Erfolge zu erzielen. Die Aufbewahrung der Haut in 1%iger Trypanblaulösung (JOHNSON) erbrachte ebenfalls keine Verlängerung der Überlebenszeit. 1%ige Betapropriolaktonlösung ist zwar ein ideales Gewebssterilisans, es zerstört jedoch die Lebensfähigkeit des Gewebes unter Belassung der Struktur. Für Knochen und Knorpel ist diese Behandlung gut geeignet, nicht aber für Haut (HARTMANN). In großen Reihenversuchen an Freiwilligen untersuchte ABSOLON die Wirkung von Trypsin, Chymotrypsin, Parenzym, Varidase, Hyaluronidase und Senfgas auf Homoiotransplantate. Durch keines dieser Medikamente konnte die Überlebenszeit der Transplantate irgendwie verlängert werden; im Gegenteil, Varidase, Parenzym und Senfgas verkürzten die Überlebenszeiten sogar. Die Aufbewahrung der Transplantate in verschiedenen Nährlösungen (GILETTE) brachte ebenfalls keinen Erfolg. Nur ein Cortisonzusatz zur Nährlösung hatte eine leichte Verlängerung des Transplantatüberlebens zur Folge.

b) *Die Vorbehandlung mit Enzymen.* Die Homoiotransplantat-Immunität ist eine Folge der genetischen Verschiedenheit zweier Individuen derselben Art. BLOCKER nahm an, daß sich die größte genetische Verschiedenheit in den Zellkernen findet. Streptodornase baut die Nucleoproteinmoleküle zu kleineren Substanzen ab, die nicht mehr als Antigene wirken können. BLOCKER injizierte daher bei Kaninchen zum Zeitpunkt der Transplantation 372000 E Streptokinase und 213000 E Streptodornase unter das Transplantat. Durch diese Behandlung konnte die Überlebenszeit der Transplantate um 120% verlängert werden. Daraufhin wurden vier Pat. vor der Transplantation mit einem Streptokinase-Streptodornase-Spray vorbehandelt. Zwei dieser Pat. starben an Infektionen, bei den anderen beiden erschien die Überlebenszeit der Transplantate deutlich verlängert.

Der Abdauung der Epidermis mit Trypsin liegt die Annahme zugrunde, daß die Antigenität der Epidermis größer ist, als die der Dermis. Die so behandelten Transplantate werden nicht in derselben Weise nekrotisch wie Spalthautlappen, sondern unterliegen einer elastoiden Degeneration (GILLMAN). FALKOWSKI verwendete mit Trypsinlösung hergestellte Schweinedermis zur Transplantation und erzielte Überlebenszeiten von 4 bis 36 Tagen. McKAANN konnte nachweisen, daß Dermistransplantate das Phänomen des zweiten Transplantates in gleicher Weise zeigen, wie Spalthautlappen-Transplantate, er glaubt daher nicht an den verminderten Antigengehalt von Dermistransplantaten.

VIII. Die Beeinflussung des Spenders vor der Transplantatentnahme

Versuche in dieser Richtung wurden bisher kaum unternommen, da sie in der Klinik undurchführbar sind. Auf HARDINs und WERDERs Experimente, die bei Transplantationsversuchen an Mäusen die Spendertiere bestrahlten und dadurch die Überlebensfähigkeit der Transplantate verlängerten, wurde schon vorher eingegangen.

Nimmt man an, daß die Epidermis und ihre Anhangsgebilde eine höhere Antigenität haben als die übrigen Schichten der Haut, so ist es wichtig, zu wissen, daß es nach einer Sympathectomie immer zu einer allmählichen Atrophie der Hautanhangsgebilde kommt. FLYNN und CONWAY transplantierten deshalb die Haut von Freiwilligen 6 Monate nach der Sympathectomie. Die histologische Untersuchung dieser Haut zeigte eine Atrophie der Schweiß- und Talgdrüsen und eine Verdünnung der Keratinschicht. Eine Verlängerung der Überlebenszeit dieser Transplantate konnte jedoch nicht beobachtet werden.

IX. Die Verwendung von Kollagenfilm

Da nach den bisherigen Erfahrungen Homoiotransplantate nur als Notverbände verwendbar sind, ist es verständlich, daß man nach einfacheren Methoden unter Verwendung antigenarmen Materials suchte. Plastikfilme erwiesen sich als ungeeignet, da es unter diesen Verbänden regelmäßig zur Infektion kam. In allerjüngster Zeit ist daher an das Kollagen gedacht worden. Wir haben es experimentell (siehe experimenteller Teil) verwendet, und ich will daher an dieser Stelle auf die Überlegungen eingehen, die diesen Experimenten zugrunde lagen.

Kollagen ist offenbar nur sehr schwach antigenisch wirksam. LOISELEUR konnte zwar 1930 nach Injektion von löslichem Kollagen noch komplementbindende Antikörper gegen die Spenderspezies nachweisen, die intravenöse Injektion von Rinderkollagen führte jedoch bei Meerschweinchen, Kaninchen und Katzen ebensowenig zur Antikörperbildung wie die Implantation von Kollagenfilm (BATTISTA). WAKSMAN kam bei intravenösen, intraperitonealem und intramuskulären Injektionen bei Kaninchen zu gleichen Ergebnissen, während WATSON 1954 niedrige Titer komplementbindender Antikörper nach intraperitonealer Injektion gereinigten Kollagens, das aus Rattenschwänzen gewonnen wurde, nachwies. MAURER fand 1954 sogar noch eine gewisse Antigenität des Kollagenabkömmlings Gelatine.

Das heute bei Experimenten verwendete Kollagen wird meist aus frischer Kälberhaut durch Extraktion mit 5%iger Ammoniumchloridlösung gewonnen, wobei die Dermis mit 0,5 molarer Essigsäure aufgelöst wird. Die Essigsäurekollagenlösung wird mit Alkohol und Azeton dehydriert, Vakuum-getrocknet und durch Auftragen des Gels auf Zylinder vor der Trocknung in Filme verwandelt. Subcutane Implantate solcher Kollagenfilme heilen bei Ratten, Kaninchen und Meerschweinchen primär ein (GRILLO). Nach 24 Stunden erfolgt eine Infiltration von Polymorphkernigen und Mononucleären. Nach dem vierten Tag fanden sich fast nur noch Mononucleäre. Etwa vom achten Tage ab bildet sich eine fibröse Kapsel um das Transplantat und erst nach 43 Tagen beginnt die Invasion des Kollagens. Intradermale Teste mit Kälberkollagen und Kälberserum sind nach der Transplantation etwa vier Wochen lang positiv.

Klinische Berichte über die Verwendung von Kollagenfilm sind bisher nicht erschienen.

Im letzten Kapitel haben wir gesehen, daß viele Forscher glauben, die Antigenität eines Transplantates durch Röntgenbestrahlung abschwächen zu können. Es sei deshalb an dieser Stelle ein Kapitel über die Einwirkung von Röntgenstrahlen auf die Zelle angeschlossen.

18. Die Wirkung von Röntgenstrahlen auf die lebende Zelle unter besonderer Berücksichtigung der Wirkung auf die Haut

Die Forschung über die Wirkung der Röntgenstrahlen auf die Haut verdankt ihren Hauptauftrieb der Atomforschung und den damit verbundenen Gefahren. Die Hauptforschung ist daher auf den Schutz der Zelle vor Strahlen ausgerichtet und nicht auf ihre Schädigung zum Zwecke der Transplantierbarkeit.

Die ersten Untersuchungen über die Einwirkung von Röntgenstrahlen auf die menschliche Haut wurden von LINSER schon 1904 durchgeführt. Später führte ROST große Untersuchungsreihen durch. Diese ersten Experimente lassen jedoch die Beeinflussung des Zellstoffwechsels und der Gene, die uns im Rahmen der Transplantation besonders interessiert, unberücksichtigt. In den vierziger Jahren wurde dann vor allem die Wirkung der Röntgenstrahlen auf die Malignomzelle im Gegensatz zur Normalzelle untersucht (JOLLES, KOLLER, BIRKLE). Diese Untersuchungen sind für unser Thema ebenfalls nur von untergeordneter Bedeutung.

Die Einwirkung von Röntgenstrahlen auf die Einzelzelle läßt sich am besten bei der Bestrahlung der besonders strahlenempfindlichen Lymphocyten studieren (SCHRECK).

Ein wichtiger Faktor bei der Strahlenempfindlichkeit eines Gewebes ist die proliferative Kapazität. Die Zelle, die sich im Stadium der Mitose befindet, ist strahlenempfindlicher als die ruhende Zelle. Die Ursachen der Beziehung zwischen Zellteilung und Strahlenempfindlichkeit sind nicht ganz klar. Während des mitotischen Cyclus erscheinen Aktivitätsspitzen in der respiratorischen Aktivität. Lymphocyten sind, obwohl sehr strahlenempfindlich, amitotisch. Schnell wachsende Tumoren sind oft strahlenempfindlicher als langsam wachsende. Es wurde angenommen (PATT), daß die Radioaktivität vom Nucleinsäuregehalt abhängt. Nucleinsäuren kommen in größten Mengen in allen lymphoiden Zellen vor, am wenigsten in strahlenresistenten Zellen. Zwischen Strahlenempfindlichkeit und Stoffwechselrate einer Zelle besteht offenbar kein Zusammenhang. Lymphopenie und Involution des lymphoiden Gewebes nach Röntgenbestrahlung sind speciesunabhängig. SCHRECK und OTT nahmen an, daß im Lymphocytenkern und im mitotischen Kern ein beiden gemeinsamer Prozeß beeinflußt wird. In den bestrahlten Zellen wurde ein Absinken des Verhältnisses DNA zu PNA beobachtet. Schon 160 r bewirken bei Rattenlymphocyten in 50% eine Kernpyknose. Die Empfindlichkeit in vivo ist fast doppelt so groß wie die in vitro. Dies scheint von der Sauerstoffspannung abzuhängen (SCHRECK). Nicht alle Lymphocyten sind gleich strahlenempfindlich. Die Lymphocyten des Darmes z. B. sind weniger empfindlich als andere. Die Temperatur nach der Bestrahlung beeinflußt die Erholungszeit der Lymphocyten nach Bestrahlung. Die optimale Erholungstemperatur nach einer Bestrahlung liegt bei 18°, dagegen sterben bei 42° fast alle Zellen ab (PATT). Mit abnehmendem pH der Zelle nimmt die Strahlenempfindlichkeit von pH 7 bis 6 ab. Unter pH 6 bleiben jedoch auch nichtbestrahlte Zellen nicht am Leben. Hypoxie während der Bestrahlung setzt die Strahlenwirksamkeit ebenfalls herab. Je anoxischer Tumorgewebe, z. B. in der Mitte eines Tumors, ist, um so strahlenresistenter ist es. Gut vascularisierte Tumoren sind dagegen sehr strahlenempfindlich. Die Empfindlichkeit von Lymphocyten wird um das Zwei- bis Dreifache herabgesetzt, wenn vor der Bestrahlung Cystein gegeben wird. Cysteinbeifügung schützt gegen die Röntgenbestrahlung. Wird Cystein nach der Bestrahlung gegeben, ist der Effekt viel geringer. Der Schutzeffekt von Cystein tritt aber nur bei Gegenwart von Sauerstoff auf. Sobald z. B. einer Thymuszellensuspension Cystein beigefügt wird, steigt die Sauerstoffabsorbtion steil an. Die Cysteinwirksamkeit hängt also von der Verfügbarkeit intrazellulären Sauerstoffs ab.

Die Wirkung von Röntgenstrahlen variiert stark mit der Umgebung der bestrahlten Zellen. Das Interesse des Biologen ist auf die Wirkung ionisierender Bestrahlung auf wäßrige, mit Sauerstoff gesättigte Lösungen, eingeengt, denn die lebende Zelle, mit Ausnahme der anaeroben Zellen der Seetiere, besteht zu 80% aus sauerstoffgesättigtem Wasser. Durch Bestrahlung von Wasser bilden sich OH- und H-Radikale. Ohne andere Veränderungen würde das Oxydation durch das OH-Radikal und Reduktion durch H auslösen. In Wirklichkeit überwiegt aber die Oxydierung bei weitem, da sich die H-Atome schnell zum nicht reaktiven H_2-Molekül verbinden. Die Bestrahlung von oxygeniertem Wasser führt zur H_2O_2-Bildung. Außer dieser Wirkung werden in der Zelle die SH-Verbindungen oxydiert, wie z. B. Glutathion, aber auch für nicht eiweißgebundene SH-Verbindungen trifft das zu. Bei sehr hohen Dosen (50 bis 100000 r) wird das Glutathion zerstört. Da die SH-Gruppen innerhalb der Proteinketten sehr verschieden angeordnet sind, werden nur die freien SH-Gruppen durch die Bestrahlung angegriffen (GUZMAN). Phosphoglycerinaldehyd-Dehydrogenase und Adenosintriphosphatase enthalten z. B. freie SH-Gruppen und werden durch Oxydierung dieser SH-Gruppen bei Röntgenbestrahlung inaktiviert. Bei Anwendung großer Strahlendosen werden diese Enzyme völlig zerstört. Im Cystein werden zunächst die SH-Gruppen oxydiert, dann wird desaminiert, und schließlich wird das Molekül aufgespalten. Oxyhämoglobin wird durch Röntgenbestrahlung zu Methämoglobin oxydiert, und zwar direkt proportional zur Strahlendosis. DPNH wird ebenfalls oxydiert. Eiweißkörper sind also sehr empfindlich gegen Röntgenbestrahlung, die Enzymaktivität wird gehemmt. Hohe Strahlendosen bewirken Denaturierung und schließlich Präzipitation. Unter den Aminosäuren sind Glycin, Alanin und Glutaminsäure am strahlenempfindlichsten. Unempfindlich sind Arginin, Histidin, Asparaginsäure und Serin. Gebundenes Kupfer verläßt nach der Bestrahlung seine Eiweißmoleküle. Histidin und Tryptophan werden durch Bestrahlung am meisten desaminiert. Werden Aminosäurelösungen bestrahlt, so ist die Bestrahlung sauerstoffhaltiger Lösungen viel wirksamer als die stickstoffhaltiger Lösungen. Nucleoproteine sind gegen Röntgenbestrahlung resistenter als andere Eiweiße (GUZMAN). Kleine Röntgendosen um 100 bis 200 r erhöhen die Zellatmung, große Dosen lähmen sie.

Neben diesen Wirkungen auf die Zellchemie und den Zellstoffwechsel interessieren für die Transplantationsforschung besonders die Wirkungen der Röntgenstrahlen auf Zellkern und Chromosomen. Grundsätzlich können Röntgenstrahlen und Chemikalien die Zellstruktur in derselben Weise beeinflussen. So fanden sich z. B. bei Spermatozoen der Drosophila nach Röntgenbestrahlung und Senfgasbehandlung ganz ähnliche Brüche in den Chromosomen, ohne Rücksicht auf ihre Teilung, in enchromatische und heterochromatische Regionen (KAUFMANN). Bestrahlte Zellen zeigen oft adhärente und verklumpte Chromosomen. Es wurde häufig angenommen, daß diese Veränderungen aus der Depolymerisation des DNA hervorgehen. Depolymerisation der DNA im Gewebe durch Desoxyribonuclease resultiert im völligen Verlust der Färbbarkeit mit Methylgrün. Bei Röntgenbestrahlung, selbst mit 20000 r, ging jedoch die Methylgrün-Färbbarkeit niemals verloren (KAUFMANN).

Die Fähigkeit kristalliner Enzymlösungen, spezifische Substrate abzugeben, hängt von deren Aggregatzustand und der Assoziation mit Zellkomponenten ab. Desoxyribonuclease z. B. entfernt alles Feulgen-färbbare Material in der Interphase und früheren Prophase der Kerne, aber nicht von den verdichteten Chromosomen. Ausgehend von der Annahme, daß ionisierende Röntgenstrahlen Veränderungen im Aggregatzustand oder im Assoziationsmuster auslösen, untersuchte KAUFMANN die Wirkung von Desoxyribonuclease und Ribonuclease auf bestrahlte Zellen. Dabei zeigte sich, daß etwa 5 Std. nach der Bestrahlung mit 300 bis 600 r, bei höheren Dosen früher, nach Hydrolyse mit Desoxyribonuclease die Methylgrün- und Feulgen-färbbare Substanz stark reduziert war. In verklumpten Zellen war die Methylgrün- und Feulgen-Färbbarkeit durch Desoxyribonuclease weniger herabgesetzt als in den Kontrollen, dagegen war die Pyrinon-Färbbarkeit des Cytoplasmas durch Ribonuclease stark herabgesetzt.

Die Trypsinverdauung ruft bei Gegenwart von Ionen bei teilweise denaturierten Nucleoproteinen gelartige Eigenschaften hervor, so daß sie enorm anschwellen. Gepufferte Enzymlösungen rufen eine schnelle Desintegration der Chromosomen und anderer Zellstrukturen hervor. Da die Bestrahlung lebender Zellen eine Schwellung der Kerne und Nucleoli hervorruft, erschien es möglich, daß auch diesen Veränderungen Änderungen der kolloidalen Eigenschaften des zellulären Materials zugrunde liegen. KAUFMANN bestrahlte Speicheldrüsenzellen von Drosophila und setzte sie dann der Trypsineinwirkung aus. Dabei zeigte sich, daß die Fähigkeit der Zellen, zu schwellen, von der Bestrahlungsdosis und dem Zeitintervall nach der Bestrahlung abhängt. Die Schwellfähigkeit ist nach 2 bis 4 Std. am stärksten herabgesetzt und normalisiert sich nach etwa 24 Std. wieder. Wenn den Zellen die Nucleinsäuren entzogen wurden, so konnte die Schwellfähigkeit ebenfalls unterbunden oder herabgesetzt werden. Es besteht aber kein Anhalt dafür, daß die Bestrahlung in einem Nucleinsäurenentzug resultiert. Die Schwellung lebender Kerne und Nucleoli beruht auf dem Gradienten der Wasseraufnahme, der durch teilweise Denaturierung der Nucleoproteinstruktur beeinflußt wird. Die modifizierende Wirkung der Röntgenstrahlen auf die gelartigen Eigenschaften der zellulären Nucleoproteine legte es nahe, daß diese Veränderungen bei der Auslösung chromosomaler Aberrationen eine Rolle spielen. Wenn diese Annahme richtig ist, so müssen die Nucleasen und Proteasen, die ja spezifische Nucleinsäuren und Eiweiße denaturieren können, ebenfalls chromosomale Aberrationen hervorrufen. Dies könnte mit Ribonuclease bewiesen werden (KAUFMANN). Man könnte daher die Chromosomenadhäsionen, Schwellungen von Kernen und Nucleoli, Umkehrung der mitotischen Phase und Abschwächung des mitotischen Mechanismus, wie man sie nach Röntgenbestrahlung findet, durch Veränderungen der gelartigen Eigenschaften der Nucleoproteine erklären. Die strukturelle Denaturierung kann zur Funktionsabschwächung und umgekehrt führen. Nucleoproteine können aus Kalbsthymus durch wäßrige Lösung herausgelöst werden. Es entstehen hydrierte Kerngele, deren strukturelle Viscosität durch Bestrahlung mit niedrigen Röntgendosen (250 r) zerstört wird. Es sieht demnach so aus, als ob der ganze Nucleoproteinkomplex durch die Röntgenbestrahlung geändert wird.

BLOOM bestrahlte ausgewählte Teile mitotischer Herzzellen aus Kulturen mit Mikroprotonenstrahlen von 2,5 bis 3,5 μ Durchmesser. Wenn während der Metakinese bestrahlt wurde, verlor das Chromosom jede Fähigkeit zur geregelten Bewegung. Dies erfolgte jedoch nur dann, wenn die kinetochore Region des Chromosoms bestrahlt wurde. Wurden andere Chromosomengegenden bestrahlt, so blieb der Effekt aus. Auf diese Weise lassen sich sogenannte „treibende Chromosomen" erzeugen, die durch den cytoplasmatischen Druck in eine der Tochterzellen gedrückt werden und dort entweder Nebenkerne oder Kernanhängsel bilden. Wurden dagegen die Chromosomen in der Metaphase bestrahlt, so bildeten sich klebende Anaphasenbrücken. Bestrahlungen der Spindel oder des Cytoplasmas ergaben dagegen keine Abnormalitäten.

Schon 1937 bestrahlte UNGAR Kaninchenepidermis und überpflanzte sie auf die Ohren anderer Tiere. Angeblich erzielte er durch diese Vorbehandlung 30% Daueranheilungen. Bei zu hoch dosierter Bestrahlung ereignen sich jedoch in der Haut irreversible Veränderungen, die mit Atrophie der Epidermis und vermehrter Pigmentierung der Basalzellenschicht einhergehen. In zu stark bestrahlter Haut fällt außerdem das Fehlen aller Hautanhangsgebilde, Erweiterung der Blutgefäße und in selteneren Fällen auch Endarteriitis auf, sowie eine gewisse Fibrose der Haut (ACKERMANN). Zusammenfassend läßt sich die Wirkung der Röntgenstrahlen auf die Haut folgendermaßen darstellen: Man muß zwischen einem direkten Effekt an der Zelle und einem lokalen Effekt unterscheiden (DEVIK). Ersterer besteht in Unterdrückung der Mitose und Zusammenballung der Chromosomen direkt nach der Bestrahlung; beides ist reversibel. Irreversibel sind dagegen strukturelle Chromosomenveränderungen und Genmutationen sowie die Hemmung der Enzyme. Der indirekte lokale Effekt besteht in einer Schädigung der Blutgefäße mit Endothelschwellung. Das Endothel zeigt schließlich Vakuolen und degeneriert. Wegen dieses lokalen Effektes wachsen Homoiotransplantate auf bestrahlten Gebieten nicht an (JOLLES). Auch bei der Haut spielt die Umgebung eine wichtige Rolle für das Schicksal des bestrahlten Gewebes. In vitro ist eine um 60% höhere Röntgendosis zur Zellabtötung erforderlich als in vivo. Die Ursache ist die verminderte Sauerstoffverfügbarkeit. Schon LINSER fand, daß die Bestrahlung menschlicher Haut zur Gefäßthrombose führt. Etwa 8 Tage nach der Bestrahlung begannen die Endothelschwellungen und Adventitiainfiltration. Von ROST wurde daher angenommen, daß die Endothelzellen besonders strahlenempfindlich sind. Bei der Maus tritt bis zu 1500 r in vivo nur Erythem auf, ab 2700 r dagegen Nekrose (DEVIK). Die Kollagenfasern werden bei diesen Dosen noch nicht verändert. Auffällig ist immer das Verschwinden der Talgdrüsen nach der Bestrahlung. Am Rande eines bestrahlten Feldes hyperplasieren die Epithelzellen, in der Mitte des Feldes dagegen gehen sie zugrunde. In den bestrahlten Zellen bilden sich Mikrokerne aus azentrischen Chromosomenfragmenten, die nicht in die Tochterkerne incorporiert werden.

SARGEANT unternahm große Versuchsreihen, um herauszufinden, inwieweit sich in vivo bestrahlte Haut zur Transplantation eignet. Zu diesem Zwecke wurden bei Ratten Hautfelder mit 1500, 2500 und 5000 r bestrahlt. Die bestrahlten Hautstücke wurden excidiert und auf ein anderes Tier transplantiert. Die mit 2500 und 5000 r bestrahlten Hautstücke gingen immer zugrunde, die mit 1500 r bestrahlte Haut dagegen wuchs an. Die besten Einheilungen erfolgten, wenn die Haut erst zwei Wochen nach der Bestrahlung excidiert wurde. Im Sauerstoffverbrauchstest mit dem Warburg-Apparat zeigte sich bei der mit 5000 r bestrahlten Haut ein kontinuierlicher Abfall bis zum 12. Tag, zu welchem Zeitpunkt die Nekrose begann.

19. Das mechanische Moment, die Anwendung von Leim zur Transplantatfixierung

Es wurde früher vielfach angenommen, daß das Zugrundegehen der Homoiotransplantate vor allem auf mechanischen Faktoren, d. h. ungenügender Fixation der Transplantate beruhe. Auf dieser Annahme basiert die *Fixation der Transplantate* mit einer Thrombin-Plasma-Mischung, wie sie u. a. von KEARNS und REID angewendet wurde. In ihrem erfolgreichen Fall von Homoiotransplantatdaueranheilung haben KEARNS und REID diese Methode zur Anwendung gebracht und den Erfolg zum Teil auf sie zurückgeführt. Nun hat aber die Thrombin-Plasma-Aufklebung einen großen Nachteil. Die entstehende dicke Fibrinschicht erschwert nämlich die Vascularisierung der Transplantate ganz erheblich. Der Idealfall wäre zweifellos ein dünnflüssiger, resorbierbarer Leim zum Aufkleben der Transplantate. Da in letzter Zeit zahlreiche Erfolgsmeldungen über die Verwendung von Methyl-2-Cyanoacrylat bei der Verleimung der verschiedensten Gewebe veröffentlicht wurden, hielten wir Versuche mit diesem Leim bei der Hauttransplantation für gerechtfertigt.

Die theoretischen Grundlagen für diese im experimentellen Teil beschriebenen Versuche seien hier nur kurz angeführt. Die physikalischen Eigenschaften der Acrylate haben COOVER und Mitarbeiter beschrieben. Die Adhäsionskraft von Äthyl-2-Cyanoacrylat wurde zufällig gefunden, als in der Esstman-Kodack-Fabrik ein Tropfen dieser Substanz zwischen zwei Prismen fiel und diese Prismen nicht mehr voneinander getrennt werden konnten. Alkyl-2-Cyanoacrylate werden durch Polymerisation vom flüssigen zum festen Zustand verwandelt, wenn sie als dünner Film zwischen zwei eng aufeinanderliegende Flächen gepreßt werden. Dies geht bei Zimmertemperatur vor sich und benötigt kein Lösungsmittel und keinen Katalysator. Anscheinend wird die Polymerisation durch winzige Mengen Wasser oder schwache Basen an den Klebeflächen katalysiert. Saure Substanzen haben dagegen einen Hemmeffekt.

Alkyl-2-Cyanoacrylate werden durch Kondensation von Formaldehyd mit Alkyl-Cyanoazetat in Gegenwart eines basischen Katalysators hergestellt. Dies ergibt Polyalkylcyanoacrylate. Durch Depolymerisation entsteht daraus das Alkyl-2-Cyanoacrylat. Das rohe Monomer wird dann redestilliert, um einen aktiven Klebstoff zu erhalten. Das fertige Klebemittel ist dünnflüssig. Die Polymerisation beim Übergang vom flüssigen zum festen Zustand geht ohne Volumenzunahme vor sich. Die Polymerisation zwischen Glas und Glas dauert 10 Sek., zwischen Holz und Holz 3 Min., und zwischen Stahl und Stahl 2 Min. Die volle Klebekraft wird nach 48 Std. erreicht, eine nur ganz geringe Abnahme der Klebekraft wurde nach weiteren 48 Std. beobachtet. Hitze bis 130° C verändert die Zugkraft nicht. Erst bei 165° C läßt sie etwas nach. Die gemessene Zugfestigkeit betrug 3620 psi nach 4 Std. bei 145°, bei 80° 8900 psi. Heißer Dampf setzt die Zugfähigkeit herab. Es muß immer nur eine der zu klebenden Flächen mit Klebstoff bestrichen werden, um eine gute Adhäsion zu erhalten. Der Klebstoff wird lediglich durch N, N-Dimethylformamid aufgelöst. Instrumente, die beim Klebevorgang verwendet werden, müssen deshalb silikonisiert werden.

Um die bakteriologischen Fähigkeiten des Acrylates zu testen, hat FASSET den Klebstoff mit Escherichia Coli, Aerobacter aerogenes, Staphylococcus aureus und Bac. Stearothermophilus in großen Mengen verunreinigt. Später wurde der verunreinigte Klebstoff auf Agarplatten aufgetragen, es zeigte sich, daß alle Bakterien abgetötet waren. Lediglich einige Pilzsporen blieben erhalten, wenn sie nicht völlig in das Klebemittel eingebettet waren, sondern sich auf der Oberfläche befanden. Toxikologische Teste (TSUNAMOSA) verliefen völlig negativ.

Für die Anwendung von Leimen in der Chirurgie gelten ganz allgemein einige Grundforderungen:

1. Der Adhäsionsprozeß sollte nicht durch Wasser oder Blut beeinträchtigt werden;

2. Die optimale Temperatur muß möglichst nahe bei der Körpertemperatur liegen;

3. Absorption des Leims muß unschädlich sein;

4. Der Leim muß sterilisierbar sein;

5. Er darf den Wundheilungsprozeß nicht hemmen;

6. Er soll keine Antikörperreaktion auslösen;

7. Er muß eine schnelle und feste Adhäsion bewirken, die mindestens 7 bis 10 Tage anhält.

Das Methyl-2-Cyanoacrylat wurde von SEMPLE auf diese Grundforderungen hin untersucht. Dabei zeigte sich wiederum Absterben von Bakterienverunreinigungen mit Ausnahme einiger Pilzsporen an der Oberfläche. Bei subcutaner Injektion entsteht nur eine minimale Entzündungsreaktion. Die histologische Untersuchung von Leber, Niere und Milz zeigte keine pathologischen Veränderungen. An der Injektionsstelle in der Haut fand sich eine leichte Entzündungsreaktion mit Leukocyteninfiltration.

Zur Testung der Hautadhäsionen wurden bei 62 Hunden 1,5 bis 3 cm lange Incisionen gemacht. In 57 Fällen hielt die Wunde nach Verleimen der Oberfläche. Auf Zug waren diese Wunden allerdings bis zum 7. Tag den genähten Kontrollhunden unterlegen. In der Nachbarschaft der Klebestellen fanden sich histologisch Hyperämie und Fibrocytenvermehrung. Von geklebten Dünndarmanastomosen bei Hunden waren 9 von 12 erfolgreich, in den übrigen Fällen kam es zur Insuffizienz. In 6 Fällen wurden erfolgreich Patchgrafts auf Arterienwunden aufgeklebt.

Auf Grund dieses Berichtes wurde das Methyl-2-Cyanoacrylat (Handelsname Eastman 910 Monomer) von zahlreichen Autoren versuchsweise angewendet. BRAUNWALD verleimte Herz- und Aortenwunden bei Hunden, von 42 Tieren starben 6 an Blutungen. Das Aufkleben von Patches gelang nur selten, da der Leim in die Poren eindringt, verhindert er das Einwachsen der Flicken. Verleimungen von Ventrikelseptumdefekten mißlangen. Verleimungen kleiner Blutgefäße über Spezialprothesen wurden von CARTON, SEIDENBERG, GARRETT, HEALY, KESSLER, SEMPLE und NATHAN versucht. HEALY beobachtete bei 170 Tierversuchen nur zweimal eine Blutung. Er verwendete Spezialklemmen, durch die die Gefäßintima evertiert, in engen Kontakt gebracht und verleimt wurde. Die Heilung der Intima über die Verleimungsstelle hinweg war nach 48 Std. komplett. Der Leim verschwindet schnell aus Subintima und Media, kann aber in der Adventitia noch lange beobachtet werden. Sobald Leim ins Gefäßlumen gerät, führt das zur sofortigen Thrombose. In einem Fall wurde eine menschliche Jugularvene verleimt.

LONGMIRE erzielte im Tierexperiment mit Methyl-2-Cyanoacrylat erfolgreiche Hämostase bei Leberresektionen. TERRY verleimte bei Hunden nephrotomierte Nieren. Von 14 Wunden heilten 12. Die Nieren funktionierten im i.v. Pyelogramm normal. In einem Fall wurden möglicherweise mehrere kleine Nierenbeckensteine durch Plastikmaterial verursacht. Bronchialverschlüsse mit Leim wurden von HEALY unternommen. Knochenverleimungen führten MICHAEL, MACDONALD, COBEY und BLOCH durch. COBEY frakturierte bei 250 Ratten Tibia und Fibula und injizierte 0,2 ccm Leim an die Frakturstelle. Nach 4 bis 20 Min. war eine Fixation erreicht, nach 24 Std. war sie solide. Nach 3 bis 5 Tagen verschwand die Schwellung und nach 4 Wochen war eine feste Verknöcherung vorhanden. Der Knochen war durch die Vakuolen in der Plastikmasse hindurchgewachsen. Bei ähnlichen Versuchen an 15 Hunden bildete sich zweimal eine Pseudarthrose aus.

An der Haut wurde der Leim von CRAMEE zur Fixation von Transplantaten bei Mäusen erfolgreich verwendet. COBEY verleimte Schnittwunden und behauptete, daß die entstandenen Narben nach Verleimung feiner seien als nach Naht. ASHLEY gab an, daß der Leim die Wundheilung stört, sobald er zwischen die Wundflächen gerät. Bei Versuchen an 113 Ratten fand ASHLEY, daß die Überlebenszeit von Homoiotransplantaten wesentlich verlängert wird, wenn sie statt mit Nähten mit Leim fixiert werden. Einige verleimte Homoiotransplantate überlebten 7 bis 9 Monate. Dies wurde durch die nur minimale Traumatisierung beim Verleimen erklärt.

Es waren diese zuletzt erwähnten Versuche, die uns zu unseren eigenen Experimenten anregten.

20. Schlußfolgerungen und Problemstellung

Es kann als sicher gelten, daß die Homoiotransplantation durch die genetische Verschiedenheit aller Individuen bedingt ist. Der Mechanismus ist wahrscheinlich eine Antigen-Antikörper-Reaktion (MEDAWAR), die am uns interessierenden Organ, der Haut, eine Enzymaktivierung auslöst und damit die Nekrose bewirkt. Es kann zwar nicht gesagt werden, daß Homoiotransplantate der Haut niemals für dauernd einheilen, wie LEXER dies ursprünglich formuliert hatte, die Dauereinheilungen sind aber so seltene Glücksfälle, daß der Chirurg nicht auf sie hoffen kann. Mit Ausnahme der eineiigen Zwillinge, zwischen denen eine Transplantation keine Homoiotransplantation darstellt, können Homoiotransplantate nur als Notverbände verwendet werden. Bei der Behandlung Schwerstverbrannter sind Homoiotransplantate als Notverbände häufig lebensrettend und unentbehrlich.

Als Spender sind in erster Linie die Mutter, in zweiter Linie die Geschwister heranzuziehen, da bei Transplantaten von diesen Verwandten auf ein längeres Überleben der Transplantate gehofft werden kann. Im allgemeinen gilt die Regel, daß, je ausgedehnter eine Verbrennung und je schlechter der Allgemeinzustand eines Patienten ist, desto länger überleben die Transplantate. Verschiedene klinische Zustandsbilder, wie Urämie, Kachexie, Agammaglobulinämie und fortgeschrittener Krebs, fördern außerdem das Überleben von Homoiotransplantaten.

Die Verwendung von Leichenhaut und konservierter Haut ist der Frischhaut von nicht verwandten Spendern gleichwertig. Die gefriergetrocknete und damit nicht mehr lebensfähige Haut ist der lebensfähigen Haut etwas unterlegen. Es gibt zwei Möglichkeiten, die Überlebenszeit von Homoiotransplantaten zu verlängern: entweder durch Beeinflussung des Empfängers, oder aber durch Veränderung des Transplantates oder durch Therapie des Spenders. Die meisten im Experiment wirksamen Methoden der Transplantatverlängerung durch Behandlung des Empfängers sind für die Verwendung beim schwerkranken Schwerstverbrannten wertlos. Die immunologischen Methoden sind für die Anwendung beim Menschen noch nicht reif. So bleibt praktisch lediglich die Behandlung des Empfängers mit Antihistaminica, besonders empfehlenswert scheint das Pyribenzamin zu sein. Antiproteolytische Stoffe müßten theoretisch ebenfalls wirkungsvoll sein, sind aber bisher im Tierexperiment noch nicht genügend erprobt, um sie für die Anwendung beim Menschen zu empfehlen.

Die meisten Versuche, das Transplantat zu verändern, zielen darauf hin, seine Antigenität herabzusetzen. Dies scheint weder durch Gefrieren, noch Erhitzen, noch Gefriertrocknung möglich zu sein. Lediglich die Röntgenbestrahlung der Transplantate scheint nach Tierversuchen die Antigenität herabzusetzen. Dies wäre verständlich, wenn SNELLs und HARDINs Annahme stimmt, daß die Lymphocyten nicht nur die Antikörper bilden, sondern auch die meisten Antigene enthalten. Die aus dem Transplantat auswandernden Lymphocyten sollen außerdem in den lokalen ableitenden Lymphknoten des Empfängers die Antikörperbildung auslösen. Durch entsprechende Dosierung ist es möglich, die zahlreichen Lymphocyten in der Haut abzutöten und die übrigen Zellen nur leicht zu schädigen. Auf derselben Grundlage beruhen die Versuche, die Spendertiere mit Cortison zu behandeln oder das Thymus neugeborener Spendertiere zu bestrahlen, beides führt zu einer extremen Lymphocytenverarmung in der Haut (MILLER).

Klinisch sollte unbedingt der Streptokinase-Streptodornase-Spray der Wunden vor der Homoiotransplantation nach BLOCKER in großen Serien erprobt werden, da es hierdurch eventuell möglich ist, die Antigene ganz allgemein zu schädigen bzw. zu schwächen.

Für meine Versuche stellten sich nunmehr folgende Fragen:

1. Kann die Überlebenszeit von Hauttransplantaten jeder Art verlängert werden, wenn man die Transplantate mit Leim besser fixiert als mit Nähten?

2. Ist es möglich, die Antigenität von Homoio- und Hetero-Hauttransplantaten durch Röntgenbestrahlung zu vermindern?

3. Erscheint es sinnvoll, beim Hautspender vor der Transplantatentnahme eine Therapie durchzuführen, die auf eine Verminderung der Lymphocyten in der Haut hinzielt?

Es ist oft mit erheblichen Schwierigkeiten verbunden, die Genehmigung zur Verwendung von Leichenhaut als Homoiotransplantate zu erhalten oder Frischhautspender zu finden. Ist es da nicht möglich, einen gleichwertigen Ersatz für die Hauthomoiotransplantate zu finden, zumal diese Transplantate sowieso nur als Notverbände verwendbar sind?

An jedes Ersatzmaterial wären folgende Anforderungen zu stellen:

1. Mindestens gleichlange Überlebenszeit auf Brandwunden wie homoiotransplantierte Haut;

2. Niedrige oder fehlende Antigenität;

3. Leichte Sterilisierbarkeit;

4. Fehlende Toxicität;

5. Festes Anliegen auf den Wunden und damit Verhinderung von Serombildung und Superinfektion.

Es lag nahe, zunächst einmal den soeben auf den Markt gekommenen Kollagenfilm auf diese Eigenschaften hin zu testen. Außerdem erschien es uns gerechtfertigt, die Verwendbarkeit von weißer Schweinehaut zu überprüfen (Song). Von Anbeginn der Transplantations-Ära bis in die jüngste Zeit hinein (Eastwood, Snyderman) sind immer wieder Berichte über günstige Ergebnisse mit Schweinehaut-Heterotransplantaten erschienen. Die Schweinehaut weist für die Transplantation auf den Menschen einige Pluspunkte auf. In Struktur und Aussehen ist sie von der menschlichen Haut kaum zu unterscheiden. Durch ihre extreme Dicke werden bei Verwendung von Spalthautlappen alle Anhangsgebilde, vor allem die Haare, eliminiert. Durch den extrem niedrigen Gehalt an proteolytischen Enzymen ist die Schweinehaut sehr widerstandsfähig.

Auf Grund der aufgeworfenen Fragen wurde folgender Versuchsplan aufgestellt:

1. Testung der Verwendbarkeit von Leim zur Transplantation an Auto- und Homoiotransplantaten beim Schwein.

2. Vergleich der Überlebenszeit von unbehandelten und röntgenbestrahlten Homoiotransplantaten zwischen zwei Mäusestämmen.

3. Transplantation der Haut von Mäusen, die durch Thymusbestrahlung unmittelbar nach der Geburt lymphocytenarm gemacht worden waren.

4. Untersuchung der Heterotransplantationsreaktion nach Transplantation von Schweinehaut auf Mäuse.

5. Untersuchung der Antigenität der Schweinehaut durch Zweittransplantate bei der Maus.

6. Untersuchung des Verhaltens röntgenbestrahlter Schweinehaut bei Transplantation auf Mäuse.

7. Transplantation von Kollagenfilm auf Mäuse.

8. Je nach dem Ergebnis der Experimente Anwendung von Kollagenfilm und Schweinehaut beim schwerstverbrannten Menschen.

II. Experimenteller Teil

Die im folgenden wiedergegebenen Experimente stützen sich auf Versuche mit 15 weißhäutigen Schweinen und über 600 Inzuchtmäusen.

1. Versuche, die Überlebenszeit von Hauthomoiotransplantaten beim Schwein durch die Verwendung von Gewebeleim zu verlängern

Bei 10 weißen weiblichen Yorkshire-Schweinen mit aufsteigenden Gewichten von 20 bis 60 kg wurden 50 Spalthautlappen von wechselnder Größe (von 2 bis 100 qcm) und verschiedener Dicke (von 50 bis 70 μ) zur Hälfte als Autotransplantate und zur anderen Hälfte als Homoiotransplantate übertragen.

Alle chirurgischen Eingriffe wurden unter strengsten aseptischen Bedingungen durchgeführt. Zur Narkose wurde Nembutal in einer Dosierung von 30 mg/kg intravenös und Äthyläther zur Inhalation verwendet. Der Rücken des Tieres wurde rasiert, die Haut mit Seife, Jodtinktur und Alkohol abgewaschen (Abb. 1). Die Spalthautlappen wurden mit einem Elektrodermatom entnommen und zwischen den Operationen in steriler

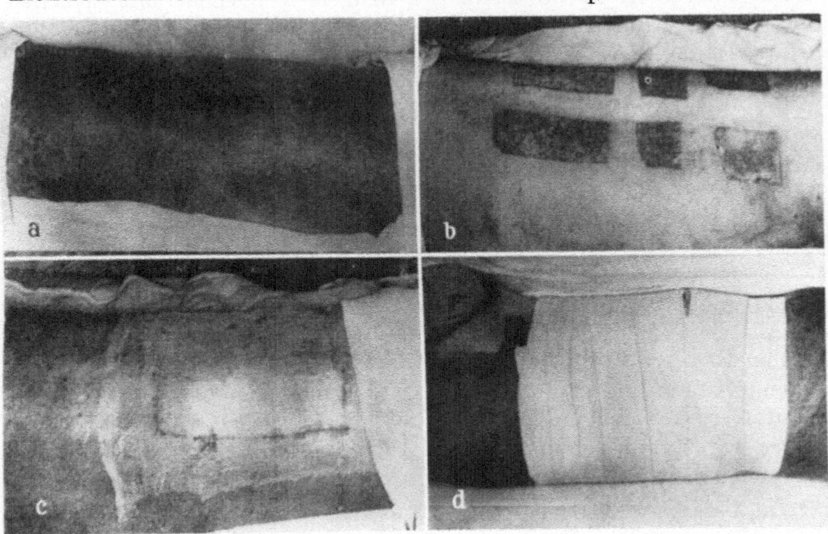

Abb. 1. Chirurgische Technik bei der Transplantation beim weißhäutigen Yorkshire-Schwein. a) Operationsfeld abgedeckt, b) Spalthautlappen sind mit einem Elektrodermatom entnommen, c) die fixierten Transplantate werden mit einem Gazeschleier bedeckt, d) Druckverband mit Elastoplast.

Ringerlösung aufbewahrt. Zur Fixierung der Transplantate mit dem Leim wurden verschiedene Methoden angewendet.

In einigen Fällen wurde die gesamte Unterfläche der Transplantate mit Leim bestrichen. In anderen Fällen wurden nur die Transplantatränder an die Unterlage geleimt; bei besonders langen Transplantaten wurden in etwa 3 cm Abstand schmale 2 bis 3 mm breite Streifen des

Transplantates auf das Wundbett aufgeleimt. Bei wieder anderen Transplantaten wurden lediglich zwei einander gegenüberliegendeTransplantatränder auf der Unterseite mit Leim bestrichen und in der letzten Versuchsanordnung leimten wir die Randflächen der Transplantate überlappend auf die Wundflächen der benachbarten Hautränder auf. Als Kontrollen wurden bei jedem Tier Transplantate von gleicher Größe mit fortlaufenden Seidennähten fixiert. Alle Wunden wurden dann mit steriler Gaze bedeckt. Druckverbände mit Elastoplast stellten die Sicherung der Transplantate gegen mechanische Einflüsse dar. Jedes Transplantat wurde in zweitägigen Abständen untersucht und photographiert.

Probeexcisionen wurden am 1., 3., 5., 7., 21. und 66. Tag nach der Transplantation durchgeführt. In jedem Fall wurde ein angrenzendes Stück normaler Haut mitentnommen, das dem Einfluß des Leimes nicht ausgesetzt gewesen war. Die entnommenen Gewebsstückchen wurden in ZENKERs Formalin kurz fixiert und in Paraffin eingebettet. Nur bei einigen ausgewählten Biopsien wurden Gefrierschnitte angefertigt. Die histologischen Schnitte des ZENKER-fixierten Materials wurden mit Hämatoxylin, MASSONs Trichrombindegewebsfarbstoff und Toluidinblau (pH 5) für basophile und metachromatische Substanzen gefärbt. Als Glykogenfarbstoff wurde Schiffsches Reagenz verwendet, mit Speichelamylose als Kontrolle. Elastische Fasern wurden mit saurem Orcein gefärbt und DNA mit FEULGENs Reagens. Als Gefrierschnittfärbung fand Sudanschwarz-B für Lipide und GOMORIs Azofarbstoff zur Feststellung der Aktivität der alkalischen Phosphatase Verwendung. Ungefärbte Schnitte wurden im polarisierenden Licht auf Doppelbrechung untersucht.

Als Leim wurde das oben ausführlich besprochene Methyl-2-Cyanoacrylat der Firma Ethicon verwendet.

A. Makroskopische Befunde

Alle genähten Autotransplantate, sowie die Transplantate, die nur an den Rändern mit Leim fixiert waren, heilten schnell und ohne auffallende Unterschiede. Unmittelbar nach der Fixation waren die Transplantate rosa, Ödem und Entzündungserscheinungen in den folgenden Tagen waren ganz minimal. Nach 7 Tagen erschienen die Transplantate revascularisiert und fest mit der Unterlage verbunden.

Im krassen Gegensatz dazu stand das Verhalten der Stellen des Transplantates, die mit dem Monomer bestrichen worden waren. Wenige Minuten nach der Transplantation waren die geleimten Transplantate fest und unverschieblich auf der Unterlage fixiert. Die mit Leim bestrichenen Stellen wurden jedoch ganz schnell weiß und ischämisch. In den folgenden Tagen trockneten diese Hautabschnitte zunehmend aus (Abb. 2 und 3) und verwandelten sich bereits zwischen dem 4. und 5. Tag in trockene Schorfe. Dicke und Größe der Transplantate waren ohne jeden Einfluß auf die Anheilung. Nach 7 bis 10 Tagen wurde unter den sich ablösenden Schorfen regenerierendes Epithel sichtbar. Nach 10 bis 16 Tagen stießen sich die Schorfe ab und hinterließen reizlos ver-

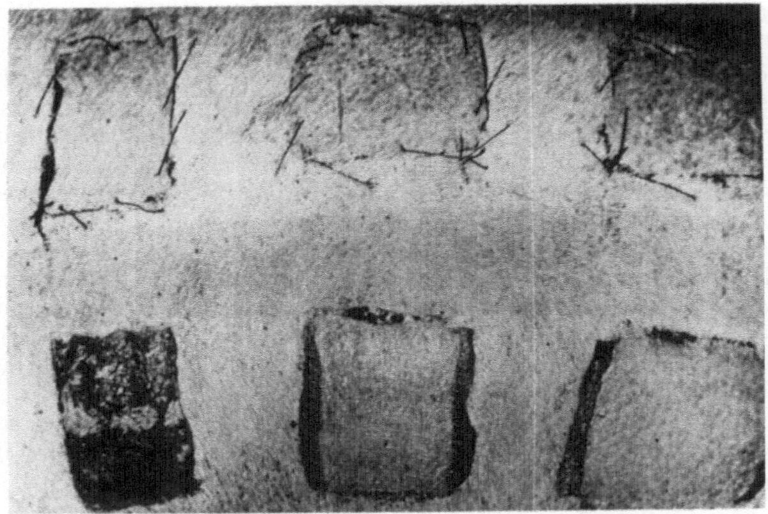

Abb. 2. Autotransplantate 6 Tage nach der Transplantation. Obere Reihe mit Nähten fixierte Transplantate. Das Transplantat unten links wurde bis auf einen schmalen Mittelstreifen mit der ganzen Unterfläche aufgeleimt. Die beiden danebenliegenden Transplantate wurden nur an zwei gegenüberliegenden Rädern mit Monomer fixiert. Man sieht deutlich die Nekrose aller mit dem Leim in Berührung gekommenen Gewebe.

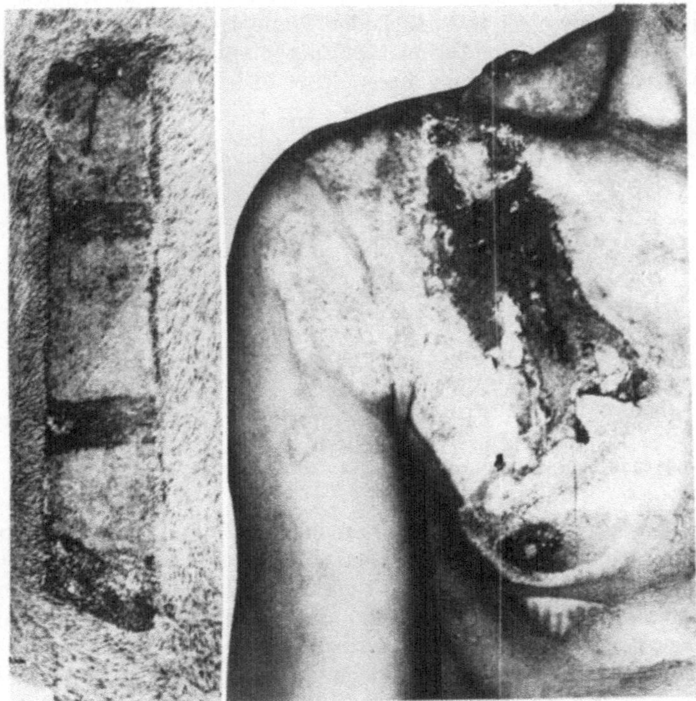

Abb. 3 und 4. Die Abb. 3 zeigt ein langes Transplantat, das durch Aufleimen schmaler Streifen fixiert wurde, 4 Tage nach der Transplantation. Man sieht die sich bereits deutlich abzeichnenden Nekrosen der verleimten Hautstreifen. — Abb 4. mit Monomer fixierter Spalthautlappen auf einer drittgradigen Verbrennung unterhalb der rechten Clavicula bei einem farbigen Patienten, 10 Tage nach der Operation heilte Wunden. Die nicht mit dem Leim bestrichenen Partien heilten glatt an, während die in toto angeleimten Transplantate sofort weiß wurden und innerhalb von 4 bis 5 Tagen unter Hinterlassung einer sauberen Wundfläche abgestoßen wurden. Die Fixation eines Spalthaut-lappen-Autotransplantates mit Methyl-2-Cyanoacrylat bei einem Patienten war befriedigend (Abb. 4). Die verleimten Wundränder wurden jedoch sehr hart und verursachten leichte Schmerzen. Die Ergebnisse mit Homoiotransplantaten waren bei den Schweinen völlig unbefriedigend, vor allem bestand keinerlei Unterschied zwischen den Abstoßungszeiten der mit Nähten und der mit Leim fixierten Transplantate. Bei allen Homoiotransplantaten zeigten sich schon am 2. Tag nach der Transplantation starke Entzündungszeichen, am 4. bis 5. Tage erfolgte bereits Abstoßung. Die Homoiotransplantatreaktion scheint also beim Schwein besonders schnell aufzutreten und nicht von der Art der Fixation des Transplantates abhängig zu sein.

B. Mikroskopische Befunde
I. Genähte Kontrollautotransplantate

Während der ersten Tage markierten ausgetretene Blutzellen und Fibrin deutlich die Grenze zwischen Transplantat und Wundbett (Abbildung 5). Schon 24 Std. nach der Transplantation fanden sich zahlreiche Blutzellen in der Dermis des Transplantates. Bereits nach 48 Std. begann die Rückresorption dieser Zellen. Die Revascularisierung setzte

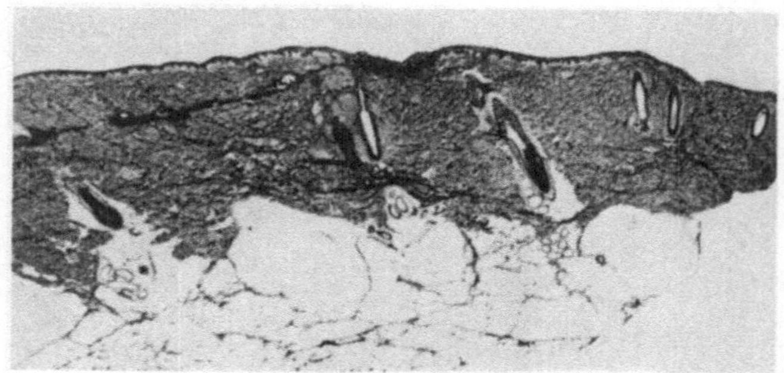

Abb. 5 bis 10. Autotransplantate beim weißen Schwein.
Abb. 5. Genähtes Transplantat (Masson) 24 Std. nach der Transplantation. Geringes Exsudat zwischen Transplantat und Wundbett.

jedoch erst am 3. Tag nach der Transplantation ein. Die transplantierte Epidermis wurde weicher als normal, blieb aber 4 bis 6 Zellenlagen dick. In der Dermis des Transplantates und dem Wundbett traten Ödem und Entzündungserscheinungen in nur ganz geringem Ausmaß auf. Die Bindegewebsfasern verblieben in ihrer normalen Anordnung. Gewebsschädigung und Phagocytose blieben auf die durchschnittenen Enden der Haarfollikel des Transplantates beschränkt. Diese Haarfollikel wurden allmählich nekrotisch, während die Follikel des Empfängerbettes allmählich durch das Transplantat hindurchwuchsen und schließlich den Kontakt mit dem oberflächlichen Epithel herstellten. Die fibrösen

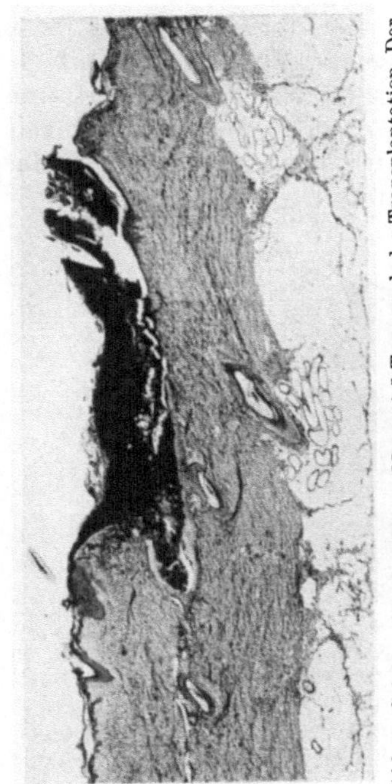

Abb. 7. Geleimtes Transplantat (Masson) 5 Tage nach der Transplantation. Der gesamte verleimte Transplantatanteil ist nekrotisch inklusive der von Entzündungszellen durchsetzten Anteile des Wirtsgewebes. Beginnende Reepithelisierung des Wundbettes vom Rande her.

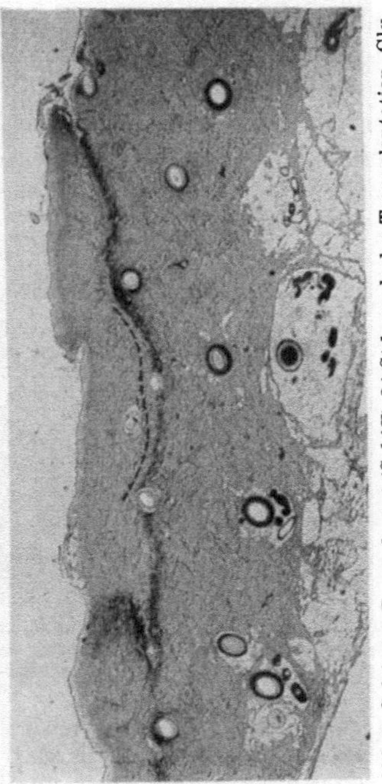

Abb. 9. Geleimtes Transplantat (Schiff) 24 Std. nach der Transplantation. Glykogenfärbung. Man sieht deutlich das Aufhören des Glykogens an der Grenze des verleimten Gewebes (gestrichelt).

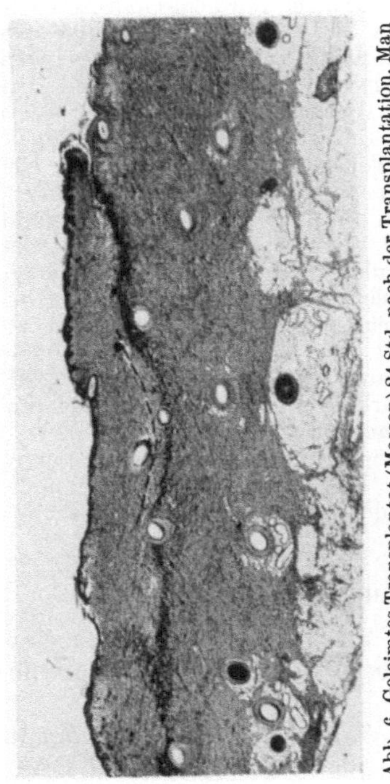

Abb. 6. Geleimtes Transplantat (Masson) 24 Std. nach der Transplantation. Man sieht deutlich die beginnende zelluläre Infiltration um das geleimte Gewebe herum. Beginnende Nekrose am äußersten Transplantatrand.

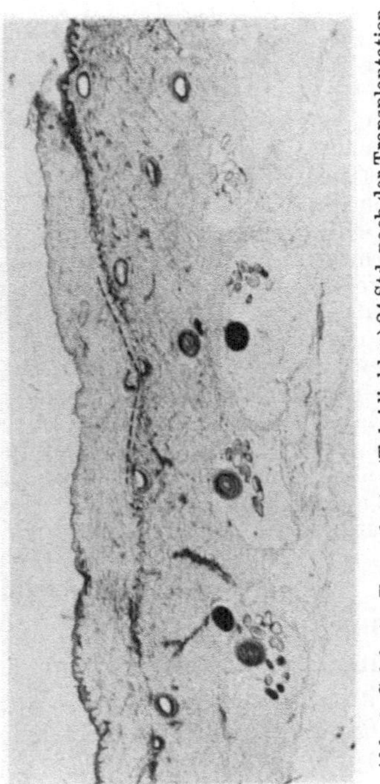

Abb. 8. Geleimtes Transplantat (Toluidinblau) 24 Std. nach der Transplantation. Die cytoplasmatische Basophilie in Epidermiszellen und Haarfollikeln ist im geleimten Gewebe verschwunden.

Verbindungen begannen mit dem Erscheinen der Fibroblasten und Reticulin- und Kollagenfibrillen etwa 3 bis 5 Tage nach der Transplantation.
Nach 7 Tagen war die fibröse Verbindung zwischen Transplantat und
Unterlage fest (Abb. 11). Elastische Fasern erschienen jedoch erst viel
später. Färberisch verhielten sich die Kontrolltransplantate und das
Empfängerbett ähnlich wie die normale Haut.

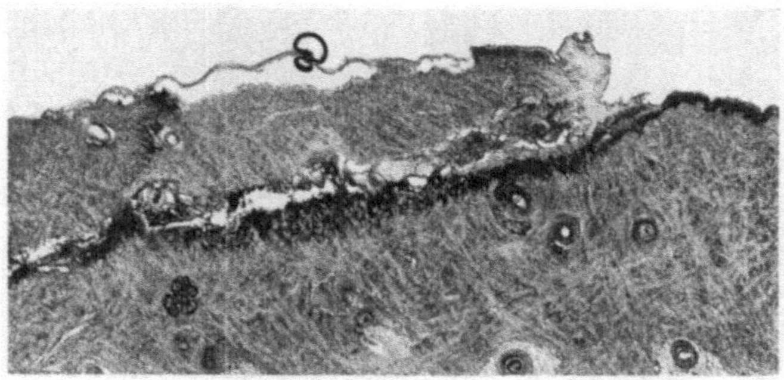

Abb. 10. Geleimtes Transplantat (Gomori-Sudanschwarz) 3 Tage nach der Transplantation. Fortschreitende Austrocknung des Transplantates, fehlende Aktivität der alkalischen Phosphatase im
Gegensatz zur starken Aktivität im Saum der Entzündungszellen.

Kernfärbungen zeigten normale Kerne in der Epidermis und den Hautanhangsgebilden ohne Färbung der Kerne in den verhornten Geweben. In der Dermis
waren die Kerne weit verstreut, mit Ausnahme der ausgetretenen Leukocyten zwischen Transplantat und Wundbett. Cytoplasmatische Basophilie herrschte in den
Basalzellenschichten der Epidermis, in den Haarfollikeln und Schweißdrüsen vor
(Abb. 8 und 14). Die Dermis zeigte nur geringe Basophilie, mit Ausnahme der
Zone zwischen Transplantat und Wundbett, während der Fibrogenese (Abb. 14).
Typische Doppelbrechung wurde in der Epidermis, den Haarfollikeln und den
dermalen Kollagenbündeln zu allen Zeiten der Transplantatheilung beobachtet.
In den Geweben zwischen Transplantat und Empfängerbett wurden doppelbrechende Fasern jedoch erst etwa 7 Tage nach der Transplantation gesehen. Die
elastischen Fasern blieben in der Dermis des Transplantates und dem Empfängerbett spärlich verteilt, mit stärkeren Anhäufungen um die Haarfollikel, Blutgefäße
und Schweißdrüsen. Zwischen Transplantat und Wundbett erschienen elastische
Fasern erst nach 21 Tagen. Glykogen blieb in allen, auch den durchschnittenen
Haarfollikeln in großer Menge erhalten und fand sich gelegentlich in der Epidermis,
besonders in der Umgebung der Schweißdrüsenkanälchen (Abb. 9 und 15). Schweißdrüsenmastzellen und Haarpapillen waren selbst nach Amylaseverdauung nach
Schiff positiv und färbten sich mit Toluidinblau leicht methachromatisch. Die
Aktivität der alkalischen Phosphatase blieb stark in den basalen Zellschichten
der Epidermis, den Schweißdrüsen und den Haarpapillen (Abb. 10 und 16). Dagegen zeigten die Blutgefäße und die Gewebe zwischen Transplantat und Wundbett nur geringe Aktivität. Mit Ausnahme der Fettschicht waren sudanophile
Fette auf die Schweißdrüsen und einen dünnen Film auf der Oberfläche des Transplantates beschränkt.

II. Geleimte Transplantate

Die Fixierung der Autotransplantate mit Methyl-2-Cyanoacrylat
rief überall dort, wo der Leim das Gewebe berührte, starke histologische
und histochemische Veränderungen hervor.

Die nicht mit Leim bestrichenen Transplantatanteile heilten genau
wie die oben beschriebenen genähten Transplantate. Nach 24 Std. er-

schienen die nicht geleimten Transplantatanteile morphologisch intakt und blieben fest auf der Unterlage haften mit nur ganz geringem Exsudat an der Berührungsfläche (Abb. 6). Die Transplantate waren jedoch stark ischämisch und in der Peripherie sah man einzelne beginnende Nekrosen. Zwischen den geleimten und nicht geleimten Anteilen des Transplantates sammelten sich im Transplantat zahlreiche Neutrophile und Lymphocyten. Ähnliche Ansammlungen von Entzündungszellen entstanden im Wundbett unterhalb des Leimes. Das Wundbett wurde mäßig ödematös. Auf diese Weise wurde das Monomer von allen angrenzenden Geweben durch Entzündungszellen isoliert. Die cytoplasmatische Basophilie verschwand aus allen Epidermiszellen und Haarfollikeln in den geleimten Bezirken innerhalb 24 Std. nach der Transplantation (Abb. 8). Ebenso verschwand das Glykogen aus diesen Strukturen (Abb. 9) und eine Aktivität der alkalischen Phosphatase konnte nicht mehr nachgewiesen werden (Abb. 10). Im Gegensatz dazu enthielten die Entzündungszellen, die sich im Wundbett angesammelt hatten, noch reichlich Glykogen und gaben eine stark positive alkalische Phosphatasereaktion. Trotz der geringen cytoplasmatischen Basophilie färbten sich die Kerne stark mit Toluidinblau. Eine starke Feulgen-Reaktion fand sich in allen Kernen des Transplantates, aber viele Kerne erschienen verdichtet und pyknotisch. Die Dermis zeigte eine leichte unspezifische Verfärbung mit Toluidinblau und saurem Schiff-Reagens, besonders an den freien Rändern. Die Färbungen für Kollagen und elastische Fasern blieben normal. Auch wurden keine signifikanten Veränderungen in der Verteilung des doppelbrechenden und sudanophilen Materials beobachtet.

Biopsien, die 3 und 5 Tage nach der Transplantation entnommen wurden, zeigten eine fortschreitende Dehydrierung und Nekrose, ohne irgendwelche Anzeichen der Revascularisierung an allen Stellen, an denen Leim appliziert worden war. Schon nach 3 Tagen begann die cytoplasmatische Vakuolisierung der Epidermiszellen, und die meisten Kerne zeigten Pyknosen. Die Kollagenfasern färbten sich unregelmäßig mit Massons Farbstoff, und die gesamte Dermis erschien dünn und trocken. Nach 5 Tagen waren alle Gewebe nekrotisch mit Einschluß der Gebiete, die von Entzündungszellen durchsetzt waren (Abb. 7). Ebenfalls schon nach 5 Tagen erschienen die ersten Gruppen von Epidermiszellen unterhalb des nekrotischen Gewebes, die Reepithelisierung des Wundbettes ankündigend. Diese Zellen sahen weniger differenziert aus als normale Epidermiszellen, sie stammten aus der benachbarten Epidermis des Empfängers und des ungeschädigten Transplantates sowie den Haarfollikeln. Die Dermis des Wundbettes war, abgesehen von der Gegenwart zahlreicher junger Fibroblasten, normal. Nach 7 Tagen waren alle dem Monomer ausgesetzten Gewebe tot und ähnelten trockenen Schorfen (Abb. 12). Die toten Gewebe färbten sich mit Massons Farbstoff tief rot. Sie riefen außerdem leichte unspezifische Färbungen mit Sudanschwarz, Toluidinblau und saurem Schiff-Reagens hervor, auch waren sie stark doppelbrechend. Alle Kerne färbten sich weiterhin mit Feulgens Reagens oder Toluidinblau. In den Entzündungszellen war die alkalische Phosphatase noch vorhanden. Überraschenderweise konnten die elastischen Fasern im transplantierten Gewebe noch nachgewiesen werden. Unter den Schorfen war die Reepithelisierung nach 7 Tagen in den meisten Schnitten fast vollständig. Das neugebildete Epithel erschien typisch mit Ausnahme zahlreicher Retezapfen, die in die Dermis vorsprangen (Abb. 16). Die neuen Epidermiszellen waren stark basophil, enthielten reichlich Glykogen und zeigten eine intensive Aktivität der alkalischen Phosphatase (Abb. 6 und 16). Nur wenige Kollagenfasern und elastische Fasern konnten in der Dermis unmittelbar unterhalb des regenerierten Epithels gefunden werden. Dafür enthielt das Gewebe viele junge Fibroblasten und Kapillaren. Nach 21 Tagen sah das regenerierte Epithel wieder fast wie normale Epidermis aus. Nur die Hornschicht war dicker als normal und mit Schichten keratinisierten Materials bedeckt (Abb. 13). Auch nach 21 Tagen fanden sich noch keine elastischen Fasern. Nach 66 Tagen war jedoch die Epidermis wieder vollkommen normal.

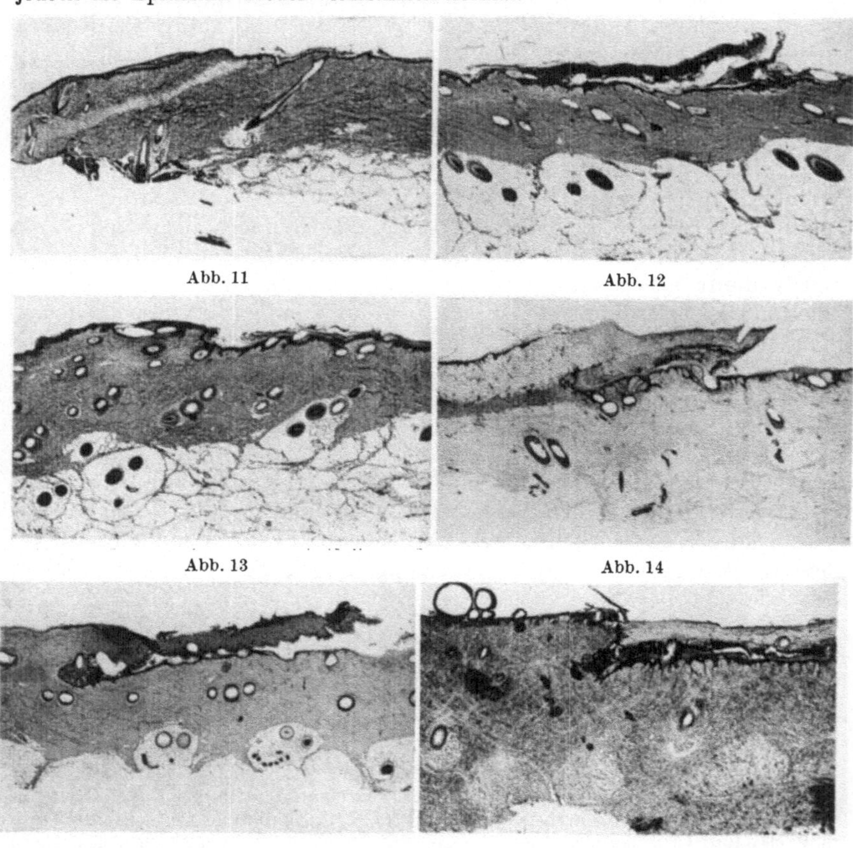

Abb. 11

Abb. 12

Abb. 13

Abb. 14

Abb. 15

Abb. 16

Abb. 11—16. Autotransplantate.
Abb. 11. Genähtes Transplantat (Masson) 7 Tage nach der Operation. Fibröse Verbindung des Transplantates mit dem Wundbett durch Fibroblasten und feine Reticulin- und Kollagenfibrillen; — 12. Geleimtes Transplantat (Masson) 7 Tage nach der Operation. Alle von Monomer berührten Gewebe sind tot und ähneln einem trockenen Schorf. Die Reepithelisierung unter dem verschorften Transplantat ist fast vollständig. — 13. Geleimtes Transplantat (Masson) nach 21 Tagen. Das regenerierte Epithel sieht bis auf die verdickte Hornschicht normal aus. — 14. Geleimtes Transplantat (Toluidinblau) 7 Tage nach der Operation. Die Kerne im toten Transplantat färben sich weiterhin tief blau. — 15. Geleimtes Transplantat (Schiff) 7 Tage nach der Operation. Großer Glykogenreichtum des regenerierenden Epithels unter dem zugrundegehenden Transplantat. — 16. Geleimtes Transplantat (Gomori-Sudanschwarz) 7 Tage nach der Operation. Man sieht deutlich die zahlreichen Retezapfen des neugebildeten Epithels.

Die geleimten Anteile der Homoiotransplantate wurden in genau derselben Weise nekrotisch wie die geleimten Anteile der Autotransplantate. Die nicht geleimten Homoiotransplantate durchliefen eine typische Abstoßungsreaktion mit Lymphocyteninfiltration vom Empfänger her, die schon am 4. Tage nach der Transplantation einsetzte.

Die histologischen Veränderungen wurden in diesem Kapitel besonders eingehend besprochen, damit sie bei der Besprechung der folgenden Kapitel, in denen im wesentlichen dieselbe histologische Technik zur Anwendung kam, kürzer behandelt werden können.

Diskussion: Zu den zahlreichen Veröffentlichungen über Methyl-2-Cyanoacrylat[1] kann gesagt werden, daß der Verschluß von Hautwunden und die Fixation von Hauttransplantaten mit gutem Erfolg möglich ist, wenn das Monomer appliziert wird, *nachdem* die Geschwürsränder aneinander gebracht wurden. Wenn dies technisch möglich ist, heilen die Wunden schnell und mit weniger Blutungen zwischen den Wundrändern. Außerdem geht das Verleimen schneller als die Naht. Sobald jedoch Monomer zwischen die Gewebe kommt, resultiert ein irreversibler Schaden mit sofortigem Verlust der Glykogengranula, der cytoplasmatischen Basophilie und der Aktivität der alkalischen Phosphatase in dem vom Leim berührten Gewebe. Außerdem bleiben die Gewebe nicht vascularisiert, sie werden durch Entzündungszellen abgekapselt und sterben ab. Diese Wirkung macht die Verwendbarkeit des sehr dünnflüssigen Leimes beim Menschen fragwürdig. HEALY und O'NEILL, MATHES und TERRY berichteten denn auch bei ihren Versuchen mit Gefäßanastomosen über unvermeidliche Thrombosen, sobald der Leim in die Gefäßlumina gerät.

Die Beobachtungen von ASHLEY, der über viel längere Überlebenszeiten von mit Leim fixierten Hauthomoiotransplantaten gegenüber mit Nähten fixierten Homoiotransplantaten bei Ratten berichtete, können zumindest für weißhäutige Schweine nicht bestätigt werden. Der Versuch, die Überlebenszeit von Hauthomoiotransplantaten durch schnellere und bessere Fixierung der Transplantate zu verlängern, war also erfolglos.

2. Auto- und Homoiotransplantationsversuche bei Mäusen

Allgemeine Bemerkungen. Bei den nun folgenden Experimenten habe ich mit zwei Mäuseinzuchtstämmen gearbeitet: A/He albino und C_{57} Bl, deren Genanalyse in der Tab. 1 wiedergegeben ist.

Tabelle 1

	Coat	H_1	H_2	Hb.	Transferrin typ	Befruchtungs-Tiere % weibl.	Tiere pro Wurf	Länge weibl. Tiere cm	Gewicht in g		Lebensdauer in Monat.
									weibl.	männl.	
A/He albino	aabbcc	—	a	Typ O	b	76	3,5	4,1	32,1 +—1,2	33,9 +—1,5	15 - 18
C_{57} Bl	aa	c	b	S	b	94	5,1	6,1	24,7 +—0,4	30,1 +—0,6	24

Alle Operationen wurden in Äthernarkose, die immer im Inhalationsglas begonnen (Abb. 18) und mit direkt aufgesetztem Äthertrichter fort-

---

[1] Das Präparat wurde als Eastman 910 Adhesive von der Firma Ethicon zur Verfügung gestellt.

gesetzt wurde (Abb. 21), durchgeführt. Die Mäuse wurden dabei auf
einem Präparierbrett ausgespannt. Nach Rasieren und Desinfektion des
Operationsfeldes mit Dijozol wurde mit Hilfe einer Schablone ein genau
1,5 cm im Durchmesser großes rundes Vollhauttransplantat aus der

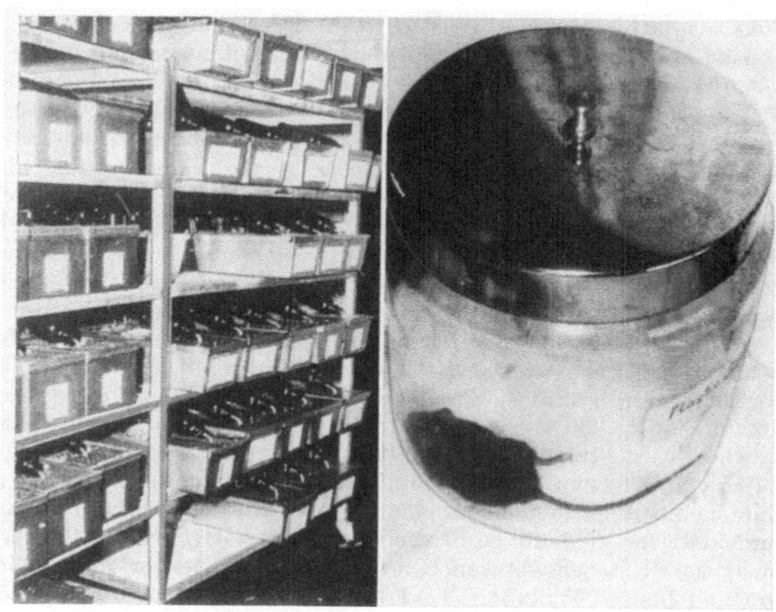

Abb. 17   Abb. 18

Abb. 17 linke Seite: Sterilisierbare Metalleinzelkäfige für Mäuse.
Abb. 18 rechte Seite: Anästhesieeinleitung bei einer Maus im Ätherglas.

Rückenhaut der Maus entnommen. Dieses Transplantat wurde bei Autotransplantation (Abb. 19—21) um 180 Grad gedreht und mit 8 bis 10
Seidennähten wieder fixiert. Bei Homoiotransplantaten wurde es auf
ein gleichgeschlechtliches Tier des anderen Stammes übertragen (Abbildung 22 und 23).

Ein Verband wurde nicht angelegt, um die Beobachtung der Transplantate in mehrstündigen Abständen zu ermöglichen. Jedes Tier wurde
nach der Operation in einem leicht sterilisierbaren Metallkäfig mit glatten Wänden gehalten (Abb. 17), in dem sich die Tiere die Transplantate
nicht abreißen konnten. Als Streu wurden feinste Sägespäne verwendet.
In allen Tierställen wurde die Luftfeuchtigkeit auf 50%, die Raum-
temperatur auf 22° C eingestellt. Die Kunstlichtbeleuchtung wurde auf
genau 12 Std. Tageslicht und 12 Std. Dunkelheit fixiert. Alle Tiere erhielten während der Dauer des Versuches Wasser ad libitum aus individuellen Tropfflaschen.

Als alleinige Nahrung wurde Laboratory Chow ad libitum verabreicht.
Diese Nahrung enthält insgesamt 51,5% Kohlehydrate, 23% Eiweiß, 4,5%
Fett, 6% Fasern und 9% Asche. Im einzelnen besteht die Nahrung aus

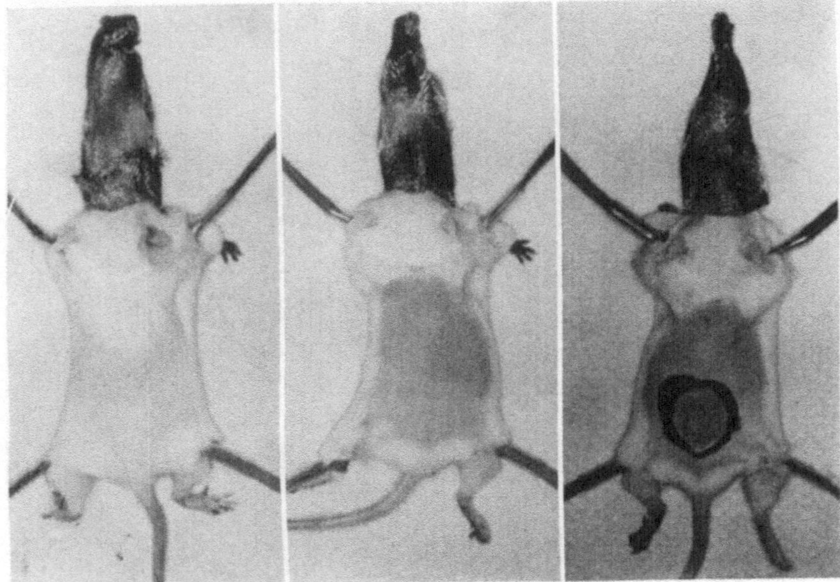

Abb. 19   Abb. 20   Abb. 21

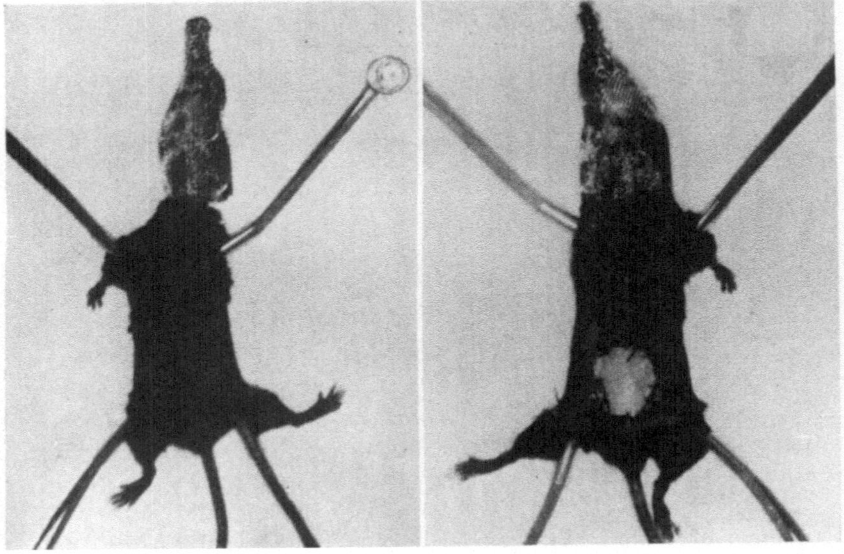

Abb. 22   Abb. 23

Abb. 19—23. Narkose der auf dem Präparierbrett ausgespannten Maus mit Äthertrichter.

(Abb. 19 u. 22). Der Rücken der Maus wird rasiert; (20), das Transplantat excidiert; (21) und bei Homoiotransplantaten in einen gleichgroßen Rückenhautdefekt einer Maus eines anderen Stammes (23) mit 8 Seidennähten eingenäht. Die Transplantate wurden mit einer 1,5 cm im Durchmesser großen Schablone ausgemessen.

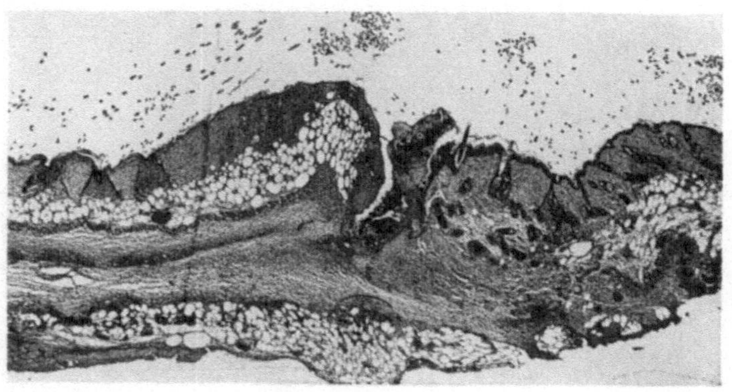

Abb. 24

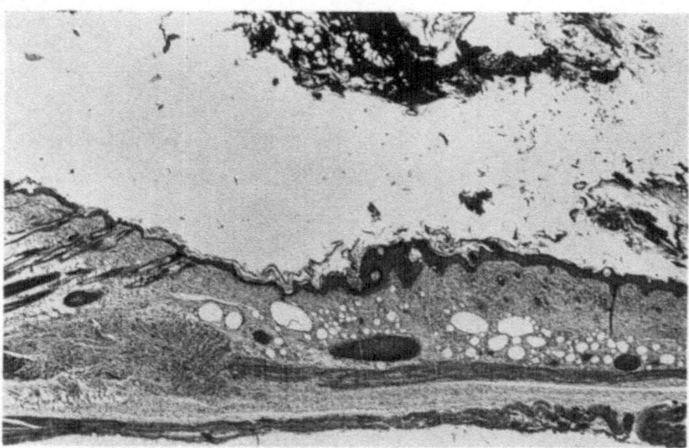

Abb. 25

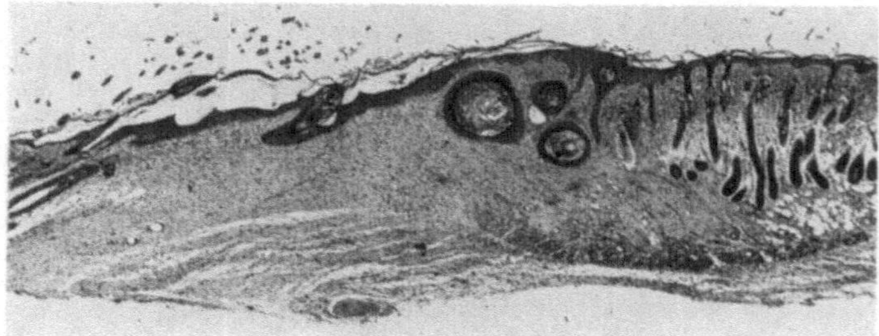

Abb. 26

Abb. 24—26. Vollhauttransplantate bei der Maus (50fach, Massonfärbung).

Abb. 24. Transplantat 3 Tage nach der Operation. Zwischen dem Transplantat auf der linken Bildseite und dem darunterliegenden Empfängergewebe liegt eine von Leukozyten und Erythrocyten durchsetzte Fibrinnetzschicht. Zwischen Exransplantat und benachbarter Haut befindet sich ein in Organisation begriffenes Blutkoagulum. — 25. Transplantat 14 Tage nach der Operation. Das Transplantat ist fest eingeheilt. Man sieht die Ausdehnung des Transplantates noch an der abschilfernden Hornschicht sowie der Konturunterbrechung in der Muskulatur. Einzelne Kapillaren sind in das Transplantat eingewachsen. — 26. Transplantat 21 Tage nach der Operation. Auffallend sind die fast ganz fehlenden Hautanhangsgebilde im Transplantat sowie das dicke Narbengewebe unterhalb des Transplantates, in dem sich nur spärlich Kapillaren finden.

Fleisch, Knochen, Magermilch, Weizenmehl, Fischmehl, Tieberleber, Rübenmark, Maismehl, Hafermehl, Sojabohnenmehl, Alphalpha, Rohrzuckermelasse, dem Konservierungsmittel Butylhydroxyamid, Vitamin B_{12}, Calciumpanthothenat, Cholinchlorid, Folsäure, Riboflavin, getrockneter Hefe, Thiamin, Niacin, Vitamin A, Vitamin B, 0,5% Fluorphosphat, 0,5% jodiertes NaCl, 0,57% Eisen, Ammoniumzitrat, 0,02% Mangansulfat, sowie einer Spur Zinkoxyd.

Alle Tiere wurden anfangs dreistündlich, später zweimal täglich kontrolliert. Täglich wurden von mehreren Tieren jeder Gruppe in Äthernarkose Biopsien entnommen, und mehrere Tiere wurden photographiert (Contaflex mit Ringblitzgerät).

I. Autotransplantate

Zur Kontrolle wurden bei je 5 weiblichen und männlichen Tieren beider Mäusestämme Autotransplantate durchgeführt. Makroskopisch heilten alle Transplantate glatt ein. Nach 2 bis 3 Wochen waren die Transplantatgrenzen nicht mehr zu erkennen. Mikroskopisch trat innerhalb der ersten 24 Stunden ein sero-fibröses Exsudat aus dem Empfängergewebe aus. Darin bildete sich ein Fibrinnetz, das mit dem Transplantat verklebte. Die Basophilie des Plasmas in der mittransplantierten Dermis (es handelte sich ja um Vollhauttransplantate) ging ebenso zurück wie der Glykogengehalt des Gewebes. Nach 3 Tagen (Abb. 24) war das Fibrinnetz bereits mit Erythrocyten, Leukocyten, Lymphocyten, Monocyten und Plasmazellen durchsetzt. Vom 6. Tage ab überwogen die Erythrocyten. In der Basalzellenschicht des transplantierten Epithels traten degenerative Veränderungen mit Verminderung der Plasma-Basophilie auf. Die oberen Schichten mit der Hornschicht begannen abzuschilfern (Abb. 25). Kapillaren des Wundbettes sproßten in das Transplantat vor. Von den Wundrändern her wuchs Epithel zum Transplantat hinüber. Etwa vom 6. Tage an wurde auch die Fibrinschicht organisiert, die Entzündungszellen verschwanden, dafür traten Fibroblasten und Histiocyten auf. Nach 3 Wochen (Abb. 26) war schließlich nur noch das Narbengewebe unterhalb der ehemaligen Transplantatstelle und das weitgehende Fehlen der Hautanhangsgebilde auffällig. Plasma-Basophilie und Kernfärbung waren zu diesem Zeitpunkt im eingeheilten Epithel völlig normal. Bei der Wiedergabe der histologischen Befunde wurden der besseren Übersicht halber nur 50fache Vergrößerungen berücksichtigt.

II. Homoiotransplantate

Bei je 25 schwarzen und weißen Mäusen wurden Homoiotransplantate aus der Rückenhaut ausgetauscht, um die normale Homoiotransplantatreaktion bei den beiden Mäusestämmen festzustellen.

Das *Ergebnis* ist aus der Tab. 2 und aus den Abb. 27—31 ersichtlich. Zwischen dem 6. und 8. Tag nach der Transplantation zeigten sich an den Transplantaträndern frische Blutungen, feuchte Stellen und die ersten Eintrocknungserscheinungen an der Oberfläche des Transplantates. Innerhalb von 3 bis 4 Tagen trocknete das Transplantat vollkom-

Tabelle 2. *Das Verhalten von Hauthomoiotransplantaten zwischen schwarzen C_{57}/Bl und weißen Mäusen A/He*

Nr.	Beg.	100 % trocken	abge- stoßen	Nr.	Beg.	100 % trocken	abge- stoßen
1	7	10	20	26	6	7	13
2	6	9	13	27	6	7	13
3	6	10	18	28	6	7	10
4	6	10	17	29	6	11	23
5	7	10	18	30	6	10	18
6	6	9	23	31	7	9	11
7	6	10	18	32	7	9	20
8	6	—	—	33	8	13	23
9	6	8	13	34	7	9	21
10	7	8	23	35	7	10	20
11	6	10	15	36	7	11	14
12	6	10	20	37	6	7	7
13	7	13	17	38	6	11	18
14	6	13	20	39	—	—	—
15	7	13	28	40	9	13	25
16	6	9	17	41	6	7	21
17	6	14	30	42	5	6	6
18	7	9	16	43	7	—	—
19	6	11	23	44	—	—	—
20	6	10	21	45	6	10	21
21	7	12	30	46	—	—	—
22	6	9	9	47	6	7	9
23	6	7	13	48	—	—	—
24	6	9	23	49	—	—	—
25	6	9	23	50	—	—	—

Durchschnitt:

Tage 6,4 | 9,7 | 18,1 |

Homoiotransplantate 1—10, 21—30, 41—45 weiß auf schwarz 11—20, 21—40, 46—50 schwarz auf weiß.

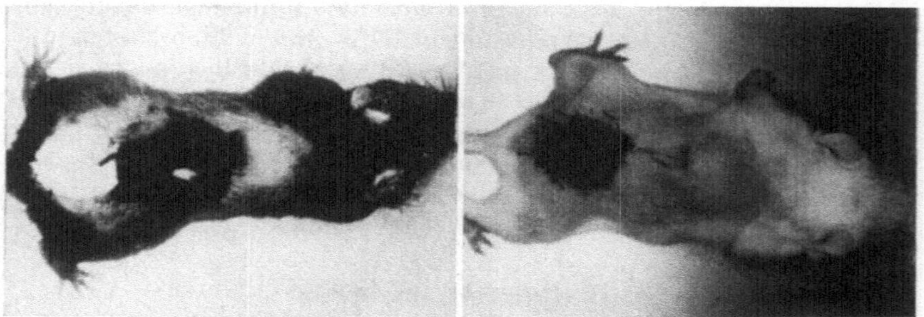

Abb. 27   Abb. 28

Abb. 27 u. 28. Homoiotransplantate 3 Tage nach der Transplantation (27 u. 28). Die Transplantate sind völlig reizlos eingeheilt.

men aus. Während der folgenden 8 bis 10 Tage verwandelte es sich bei manchen Tieren in eine schmierige Masse, die schließlich abfiel. Bei den meisten Tieren trockneten die Transplantate jedoch einfach ab. Im Durchschnitt zeigten sich bei den Mäusen dieser Versuchsgruppe die ersten Zeichen einer Reaktion nach 6,4 Tagen. Nach 9,7 Tagen waren

die Transplantate vollkommen ausgetrocknet und zeigten makroskopisch
kein lebendes Gewebe mehr. Nach 18,1 Tagen wurden die Transplantate
abgestoßen. Dabei fand sich keinerlei Unterschied zwischen schwarzen

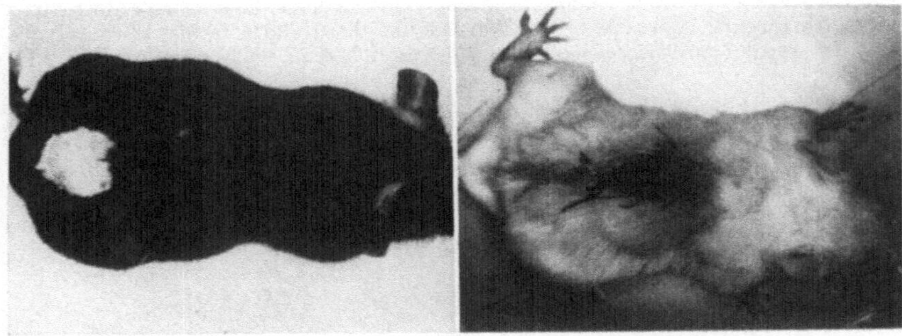

Abb. 29   Abb. 30

Abb. 29. Zeigt ein Homoiotransplantat 6 Tage
nach der Operation, makroskopisch sind noch keine
Veränderungen zu erkennen.

Abb. 30. Homoiotransplantat 14 Tage nach der
Transplantation. Das Transplantat ist weitgehend
nekrotisch, die Ränder sind zum Teil schon
abgefallen.

Abb. 31. Rückenwunde eines Tieres 20 Tage nach
der Transplantation eines Homoiotransplantates,
2 Tage nach Abfall des Transplantates. Die Wunde
ist weitgehend schon wieder epithelisiert. Es
finden sich nur noch ganz geringe verkrustete
Beläge.

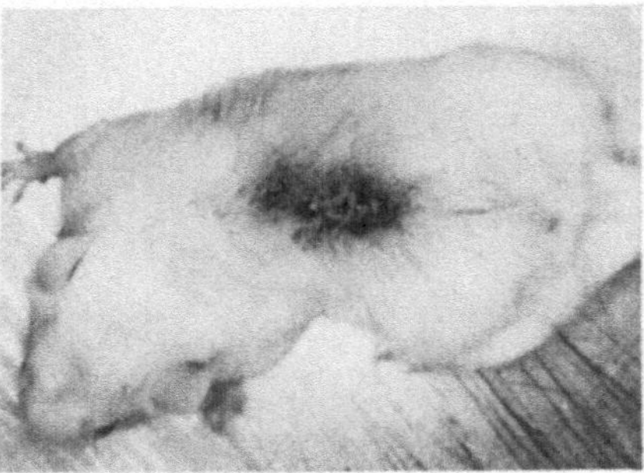

Abb. 31

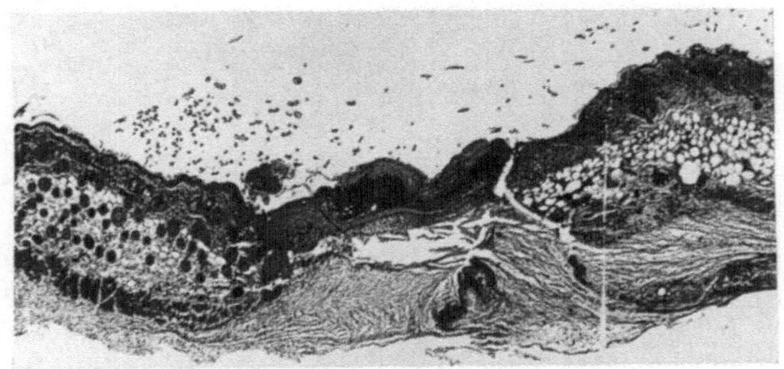

Abb. 32. Transplantat 3 Tage nach der Operation.
Das Transplantat ist auf der linken Bildseite, noch keine Zellinfiltrationen nachweisbar.

Abb. 32—36. Homoiotransplantate zwischen 2 Mäuseinzuchtstämmen (50fach Masson-Färbung).

und weißen Mäusen oder männlichen und weiblichen Tieren. Histologisch
verlief die Anheilung der Homoiotransplantate während der 4 bis 5 Tage
nach der Transplantation genau so wie bei den oben beschriebenen Auto-

transplantaten (Abb. 32). Am 5. oder 6. Tag trat eine starke Lymphocyteninfiltration vom Rande des Transplantates her auf (Abb. 33).

Bei den Autotransplantaten war im Unterschied hierzu die Leukocyteninfiltration schon fast wieder verschwunden. Die Lymphocyten brachen ins Rete malpighii ein, und die Basalzellenschicht des Epithels zeigt die ersten Degenerationserscheinungen. Die Basophilie des Plasmas und die Glykogenfärbbarkeit im Transplantat waren am 6. Tag nach der Operation bereits völlig verschwunden. Die

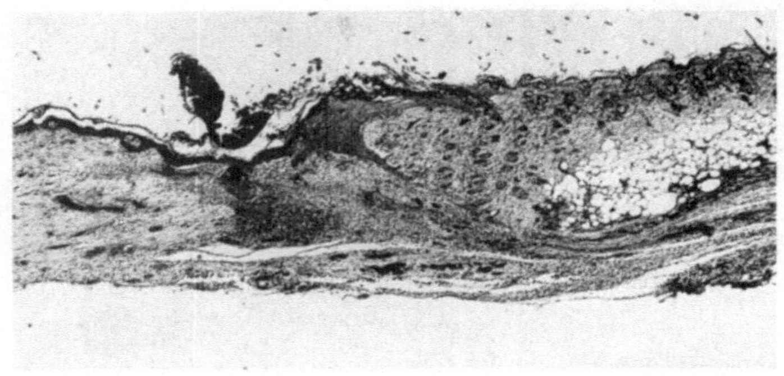

Abb. 33. Transplantat 6 Tage nach der Operation.
Das Transplantat ist auf der rechten Bildseite. Starke Lymphocyteninfiltration im Empfängergewebe vom Transplantatrande her, sich unter das Transplantat fortsetzend.

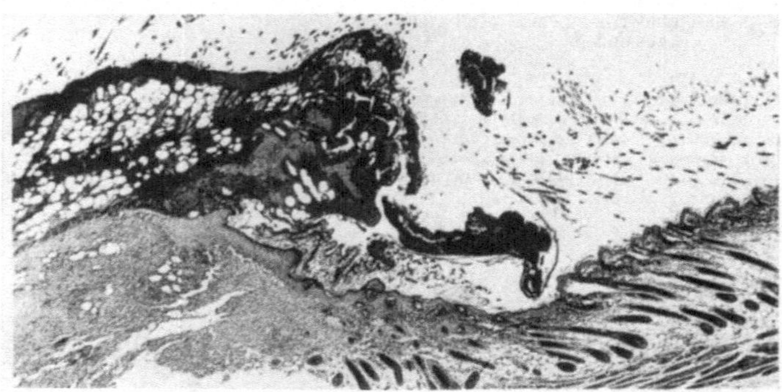

Abb. 34. Transplantat 10 Tage nach der Operation.
Hier ist das Transplantat bereits vollkommen nekrotisch. Die Kerne sind pyknotisch, beginnende Epithelisierung des Wundbettes vom Rande her.

infiltrierenden Lymphocyten zeigten jedoch eine Aktivität der alkalischen Phosphatase. Bis zum 10. Tage nach der Transplantation wurde das Transplantat vollkommen nekrotisch und die Kerne wurden pyknotisch. Im Wundbett unterhalb des Transplantates begann die Epithelisierung vom Rande her (Abb. 34). Am zugrundegehenden Epithel verschwand zunächst die Basalzellenschicht, später das Rete malpighii. Nach 14 Tagen begannen sich die Transplantate an mehreren Stellen abzuheben. Die dichteste Lymphocyteninfiltration schien sich immer da anzusammeln, wo im darüberliegenden transplantierten Gewebe die Veränderungen am stärksten waren (Abb. 35). Das häufig bei der Homoiotransplantationsreaktion beschriebene Auftreten von eosinophilen Leukocyten konnten wir nicht beobachten. Nach Untersuchungen in der Algire-Kammer (CONWAY) beruht die am 6. Tag einsetzende Degeneration der Homoiotransplantate auf einer Thrombosierung der ins Transplantat vorgewachsenen Gefäße. Diese Beobachtung läßt sich jedoch histologisch nicht verifizieren.

Wir haben deshalb Vitalfärbungen bei unseren Mäusen durchgeführt, indem wir einigen Tieren Evans-blue intravenös in die Femoralvene injizierten, anderen Tieren India-Tusche. Dabei stellte sich heraus, daß schon am 2. Tage nach der Transplantation der Farbstoff das Transplantat deutlich färbte als Zeichen dafür, daß bereits eine Vascularisierung vorlag. Mikroskopisch waren die Tuschepartikel vom 3. Tage ab in den Kapillaren des Transplantates nachweisbar. Etwa vom 7. Tage ab färbten jedoch die Farbstoffe die Transplantate nicht mehr an. Die

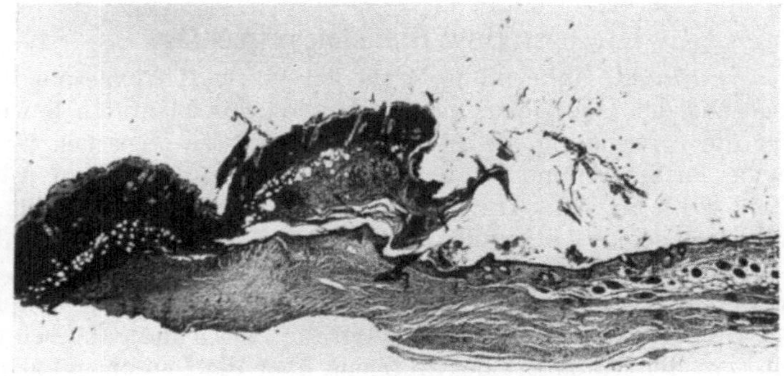

Abb. 35. Transplantat 14 Tage nach der Operation.
Beginnende Abhebung des nekrotischen Transplantates, dichte Lymphocyteninfiltration des Wundbettes unter dem noch adhärenten Anteil des Transplantates.

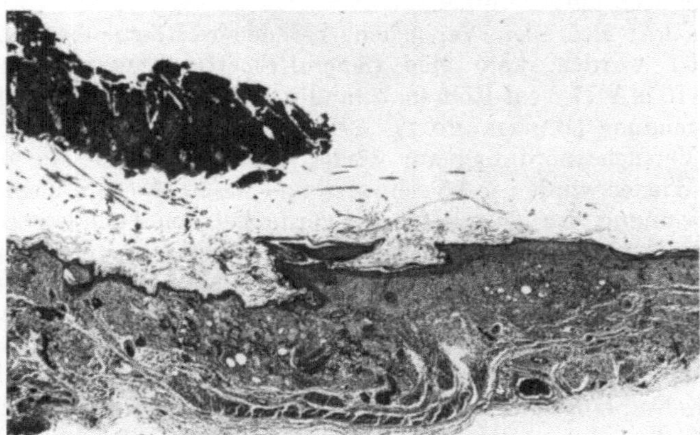

Abb. 36. Transplantat 20 Tage nach der Operation.
Das trockene Transplantat ist in toto abgestoßen, die Reepithelisierung des Wundbettes ist fast komplett. Vermehrter Gefäßreichtum des Subcutangewebes an der ehemaligen Verbindungsstelle. Die Lymphocyteninfiltration ist bis auf ganz geringe Reste an der alten Verbindungsstelle wieder verschwunden.

vorher vorhandene Gefäßverbindung war also unterbrochen. Die Methode der Vitalfärbung wird später noch bei den Heterotransplantaten, bei denen sie besonders wichtig ist, genauer beschrieben.

Nach etwa 3 Wochen (Abb. 36) waren fast alle Transplantate abgestoßen und die Epithelisierung des Wundbettes nahezu vollständig. Die Lymphocyteninfiltration war bis auf ganz geringe Reste an der alten Verbindungsstelle zwischen Empfängerhaut und Transplantat wieder verschwunden. Die Basophilie des Plasmas im neugebildeten Epithel erschien ebenso normal wie der Glykogengehalt.

Die auffallende Lymphocyteninfiltration, die bei jeder Homoiotransplantationsreaktion zu beobachten ist, wird meist so erklärt, daß die Lymphocyten, die für die Reaktion verantwortlichen Antikörper entweder selbst bilden, oder doch zumindest an das Erfolgsorgan, in diesem Falle die Haut, bringen. Über die Bildungsstätte der zellulären Antikörper bei der Homoiotransplantationsreaktion bestehen noch große Meinungsverschiedenheiten, so daß ich an dieser Stelle nicht auf die vielen bestehenden Theorien eingehen möchte. Obwohl es nie direkt gelang, auch zirkulierende Antikörper bei der Homoiotransplantationsreaktion nachzuweisen, wurden sie von SNELL und GORER sehr wahrscheinlich gemacht. Die verschiedenen Probleme der Homoiotransplantation sollen hier nicht besprochen werden, da die oben beschriebene Serie nur als Kontrollgruppe für weitere Experimente dienen sollte.

III. Bestrahlte Homoiotransplantate

Problemstellung: Nahezu alle Methoden, die im Tierexperiment eine Verlängerung der Überlebenszeit von Homoiotransplantaten bewirken, sind für die Anwendung beim schwerstverbrannten Menschen wertlos, da sie viel zu eingreifend für den Schwerkranken sind. Ideal wäre es natürlich, wenn man das Transplantat selbst durch entsprechende Vorbehandlung in seiner Antigenität so abschwächen könnte, daß die durch die Transplantation ausgelöste Antigen-Antikörperreaktion nur abgeschwächt oder verzögert auftreten würde. Bei Bestrahlung von Haut soll durch Zerstörung der Lymphocyten die Antigenität abgeschwächt werden bzw. der Transport der Antigene über die Lymphocyten in die örtlichen Lymphknoten unmöglich gemacht werden (SNELL). Wir haben daher Transplantationsversuche mit röntgenbestrahlten Hauthomoiotransplantaten vorgenommen.

Methodik: Bei allen Versuchen, bei denen Röntgenbestrahlungen verwendet wurden, kam eine General-Electrics-Therapie-Röhre mit 250 kV, 15 mA 17,6 cm Röhrenabstand und einem 0,5 mm Kupferfilter zur Anwendung (BENNINGHOFF).

Die Versuchsanordnung war wieder genau die gleiche wie bei Versuch 2. Wieder wurden je 25 schwarze und weiße Mäuse transplantiert. Zur Gewinnung der Transplantate wurde bei den Spendermäusen in Narkose die ganze rasierte und desinfizierte Rückenhaut entnommen. Anschließend wurden die Spendertiere getötet. Die entnommene Haut wurde sofort in einer Petri-Schale mit Ringerlösung ausgebreitet und dann mit 1500 r bestrahlt. Aus der bestrahlten Haut wurden genau 1,5 cm im Durchmesser große kreisrunde Hautstücke ausgeschnitten und den Empfängertieren in eine gleichgroße Rückenhautwunde implantiert. Im ganzen vergingen zwischen Hautentnahme und Bestralung sowie Transplantation höchstens 1½ Std.

Die *Ergebnisse* dieser Versuche sind aus Tab. 3 zu ersehen. Sie waren insofern sehr enttäuschend, als die Überlebenszeit der Transplantate durch die Röntgenbestrahlung nur unwesentlich und insignifikant verlängert werden konnte.

Die Transplantate zeigten im Durchschnitt nach 6,7 Tagen die ersten Zeichen einer Reaktion. Nach 10,2 Tagen waren sie vollkommen trocken und nach 20,8 Tagen wurden sie abgestoßen. Das bedeutete gegenüber den nicht bestrahlten Homoiotransplantaten, setzt man 100% trocken als Zeitpunkt der Rejektion, lediglich eine Verlängerung von 0,5 Tagen. Die makroskopischen und mikroskopischen Befunde glichen, abgesehen von der zeitlichen Verschiebung, genau denen, die bei den unbehandelten Homoiotransplantaten beobachtet wurden. Auf eine Wiedergabe von Bildern zu diesem Versuch kann daher verzichtet werden. Die Lymphocyteninfiltration, die durchschnittlich am 7. Tage nach der Transplantation einsetzte, war vielleicht etwas geringer als bei den nicht bestrahlten

Tabelle 3. *Das Verhalten von mit 1500 r bestrahlten Hauthomoiotransplantaten zwischen schwarzen C_{57}- und weißen A/He-Mäusen*

Nr.	Beg.	100 % trocken	abge-stoßen	Nr.	Beg.	100 % trocken	abge-stoßen
1	—	—	—	26	6	8	14
2	6	10	26	27	6	8	15
3	6	10	21	28	6	8	10
4	6	10	26	29	6	8	12
5	6	15	38	30	9	10	15
6	6	10	19	31	9	10	32
7	9	10	14	32	7	10	13
8	6	10	43	33	6	10	13
9	6	10	24	34	—	—	—
10	9	10	33	35	6	7	16
11	8	10	21	36	7	9	16
12	7	9	11	37	6	7	12
13	6	10	21	38	5	9	25
14	—	—	—	39	7	9	11
15	—	—	—	40	5	7	12
16	8	10	15	41	6	9	18
17	8	13	29	42	6	9	25
18	8	15	21	43	5	11	20
19	10	17	27	44	6	7	18
20	8	15	29	45	—	—	—
21	8	13	19	46	5	11	28
22	8	—	—	47	5	11	28
23	8	15	26	48	5	9	12
24	6	10	29	49	7	9	11
25	—	—	—	50	5	9	27

Summe:			Tage		6,7	10,2	20,8
Differenz gegenüber den unbestrahlten Homoiotransplantaten:			Tage		+ 0,3	+ 0,5	+ 2,7

Homoiotransplantate 1—3 und 25—38 weiß auf schwarz; Homoiotransplantate 14—24 und 39—50 schwarz auf weiß.

Transplantaten. Von einem völligen Fehlen der Lymphocyteninfiltration, wie sie DEMPSTER, MAY und ANDRESEN beschrieben, kann jedoch bei unserer Versuchsanordnung keine Rede sein. Eine Bestrahlung von menschlichen Homoiotransplantaten, um die Überlebenszeit dieser Transplantate zu verlängern, erscheint nach unseren Versuchen leider wenig sinnvoll.

IV. Transplantationsversuche mit der Haut neugeborener Mäuse

Bezüglich der Problemstellung zu diesem Versuch wird auf die im literarischen Teil besprochenen Versuche von CANNON, TOOLAN, HASEK und MILLER verwiesen.

Methodik: Die Thymectomie bei der neugeborenen Maus ist eine Operation, die mit einer sehr hohen Mortalität belastet ist. Wir haben uns daher bemüht, das Thymus bei der neugeborenen Maus durch entsprechend dosierte Röntgenbestrahlung zur Atrophie zu bringen (SONG). In relativ langwierigen Versuchsserien wurden schließlich 900 r als wirksamste Dosis gefunden. Etwa 4 Tage nach der Bestrahlung ist die Atrophie der Thymusdrüse nahezu vollkommen (Abb. 37) und die Lymphocyten im Blut praktisch auf null abgesunken.

Läßt man die so behandelten Tiere am Leben, so entwickeln sich schwer ernährungsgestörte und wachstumsgestörte Tiere mit struppigem Fell, die nach ungefähr 2 Monaten zugrunde gehen. Um vergleichbare

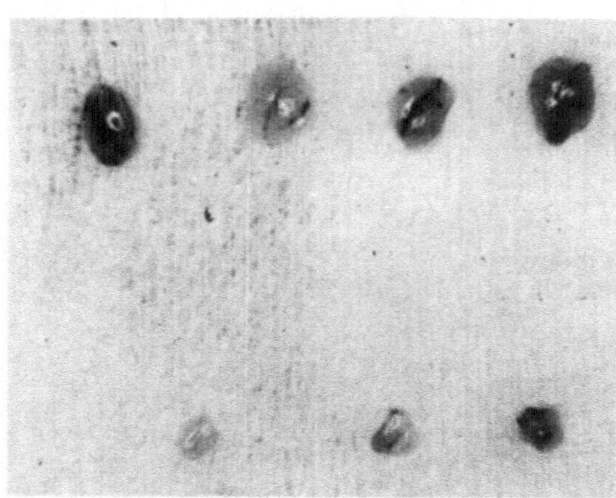

Abb. 37. Obere Reihe: Thymusdrüsen neugeborener Mäuse 72 Stunden nach der Geburt entnommen. — Untere Reihe: Thymusdrüsen neugeborener Mäuse, die nach der Geburt eine Thymusbestrahlung von 900 r erhalten hatten. Die Thymusdrüsen wurden 72 Stunden nach der Bestrahlung entnommen. Histologisch zeigten sie eine völlige Atrophie der Rinde sowie eine schwere Schädigung des Marks.

Werte zu erhalten, wurden von den Tieren eines Wurfes von Inzuchtmäusen jeweils die Hälfte Thymus-bestrahlt und die andere Hälfte unbehandelt gelassen. Am 4. Lebenstage, also 3 Tage nach der Thymus-Bestrahlung, wurden die Tiere getötet, ihre Rückenhaut entnommen und auf frische Rückenhautdefekte bei erwachsenen Tieren eines anderen Stammes homoiotransplantiert. Die Ergebnisse dieser Versuchsserie sind aus Tab. 4 zu ersehen. Der Versuch wurde in der oben beschriebenen Form bei 110 Tieren durchgeführt.

Tabelle 4. *Das Verhalten der Haut von 4 Tage alten Mäusen, die auf erwachsene Mäuse transplantiert wurde, und der Haut von 4 Tage alten Mäusen desselben Wurfes, deren Thymusdrüsen nach der Geburt mit 900 r bestrahlt wurden*

| | Haut bestrahlter Tiere | | | | Haut unbestrahlter Tiere | | | Differenz |
Nr.	Beg.	100 % trocken	abge-stoßen	Nr.	Beg.	100 % trocken	abge-stoßen	
A_1	6	—	—	A_1	6	—	—	
A_2	7	14	30	A_2	—	—	—	
A_3	6	14	23	A_3	7	16	21	
A_4	7	14	16	A_4	7	14	21	
A_5	6	12	14	A_5	7	—	—	
	6,4	13,5	20,7		6,7	15	21	—3,0 —1,5 —0,3
B_1	—	—	—	B_1	7	16	12	
B_2	12	16	19	B_2	6	16	24	
B_3	12	16	23	B_3	7	16	19	
B_4	9	16	19	—	—	—	—	
	11	16	203		66	16	18,3	+4,4 0 +2,0

Fortsetzung von Tabelle 4

Haut bestrahlter Tiere				Haut unbestrahlter Tiere				Differenz		
Nr.	Beg.	100 % trocken	abge-stoßen	Nr.	Beg.	100 % trocken	abge-stoßen			
C_1	7	14	14	C_1	7	13	16			
C_2	9	18	21	C_2	4	9	16			
C_3	7	16	16	C_3	4	14	21			
C_4	4	11	11	C_4	4	11	13			
	6,7	14,7	15,5		4,7	11,7	16,5	$+2,0$	$+3,0$	$+1,0$
D_1	7	9	16	D_1	5	9	14			
D_2	7	12	18	—	—	—	—			
	7	10,5	17		5	9	14	$+2,0$	$+1.5$	$+3,0$
E_1	8	11	17	E_1	—	—	—			
E_2	5	8	13	E_2	5	8	15			
E_3	6	8	19	E_3	7	10	17			
E_4	10	19	22	—	—	—	—			
	7,2	11,5	17,7		6	9	16	$+1,2$	$+2,5$	$+1,7$
L_1	7	15	19	L_1	6	12	18			
L_2	6	15	17	L_2	6	9	18			
L_3	6	13	18	L_3	6	13	19			
L_4	—	—	—	L_4	7	15	19			
	6,3	13,6	18		6,2	12,2	18,5	$+0,1$	$+1,4$	$-0,5$
M_1	7	12	14	M_1	7	12	13			
M_2	7	11	16	M_2	7	14	16			
M_3	5	14	22	M_3	9	18	20			
M_4	5	13	18	M_4	7	11	12			
M_5	5	11	13	M_5	6	15	17			
M_6	8	10	13	M_6	6	14	16			
M_7	8	13	18	M_7	7	16	20			
—	—	—	—	M_8	4	12	13			
—	—	—	—	M_9	6	13	15			
—	—	—	—	M_{10}	8	10	15			
—	—	—	—	M_{11}	7	9	12			
	6,4	12,0	16,3		6,7	13,1	15,3	$-0,3$	$-1,1$	$+1,0$
N_1	7	12	20	N_1	7	—	—			
N_2	7	12	12	—	—	—	—			
N_3	6	12	18	N_3	5	10	15			
	6,6	12	16,6		6	10	15	$+0,6$	$+2,0$	$-1,6$
O_1	6	11	18	O_1	7	9	12			
O_2	6	11	12	O_2	5	12	14			
O_3	6	10	12	O_3	7	15	16			
O_4	7	12	16	O_4	6	11	18			
	6,2	11	14,5		6,2	11,7	15	0	$-0,7$	$-0,5$
Tg.	7,2	*13,4*	17,7	Tg.	6,5	*13,0*	17,0	$+0,7$	$+0,4$	$+0,7$

Ergebnisse: Die ersten Zeichen einer Reaktion zeigten sich bei den Transplantaten von Thymus-bestrahlten Tieren wie bei den unbehandelten Tieren zwischen dem 6. und 8. Tage nach der Operation. Auffallend war makroskopisch, daß weniger Blutungen an den Transplantaträndern auftraten und die Transplantate einfach allmählich abzutrocknen schienen. Die Austrocknung des Transplantates begann meist in einer,

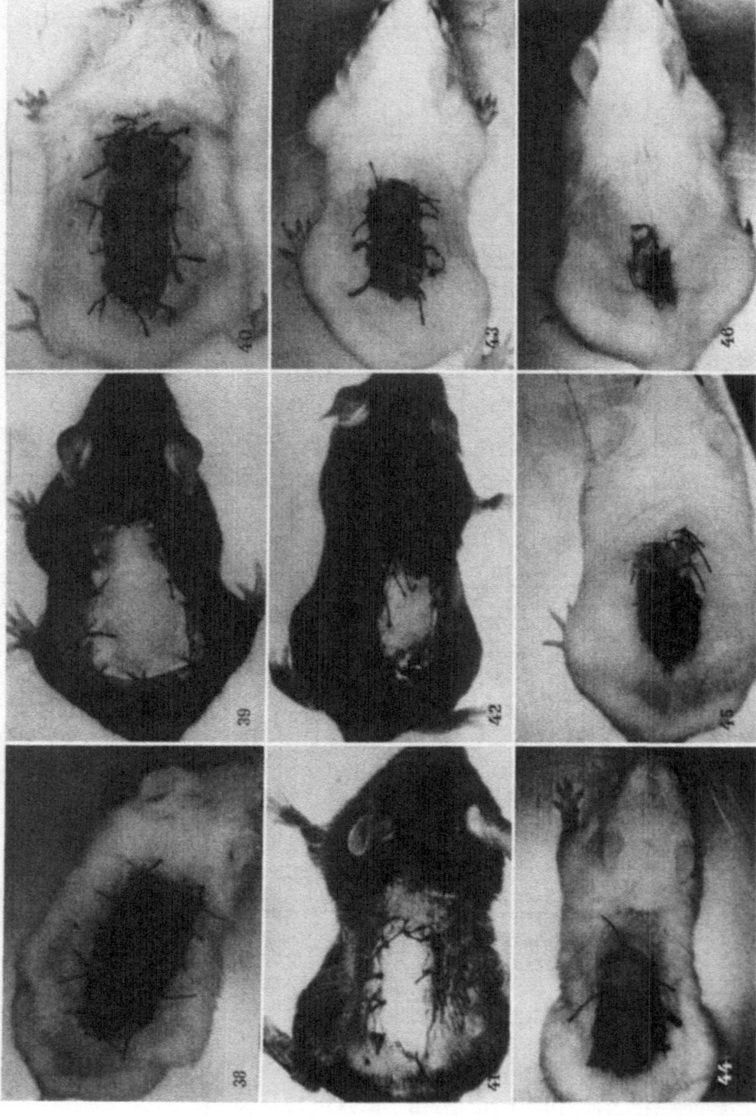

Abb. 38. Transplantat am Tag nach der Operation. — Abb. 39. 2 Tage nach der Operation. — Abb. 40. 3 Tage nach der Operation.

Abb. 41. 3 Tage nach der Operation. — Abb. 42. Transplantat 5 Tage nach der Operation. An der oberen und unteren Ecke zeigen sich die ersten Eintrocknungserscheinungen. — Abb. 43. Transplantat 6 Tage nach der Operation. An der unteren Ecke des Transplantates erste Zeichen von Eintrocknung.

Abb. 44. 8 Tage nach der Operation. Das obere Drittel des Transplantates beginnt nekrotisch zu werden. — Abb. 45. 13 Tage nach der Operation. Das ganze Transplantat ist ausgetrocknet. Makroskopisch findet sich kein lebensfähiges Gewebe mehr. — Abb. 46. Transplantat 16 Tage nach der Operation, unmittelbar nach Abfall des Transplantates.

Abb. 38—46. Homoiotransplantate der Rückenhaut 4 Tage alter Mäuse, deren Thymusdrüsen unmittelbar nach der Geburt mit 900 r bestrahlt worden waren, auf erwachsenen Mäusen.

gewöhnlich der unteren Ecke des Transplantates, und erst am 13. Tage waren die Transplantate völlig trocken und erschienen nicht mehr lebensfähig (Abb. 38). Das bedeutet gegenüber den unbehandelten Homoiotransplantaten zwischen erwachsenen Mäusen der gleichen Inzuchtstämme eine Verlängerung der Überlebenszeit um 3,3 Tage. Diese Verlängerung ist wohl sicher auf die noch nicht voll ausgebildete Antigenität der Haut 4 Tage alter Mäuse zurückzuführen. Zwischen den Überlebenszeiten der thymusbestrahlten und der unbehandelten Tiere zeigten sich jedoch nur ganz geringe insignifikante Unterschiede. Die Abstoßung der Transplantate der Haut der 4 Tage alten Mäuse erfolgte im Durchschnitt sogar noch einen Tag früher als die der Hauttransplantate von ausgewachsenen Tieren.

Histologisch sah man, abgesehen wiederum von der zeitlichen Verschiebung, gegenüber den Homoiotransplantaten der Haut ausgewachsener Mäuse, keinerlei Unterschiede. Auf Wiedergabe und Besprechung der histologischen Befunde kann daher an dieser Stelle verzichtet werden.

Aus den beiden letzten Versuchen, der Röntgenbestrahlung von Homoiotransplantaten vor der Transplantation und der Thymus-Bestrahlung von neugeborenen Spendertieren kann wohl mit Sicherheit folgendes gesagt werden: Die Methoden, die auf eine Herabsetzung der Antigenität von Hauttransplantaten durch Zerstörung bzw. Eliminierung der Lymphocyten ausgerichtet sind, führen nicht zur Verlängerung der Überlebenszeit von Homoiotransplantaten. Versuche, die Spender von Homoiotransplantaten mit Cortison vorzubehandeln, erschienen nach unseren Ergebnissen ebenfalls nicht sinnvoll.

3. Transplantationsversuche mit Schweinehaut

Nachdem die Versuche zur Herabsetzung der Antigenität von Homoiotransplantaten negativ verlaufen waren, haben wir uns entschlossen, das Verhalten von Heterotransplantaten zu studieren. Nach dem Literaturstudium klangen besonders die Berichte über Transplantation von Schweinehaut sehr optimistisch und ließen eine experimentelle Nachuntersuchung gerechtfertigt erscheinen.

I. Transplantate von Schweinehautspalthautlappen auf Mäuse

Methodik: Es wurde wieder in derselben Weise vorgegangen wie bei den Versuchen mit Auto- und Homoiotransplantaten bei weißhäutigen Yorkshire-Schweinen. Mit dem Brown-Elektrodermatom wurden 50 μ dicke Spalthautlappen entnommen. Daraus wurden 1,5 cm im Durchmesser große Hautstückchen ausgeschnitten und 74 Mäusen unter sterilen Kautelen in dafür vorbereitete Rückenwunden transplantiert. Die Fixation erfolgte wie bei den Homoiotransplantaten mit 8 bis 10 Seidennähten. Verbände wurden nicht angelegt. Die Ergebnisse dieser Versuchsreihe sind in Tab. 5 zusammengefaßt und in den Abb. 47—60 dargestellt. Bis zum 8. Tage erschienen fast alle Transplantate unverändert. Sie waren weich und sahen lebensfähig aus. Zwischen dem 8. bis 12. Tag zeigten sich am Transplantatrande die ersten trockenen Stellen, dann trockneten die Transplantate langsam zur Mitte aus und erschienen am 18. bis 19. Tag völlig trocken. Die Austrocknungszeit war damit doppelt

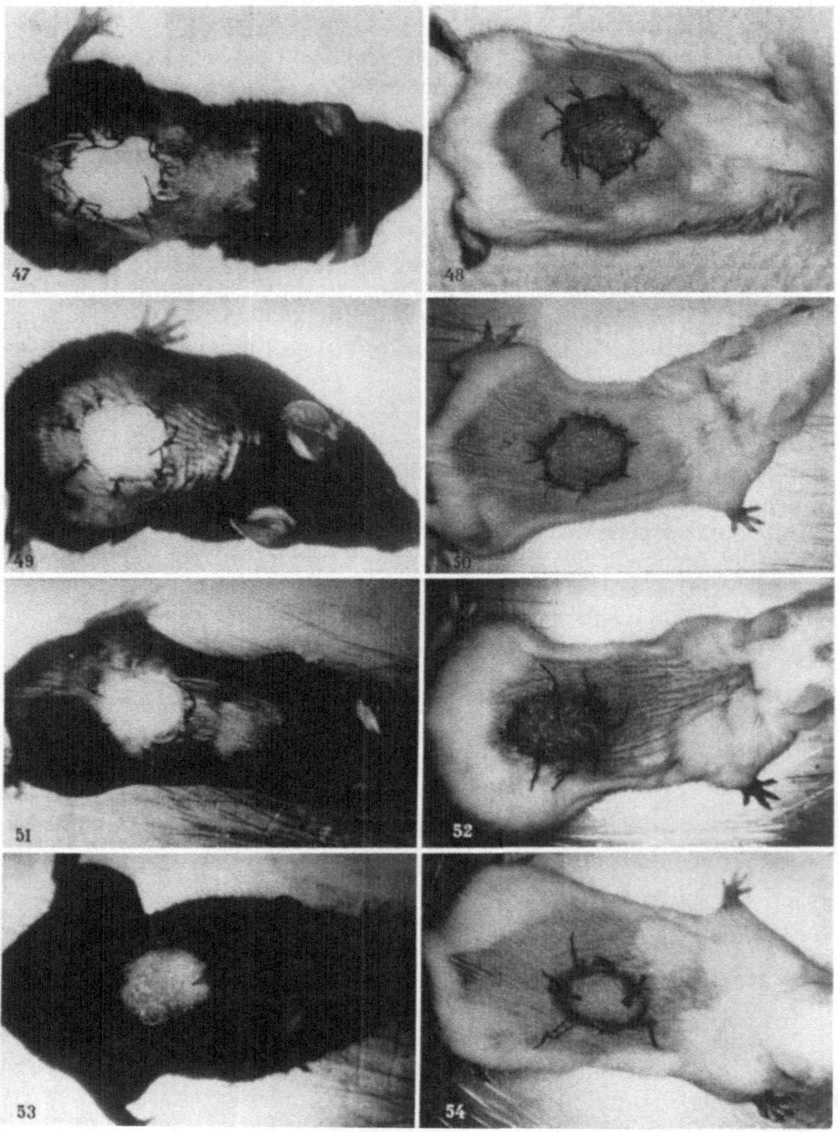

Abb. 47—54. Schweinehauttransplantate (50 μ dick) auf Inzuchtmäuse.
Abb. 47—48. Transplantate am Tag nach der Operation. — 49. 2 Tage nach der Operation. — 50. 3 Tage nach der Operation. Man sieht das der etwas über die angrenzende Mäusehaut überlappende Transplantatrand nekrotisch geworden ist. — 51—52. 6 Tage nach der Operation. Der nekrotische Rand ist fast abgestoßen, das übrige Transplantat scheint reizlos angeheilt. — 53. 7 Tage nach der Operation. — 54. 10 Tage nach der Operation. Hier sieht man jetzt eine deutliche beginnende Austrocknung des Transplantates vom Rande her. Die Umgebung der Transplantatwunde ist jedoch völlig reizlos.

Tabelle 5. *Überlebenszeit unbehandelter weißer Schweinehaut auf Mäusen*

Nr.	Beg.	100 % trocken	abge-stoßen	Nr.	Beg.	100 % trocken	abge-stoßen	Nr.	Beg.	100 % trocken	abge-stoßen
1	—	—	—	26	10	18	28	51	8	13	13
2	—	—	—	27	15	21	22	52	10	17	22
3	11	—	—	28	—	—	—	53	10	16	16
4	11	28	28	29	8	—	—	54	13	18	22
5	—	—	—	30	10	—	—	55	8	15	15
6	10	17	23	31	10	15	19	56	13	67	74
7	13	25	25	32	13	21	21	57	13	21	21
8	11	20	23	33	16	19	20	58	—	—	—
9	15	29	35	34	10	16	22	59	8	—	—
10	11	18	21	35	10	15	17	60	—	—	—
11	10	22	23	36	11	15	15	61	13	21	25
12	15	16	21	37	13	17	18	62	7	17	18
13	8	—	—	38	10	15	17	63	9	26	26
14	8	—	—	39	13	16	16	64	20	22	32
15	11	18	20	40	—	—	—	65	7	18	18
16	10	15	15	41	11	20	25	66	9	31	31
17	10	25	34	42	11	18	19	67	7	13	15
18	10	19	20	43	8	15	17	68	10	16	16
19	8	20	23	44	10	19	20	69	7	10	13
20	10	17	17	45	—	—	—	70	7	20	24
21	13	17	17	46	10	18	18	71	7	13	15
22	10	22	27	47	10	15	18	72	7	11	11
23	10	15	15	48	10	20	22	73	7	10	11
24	10	22	29	49	10	23	23	74	—	—	—
25	8	17	23	50	8	13	15				
								Tage:	10,27	18,3	20,6

so lang wie bei den Homoiotransplantaten der Maus. Bei einzelnen Transplantaten trat die völlige Austrocknung sogar erst 30 bis 50 Tage nach der Transplantation ein.

Beim Abfall der Schweinehaut, meist etwa 3 Wochen nach der Operation, kamen unter dem Transplantat völlig saubere, meist schon zur Hälfte oder mehr epithelisierte Wunden zum Vorschein. Kein einziges Versuchstier zeigte irgendwelche toxischen Erscheinungen, alle Tiere fraßen normal. Etwa 20 Mäuse dieser Serie wurden einen Monat nach Versuchsende gekreuzt. Alle Tiere bekamen normale Junge.

Die histologischen Befunde waren insofern recht interessant, als sie den meisten veröffentlichten Berichten widersprechen. Drei Tage nach der Transplantation erschien die Struktur der Schweinehaut noch völlig normal. Die cytoplasmatische Basophilie war herabgesetzt, als einziges Zeichen einer Reaktion sah man einen ganz feinen Leukocytensaum zwischen Transplantat und Empfängergewebe. Es fand sich keinerlei Invasion von Empfängerzellen im Transplantat. Nach etwa 6 Tagen, zu einem Zeitpunkt also, zu dem makroskopisch die Transplantate noch völlig unverändert erschienen, zeigte sich mikroskopisch bereits eine Austrocknung des Transplantatrandes (Abb. 62—73). Am Transplantatrand trat eine Leukocyteninfiltration des Empfängergewebes auf. Der Leukocytensaum an der Transplantatunterfläche wurde etwas dichter. Im Gegensatz zu Homoiotransplantaten fanden sich nur wenige Lymphocyten, meist Neutrophile. Die Basophilie des Plasmas im Transplantat war zu diesem Zeitpunkt bereits verschwunden und der Glykogengehalt hatte stark abgenommen. Die Zellkerne erschienen jedoch noch völlig normal und zeigten keine Zeichen von Pyknose. Für eine beginnende

8*

Vascularisierung ergab sich histologisch kein Anhalt. Nach 10 Tagen schritt die Austrocknung des Transplantates weiter fort, die entzündlichen Veränderungen im Empfängergewebe gingen jedoch erstaunlicherweise zurück. Nach 2 Wochen begann die Reepithelisierung des Wundbettes vom Rande her. An der Haftfläche zwischen Mäusegewebe und Schweinehaut erschienen einige Phagocyten. Die Struktur des Transplantates lockerte sich allmählich auf, es fand aber keine Infiltration mit Empfängerzellen statt. Für eine Vascularisierung ergab sich kein

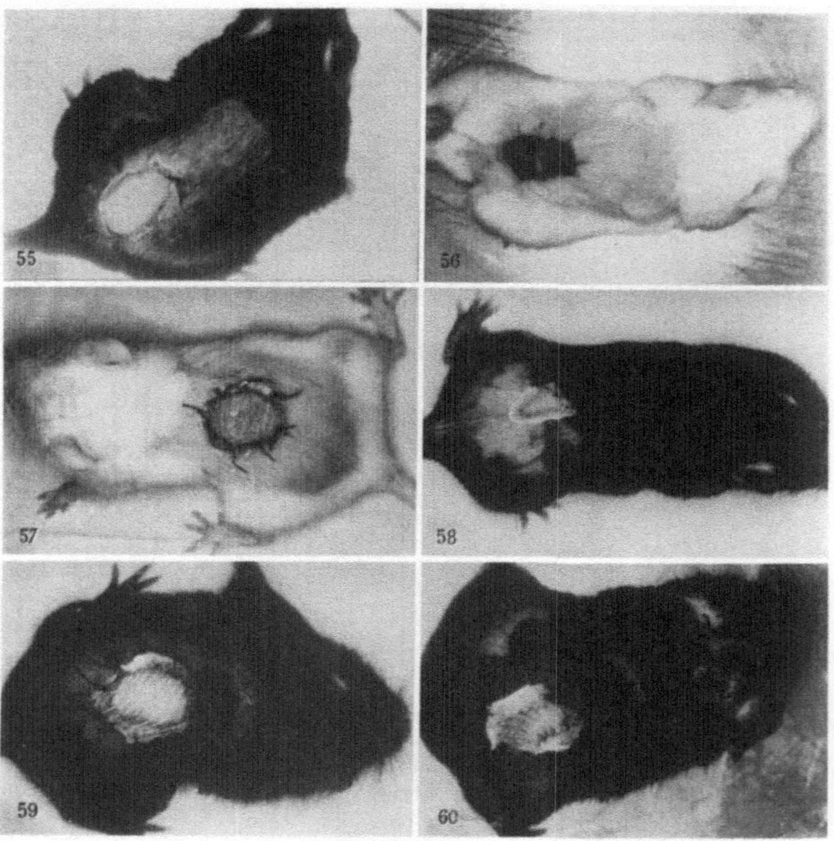

Abb. 55—60. Heterotransplantate von Schweinehaut auf Mäuse.

Abb. 55. Transplantat 10 Tage nach der Operation. Gleicher Befund wie in Abb. 54. Nur ganz geringe Austrocknung am Transplantatrande.

Abb. 56. Bei diesem Tier wurde das Transplantat entfernt, um das unter dem Transplantat befindliche Gewebe zu beobachten. Man sieht flaches dunkelrotes reizloses Granulationsgewebe, das allerdings bei der Schwarz-Weißaufnahme etwas schlecht herauskommt.

Abb. 57. Transplantat 2 Wochen nach der Transplantation. Die Nekrose am Transplantatrand ist etwas mehr geworden. Die Oberfläche des Transplantates wird runzelig.

Abb. 58. Transplantat 3 Wochen nach der Operation. Man sieht deutlich, wie die Reepithelisierung vom Rande her den Transplantatrand abhebt. Etwa $^1/_5$ des Transplantates haftet noch fest auf der Unterlage und sieht völlig reizlos aus.

Abb. 59. Transplantat 30 Tage nach der Operation. An diesem Bild sieht man die große Variabilität des Verhaltens der Transplantate. Hier ist lediglich ein etwa 3 mm breiter Saum des Transplantates ausgetrocknet. Das ganze übrige Transplantat sitzt noch fest auf der Unterlage.

Abb. 60. Transplantat 48 Tage nach der Operation. Die Hälfte des Transplantates ist völlig ausgetrocknet und abgehoben, das übrige Transplantat ist zwar an der Oberfläche etwas runzelig verändert, haftet jedoch fest auf dem Subcutangewebe der Maus.

Anhalt. Nach 3 Wochen war das Transplantat schon weitgehend nekrotisch und zeigte Kernpyknosen. Nach 4 bis 8 Wochen hoben sich die ausgetrockneten Transplantate ab. Das Wundbett unterhalb der Transplantate war zu diesem Zeitpunkt weitgehend reepithelisiert.

Zusammenfassend trat also nach Heterotransplantation von Schweinehaut auf Mäuse lediglich eine mäßige Entzündung im Wundbett auf. Die Transplantate blieben etwa doppelt so lange lebensfähig wie die Mäusehomoiotransplantate. Als wichtigstes stellte sich nach diesen Ver-

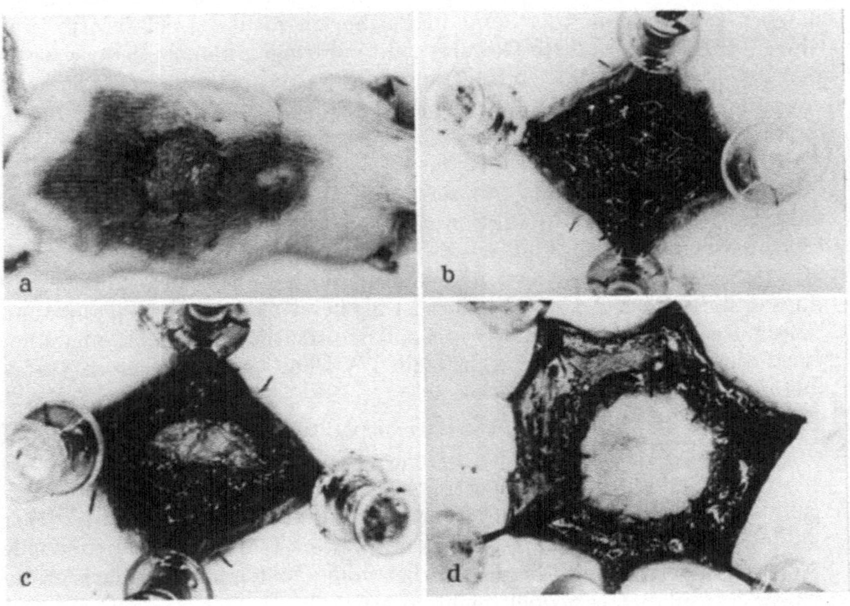

Abb. 61. Heterotransplantat von Schweinehaut auf eine Maus 6 Tage nach der Operation.

a) Die Maus nach der Injektion von 1,5 ccm von Evans blue intravenös. Das Transplantat erscheint bei oberflächlicher Betrachtung ebenfalls blau angefärbt. — b) Das Transplantatgebiet wurde excidiert. Man sieht das stark blau gefärbte Subcutangewebe unter dem Transplantat von unten. — c) Das Subcutangewebe ist zur Hälfte vom Transplantat abpräpariert. Jetzt kommt deutlich die weiße Farbe des Transplantates, das durch Evans blue nicht gefärbt wurde, heraus. — d) Die Unterseite des Transplantates ist völlig von Subcutangewebe entblößt. Das Transplantat ist vollkommen weiß. Es wurde nicht mit Evans blue angefärbt und ist also nicht vascularisiert.

suchen zunächst die Frage, wie die Heterotransplantate ernährt werden. Wie bei den Homoiotransplantaten führten wir wieder bei zahlreichen Tieren intravenöse Injektionen von Evans-blue und India-Tusche durch. Dabei stellte sich nun heraus, daß zu keinem Zeitpunkt Farbstoff in die Transplantate gelangte (Abb. 61). Bei Injektion von Evans-blue schien zwar das stark vascularisierte Subcutangewebe der Maus durch die dünnen Transplantate bläulich durch, nach Excision des Transplantates mit der umgebenden Haut und Abpräparieren des Subcutangewebes stellten sich jedoch die Transplantate völlig weiß dar. Mikroskopisch konnten niemals Tuschepartikel im Transplantat gefunden werden. Es ist also als sicher anzusehen, daß bei unserer Versuchsanordnung die Heterotransplantate nicht vascularisiert wurden, also nicht im eigentlichen Sinne anwuchsen, sondern durch Diffusion ernährt wurden.

Daraus ergibt sich nun sofort für die Anwendung am Menschen ein sehr wichtiger Schluß. Gewebe, die nicht vascularisiert werden (Corneaknorpel), lösen nämlich (MEDAWAR, BILLINGHAM, CONWAY) nur ganz langsame und schwache Antikörperreaktionen aus, während Antigen-Antikörperreaktionen in ihnen überhaupt nicht stattfinden. Das liegt daran, daß die für die Homoiotransplantatreaktion verantwortlichen Antikörper zellulär gebunden sind und daher in nicht vascularisierte, nur durch Diffusion ernährte Gewebe nicht eindringen können. Nun wäre es natürlich möglich, daß Heterotransplantate, die ja auch eine humorale Antikörperbildung auslösen, zu einer erheblichen Sensibilisierung führen. Nachdem es bisher bei Homoiotransplantationen nie gelungen ist, humorale Antikörper nachzuweisen, hat es sich im allgemeinen eingebürgert, als Zeichen der Ausbildung von zellulären Antikörpern, die von MEDAWAR erstmalig beschriebene Reaktion des zweiten Transplantates zu verwenden. Sie besteht darin, daß ein Zweittransplantat vom gleichen Spender auf den gleichen Empfänger viel schneller abgestoßen wird als das erste und daß die Reaktion viel heftiger ist als bei der ersten Transplantation. Diese Reaktion ist allerdings nur solange deutlich, als noch ein hoher Antikörperspiegel besteht, d. h. 4 bis 8 Wochen nach dem ersten Transplantat.

Würden demnach bei unseren Transplantaten von Schweinehaut auf Mäuse in der Haut zahlreiche zelluläre Antikörper gegen die Schweinehaut gebildet, so müßten die Zweittransplantate von Schweinehaut viel schneller abgestoßen werden. Würden zahlreiche humorale Antikörper gebildet, so müßten die Tiere bei der zweiten Transplantation toxische Erscheinungen zeigen. Beides ist bei völlig fehlender Vascularisierung eines Transplantates jedoch nicht zu erwarten.

II. Zweittransplantate von Schweinehaut

Methodik: Zunächst wurden wiederum in derselben Weise, wie weiter oben beschrieben, 60 Mäusen 1,5 cm im Durchmesser große Transplantate von 50 μ dicken weißen Schweinespalthautlappen in dafür vorbereitete Rückenhautwunden eingenäht. Die ersten Eintrocknungserscheinungen zeigten sich am 8. bis 9. Tag nach der Transplantation, am 17. bis 19. Tag waren die Transplantate völlig trocken und nach etwa 3 Wochen fielen wiederum die meisten Transplantate ab. 6 Wochen nach der ersten Transplantation wurde allen Tieren ein zweites, völlig gleichartiges Transplantat auf eine andere Stelle des Rückens transplantiert. Es wurde streng darauf geachtet, daß die zweiten Transplantate jeweils einige Millimeter von den Narben der ersten Transplantate entfernt waren.

Die Ergebnisse dieses Versuches sind in Tab. 6 zusammengefaßt. Es trat nicht nur keine schnellere Abstoßung der Heterotransplantate auf, sondern die Zweittransplantate wurden bei fast allen Tieren sogar erst

Tabelle 6. *Verhältnis der Überlebenszeiten des ersten und zweiten Transplantates weißer Schweinehaut auf Mäusen*

Nr.	I. Transplantat			II. Transplantat			Differenz		
	Beg.	100 % trocken	abgestoßen	Beg.	100 % trocken	abgestoßen			
1	11	17	17	10	18	20	— 1	+ 1	+ 3
2	11	28	28	10	17	23	— 1	—11	— 5
3	10	17	23	10	28	32	0	+11	+ 9
4	13	25	25	10	16	27	— 3	— 9	+ 2
5	11	20	23	10	25	30	— 1	+ 5	+ 7
6	11	18	21	8	21	30	— 3	+ 3	+ 9
7	10	22	23	10	20	25	0	— 2	+ 2
8	15	16	21	10	21	27	— 5	+ 5	+ 6
9	15	29	35	10	20	30	— 5	— 9	— 5
10	8	10	10	—	—	—	—	—	—
11	11	18	20	10	17	34	— 1	— 1	+12
12	10	15	15	8	13	13	— 2	— 2	— 2
13	10	19	20	10	17	30	0	— 2	+10
14	8	20	23	10	23	32	+ 2	+ 3	+ 9
15	10	17	17	8	16	16	— 2	— 1	— 1
16	13	17	17	10	14	14	— 3	— 4	— 3
17	10	22	27	10	17	21	0	— 5	— 6
18	10	15	15	10	13	14	0	— 2	— 1
19	8	17	23	6	16	16	— 2	— 1	— 7
20	10	18	28	10	14	27	0	— 4	— 1
21	10	15	19	8	13	13	— 2	— 2	— 6
22	13	17	21	10	23	30	— 3	+ 6	+ 9
23	16	19	20	10	23	32	— 6	+ 4	+ 8
24	10	16	22	8	13	13	— 2	— 3	— 9
25	10	15	17	10	21	23	0	+ 6	+ 6
26	11	15	15	10	14	14	— 1	— 1	— 1
27	13	17	18	11	25	34	— 2	+ 8	+16
28	10	15	17	8	20	25	— 2	+ 5	+ 8
29	13	16	16	10	30	30	— 3	+14	+14
30	11	20	25	10	25	35	— 1	+ 5	+10
31	11	18	19	—	—	—	—	—	—
32	8	15	17	10	16	21	+ 2	+ 1	+ 4
33	10	19	20	16	16	16	0	— 3	— 4
34	10	18	18	10	20	21	0	+ 2	+ 3
35	10	15	18	6	11	13	— 4	— 4	— 5
36	10	20	23	8	27	30	— 2	+ 7	+ 8
37	10	23	23	11	15	27	+ 1	— 8	+ 4
38	8	13	15	8	13	13	0	0	— 2
39	8	13	13	10	17	17	+ 2	+ 4	+ 4
40	10	17	22	10	17	23	0	0	+ 1
41	10	16	16	10	23	23	0	+ 1	+ 7
42	13	18	22	10	25	25	— 3	+ 7	+ 3
43	8	15	15	10	13	13	+ 2	— 2	— 2
44	13	21	21	10	20	27	— 3	— 1	+ 6
45	15	21	22	6	13	13	— 9	— 8	— 9
46	8	13	13	8	25	32	0	+12	+19
47	13	21	25	8	27	27	— 5	+ 6	+ 2
48	7	17	18	10	16	16	+ 3	— 1	— 2
49	9	26	26	10	14	14	+ 1	—12	—12
50	20	22	32	8	25	32	—12	+ 3	0
51	7	18	18	10	25	27	+ 3	+ 7	+11
52	9	31	31	10	13	18	+ 1	—18	—13

Fortsetzung von Tabelle 6

Nr.	I. Transplantat			II. Transplantat			Differenz		
	Beg.	100 % trocken	abge- stoßen	Beg.	100 % trocken	abge- stoßen			
53	7	13	15	8	20	21	+ 1	+ 7	+ 6
54	10	16	16	10	23	23	0	+ 7	+ 7
55	7	10	13	—	—	—	—	—	—
56	7	20	24	8	14	14	+ 1	— 6	—10
57	7	13	15	8	16	20	+ 1	+ 3	+ 5
58	7	11	11	6	14	14	— 1	+ 3	+ 3
59	7	10	11	10	17	17	+ 3	+ 7	+ 6
60	8	11	18	8	16	20	0	+ 5	+ 2
Tage:	8,5	17,6	19,9	9,3	18,5	22,3	+ 0,8	+ 0,9	+ 2,4

ein bis zwei Tage später abgestoßen als die ersten. Weder makroskopisch
noch mikroskopisch konnten irgendwelche Unterschiede zwischen den
ersten und zweiten Transplantaten gefunden werden.

Es spricht also nichts für die Ausbildung von zellulären Antikörpern
bei Schweinehaut-Heterotransplantaten auf Mäusen. Bei genauester
wochenlanger Beobachtung konnte ich keinerlei toxische Erscheinungen
bei unseren Mäusen feststellen. Bei Kreuzungen 3 bis 4 Wochen nach
der Zweittransplantation brachten die Tiere völlig normale Junge zur
Welt.

Nach den Ergebnissen dieses Versuches zu urteilen, müßte die Schweinehaut einen idealen Notverband darstellen. Im folgenden haben wir nun
versucht, die Überlebenszeit der Schweinehaut möglicherweise durch
Röntgenbestrahlung noch etwas zu verlängern. Nachdem keine Transplantatreaktion, wie bei den Homoiotransplantaten aufgetreten war, erhob sich die Frage, ob vielleicht die Röntgenbestrahlung von Heterotransplantaten deren Abstoßung etwas verzögern könne.

III. Röntgenbestrahlung von Schweinehaut-
heterotransplantaten

Die Röntgenbestrahlung wurde wieder in der oben beschriebenen
Weise am entnommenen Hautstück durchgeführt. Dieser Versuch findet
seine Begründung in SNELLs Annahme, daß die Lymphoidzellen aus
dem Transplantat in die regionalen Lymphknoten des Empfängers auswandern und dort die Antikörperbildung auslösen. Die Lymphoidzellen
lassen sich aber durch Röntgenbestrahlung sicher selektiv abtöten. Da
es völlig unklar war, ob bei Heterotransplantaten ebenfalls die aus der
Literatur bekannte Optimaldosis für Mäusehaut anzuwenden sei, wurden zunächst einige Vorversuche angestellt.

Methodik: Im ersten Vorversuch (Tab. 7) wurden je 8 Mäuse mit
1000, 2000, 3000 und 4000 r bestrahlter Haut transplantiert. 8 weitere
Tiere dienten als Kontrollen. Nach den Ergebnissen dieses Versuches
sah es so aus, als ob mit sehr hohen und mit kleinen Röntgendosen
günstige Ergebnisse zu erzielen seien. Daraufhin haben wir einen zweiten

Tabelle 7. *Überlebenszeit von röntgenbestrahlter weißer Schweinehaut auf Mäusen*

	4000 r				3000 r				2000 r		
Nr.	Beg.	100 % trocken	abge- stoßen	Nr.	Beg.	100 % trocken	abge- stoßen	Nr.	Beg.	100 % trocken	abge- stoßen
A_1	10	4	14	B_1	10	15	15	C_1	13	18	18
A_2	12	13	14	B_2	10	14	14	C_2	—	—	—
A_3	11	21	21	B_3	9	11	11	C_3	10	13	14
A_4	10	22	22	B_4	—	—	—	C_4	—	—	—
A_5	10	22	22	B_5	10	14	14	C_5	10	14	14
A_6	—	—	—	B_6	10	15	15	C_6	7	12	12
A_7	7	12	12	B_7	14	22	22	C_7	11	14	14
A_8	10	18	18	B_8	10	13	14	C_8	—	—	—
Tg.	10,0	17,4	17,6	Tg.	10,4	14,9	15	Tg.	10,2	14,2	14,4

Vorversuch angesetzt und jeweils 20 Tieren Spalthautlappen von weißen Schweinen transplantiert, die mit 500, 1000, 1500 und 5000 r bestrahlt worden waren. 20 Tiere dienten wiederum als Kontrolle (siehe Tab. 8). Die sich ergebenden Unterschiede in den

	1000 r				Kontrollen (nicht bestrahlt)		
Nr.	Beg.	100 % trocken	abge- stoßen	Nr.	Beg.	100 % trocken	abge- stoßen
E_1	12	15	15	D_1	—	—	—
E_2	18	22	22	D_2	—	—	—
E_3	—	—	—	D_3	8	9	9
E_4	—	—	—	D_4	8	9	9
E_5	15	22	22	D_5	8	9	11
E_6	—	—	—	D_6	13	14	14
E_7	10	15	15	D_7	7	11	12
E_8	—	—	—	D_8	—	—	—
Tg.	13,8	18,5	18,5	Tg.	8,8	10,4	11

Überlebenszeiten waren nur gering. Trotzdem haben wir nochmals einen Vergleichsversuch der besten Gruppe, deren Transplantate wie Homoiotransplantate mit 1500 r bestrahlt worden waren, unternommen. 60 Tiere, je 30 schwarze und weiße, zur Hälfte männliche und weibliche Tiere wie bei den unbehandelten Schweinehauttransplantaten, erhielten wiederum 1,5 cm im Durchmesser große, aber mit 1500 r bestrahlte Transplantate in die vorbereiteten Rückenhautwunden eingenäht.

Das Ergebnis dieses Versuches ist aus Tab. 9 zu ersehen. Die *makroskopischen* Veränderungen unterschieden sich nicht von denen an den unbehandelten Heterotransplantaten. Austrocknung und Abstoßung erfolgte sogar noch 1 bis 2 Tage vorher. Eine Vascularisierung war auch hier niemals nachweisbar, toxische Erscheinungen wurden nie beobachtet.

Mikroskopisch war die an den Berührungsstellen auftretende Leukocyteninfiltration am 3. bis 6. Tage noch deutlich geringer als bei den nicht bestrahlten Transplantaten zum gleichen Zeitpunkt (Abb. 62—72). Später trat diese Infiltration jedoch in derselben Weise wie beim unbehandelten Transplantat auf, und im weiteren Verlauf unterschieden sich die bestrahlten und die nicht bestrahlten Transplantate nicht mehr. Fassen wir unsere Beobachtungen an 395 Mäusen zusammen, denen Heterotransplantate von Schweinehautspalthautlappen auf den Rücken transplantiert wurden, so läßt sich sagen, daß alle diese Transplantate von den Tieren ohne toxische Erscheinungen vertragen wurden. Sie verursachten lediglich eine mäßige Entzündungsreaktion und wurden nicht vascularisiert. Es

Tabelle 8. *Überlebenszeit von röntgenbestrahlter weißer Schweinehaut auf Mäusen*

Nr.	500 r			1000 r			1500 r			5000 r			Kontrollen nicht bestrahlt		
	Beg.	100 % trocken	abge-stoßen	Beg.	100 % trocken	abge-stoßen	Beg.	100 % trocken	abge-stoßen	Beg.	100 % trocken	abge-stoßen	Beg.	100 % trocken	abge-stoßen
1	7	13	17	—	—	—	15	22	32	7	11	25	4	9	10
2	7	14	14	14	17	23	7	14	14	13	22	22	—	—	—
3	7	16	17	7	13	17	11	13	15	—	—	—	7	11	18
4	7	14	20	7	10	11	7	23	23	7	13	21	7	13	16
5	7	17	22	—	—	—	13	22	32	7	10	10	4	9	9
6	7	21	23	13	22	27	7	20	27	16	27	32	7	21	25
7	7	20	20	7	11	22	7	25	27	17	34	40	7	17	18
8	14	24	34	10	13	13	13	24	28	7	25	28	7	19	20
9	7	13	13	13	24	27	7	14	20	10	13	15	4	18	30
10	13	24	28	13	22	29	7	24	36	16	34	38	4	10	13
11	10	13	14	—	—	—	13	17	17	10	15	24	7	10	13
12	10	13	16	—	—	—	—	—	—	10	16	17	7	20	26
13	7	17	22	7	21	24	7	13	18	7	13	25	7	13	15
14	7	15	15	8	14	21	7	13	15	7	10	10	7	11	11
15	—	—	—	7	14	21	7	18	24	12	13	15	7	10	11
16	13	23	23	7	13	13	10	15	16	—	—	—	18	22	32
17	13	17	17	10	13	13	13	18	20	7	14	17	4	18	18
18	9	13	15	—	—	—	7	20	23	13	21	23	4	24	31
19	13	27	38	7	24	30	7	25	27	—	—	—	7	13	15
20	10	20	20	11	13	13	11	13	14	10	15	17	10	16	16
Tage	9,2	17,6	20,4	9,4	16,3	20,3	9,2	18,6	22,5	10,4	18,0	22,3	6,8	14,9	18,3

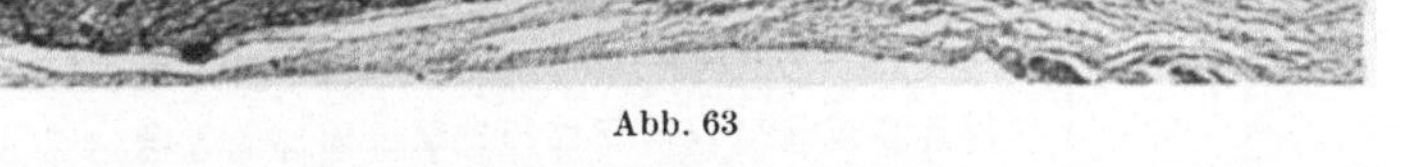

Abb. 62

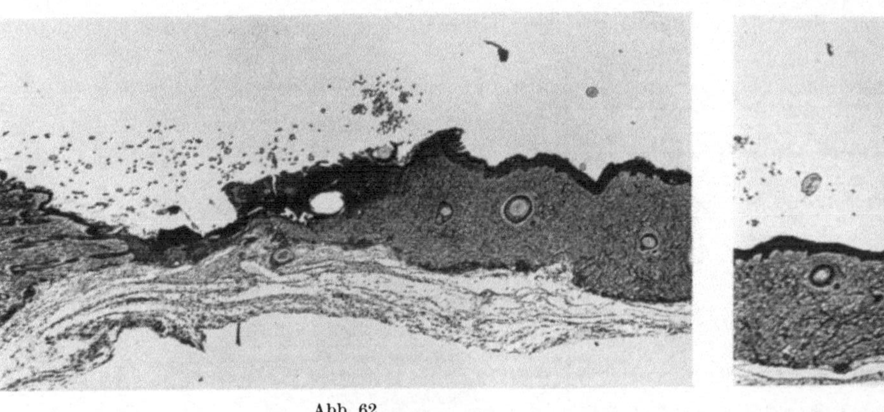

Abb. 63

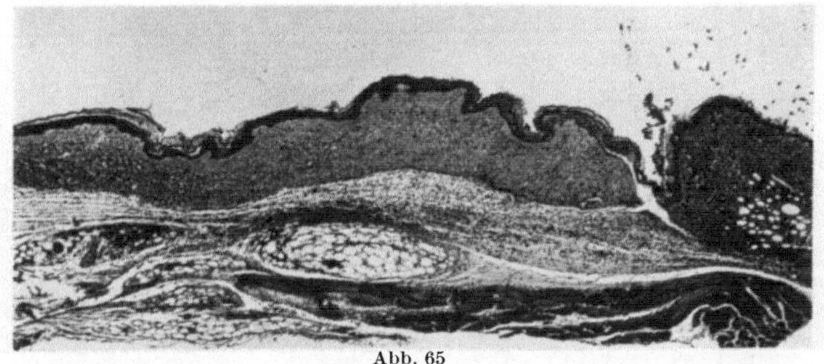

Abb. 64

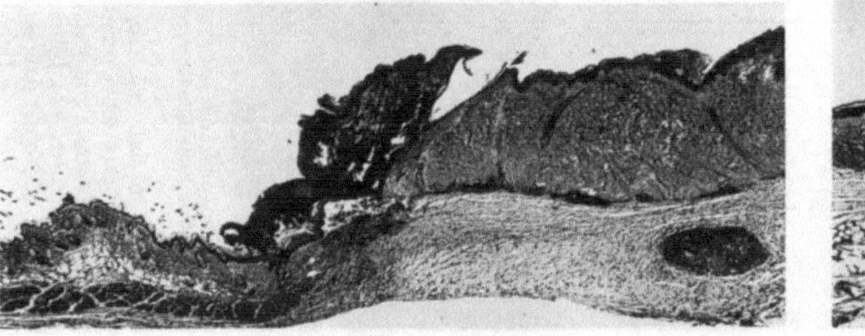

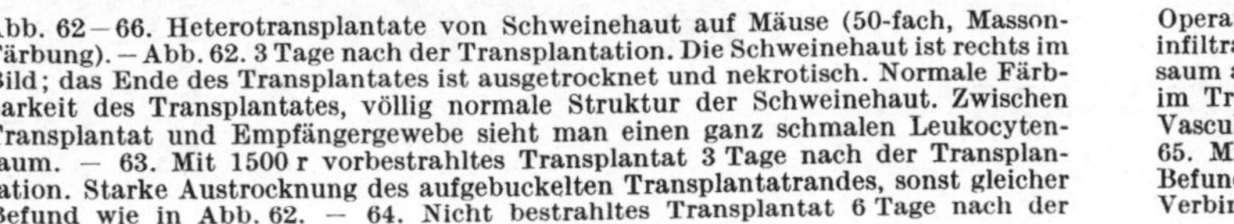

Abb. 65

Abb. 62—66. Heterotransplantate von Schweinehaut auf Mäuse (50-fach, Masson-Färbung). — Abb. 62. 3 Tage nach der Transplantation. Die Schweinehaut ist rechts im Bild; das Ende des Transplantates ist ausgetrocknet und nekrotisch. Normale Färbbarkeit des Transplantates, völlig normale Struktur der Schweinehaut. Zwischen Transplantat und Empfängergewebe sieht man einen ganz schmalen Leukocyten-saum. — 63. Mit 1500 r vorbestrahltes Transplantat 3 Tage nach der Transplantation. Starke Austrocknung des aufgebuckelten Transplantatrandes, sonst gleicher Befund wie in Abb. 62. — 64. Nicht bestrahltes Transplantat 6 Tage nach der Operation. Fortschreitende Austrocknung des Transplantatrandes. Leukocyten-infiltration des Empfängergewebes am Rande des Transplantates. Der Leukocyten-saum an der Unterseite des Transplantates ist etwas dichter geworden. Die Zellkerne im Transplantat sind noch normal und zeigen keine Zeichen von Pyknose. Eine Vascularisierung des Transplantates ist auch histochemisch nicht nachzuweisen. — 65. Mit 1500 r vorbestrahltes Transplantat 6 Tage nach der Operation. Gleicher Befund wie beim nicht bestrahlten Transplantat. Der Leukocytensaum an der Verbindungsstelle ist jedoch spärlicher, ebenso an der Unterseite des Transplantates.

Tabelle 9. *Überlebenszeit von mit 1500 r bestrahlter weißer Schweinehaut auf Mäusen*

Nr.	Beg.	100 % trocken	abge- stoßen	Nr.	Beg.	100 % trocken	abge- stoßen
1	—	—	—	31	10	22	22
2	10	—	—	32	9	18	20
3	10	20	27	33	10	—	—
4	9	15	18	34	—	—	—
5	13	20	20	35	9	15	16
6	9	13	13	36	9	15	16
7	—	—	—	37	9	15	15
8	13	18	18	38	9	14	23
9	10	15	17	39	13	16	16
10	10	24	27	40	9	18	23
11	9	14	14	41	9	13	18
12	—	—	—	42	9	14	14
13	10	16	16	43	9	15	15
14	9	20	20	44	9	13	18
15	9	—	—	45	9	14	18
16	9	16	16	46	9	—	—
17	13	20	27	47	9	16	16
18	9	18	18	48	9	13	15
19	9	—	—	49	9	—	—
20	13	18	18	50	13	16	18
21	10	16	16	51	13	15	18
22	10	15	15	52	9	16	16
23	—	—	—	53	9	14	14
24	9	20	20	54	—	—	—
25	10	14	14	55	13	28	30
26	9	20	20	56	9	15	16
27	13	22	22	57	13	15	15
28	10	18	20	58	9	13	14
29	14	20	20	59	10	14	22
30	10	20	22	60	9	13	13
Summe:				Tage	10,0	16,6	18,2

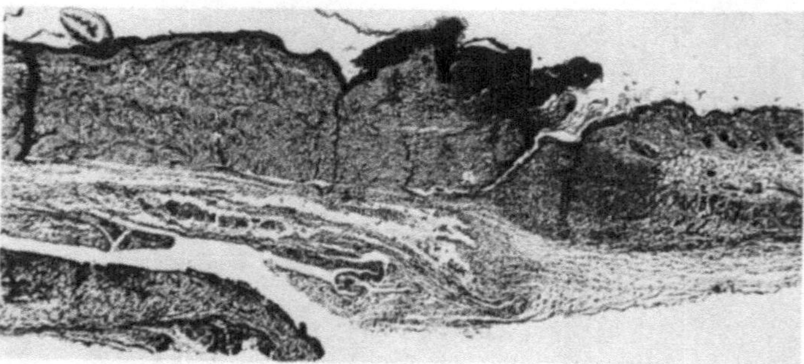

Abb. 66. Mit 1500 r vorbestrahltes Transplantat 7 Tage nach der Operation. Gleicher Befund wie nach 6 Tagen. Auffallend ist, daß keine Empfängerzellen in das Transplantat eingewandert sind.

besteht kein Anhalt dafür, daß die Empfängertiere sensibilisiert wurden. Eine Röntgenbestrahlung verlängert die Überlebenszeit der Transplantate nicht.

Die Ergebnisse bei schwarzen und weißen, männlichen und weiblichen Mäusen waren gleich. Klinisch deckten die Heterotransplantate die gesetzten Wunden über 2 bis 3 Wochen gut ab, ohne daß es, obwohl kein Verband angelegt wurde, auch nur in einem einzigen Fall zur Infektion kam. Nach Abfall der Transplan-

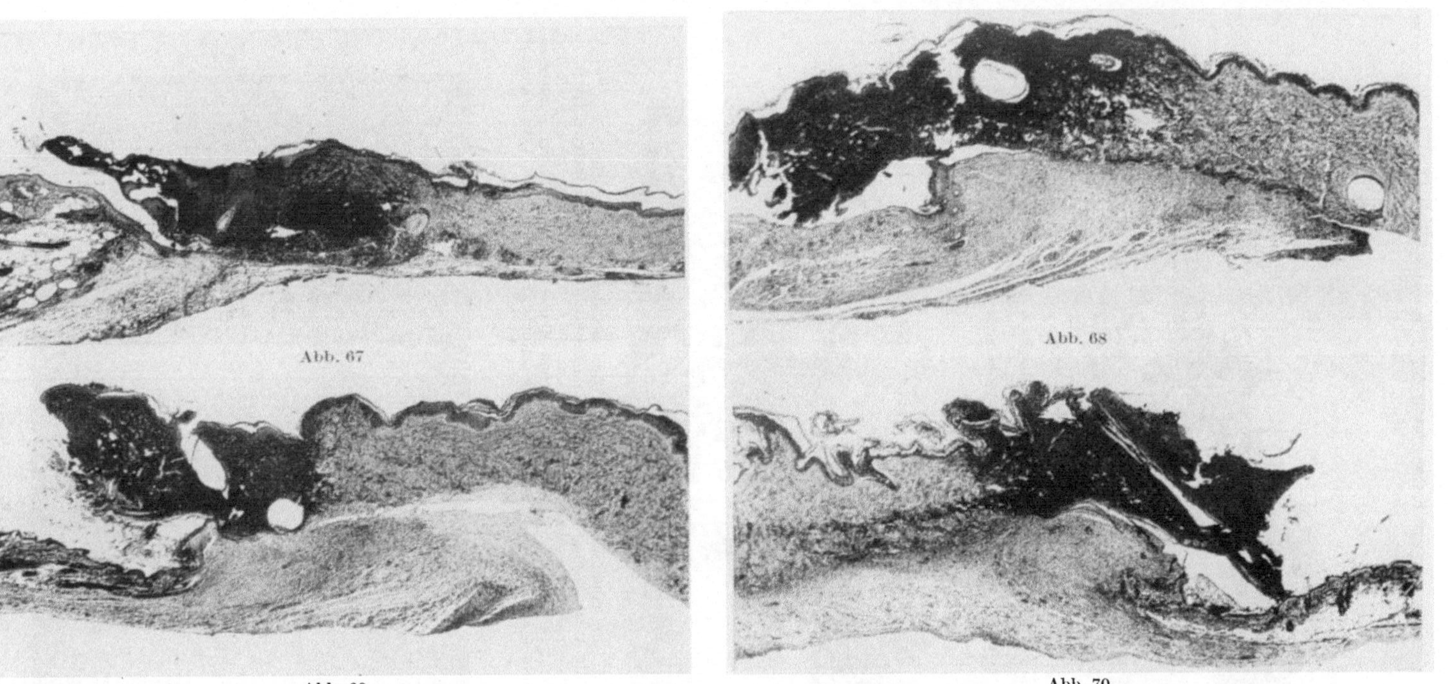

Abb. 67 — 72. Heterotransplantate von Schweinehaut auf Mäuse (50fach, Masson-Färbung).

Abb. 67. Unbehandeltes Transplantat 10 Tage nach der Operation. Zunehmende Austrocknung des Transplantatrandes. Die entzündliche Zellinfiltration des angrenzenden Empfängergewebes ist deutlich zurückgegangen. — 68. Unbehandeltes Transplantat 14 Tage nach der Operation. Langsame Reepithelisierung des Wundbettes vom Rande her. An der Haftfläche zwischen Mäusesubcutangewebe und Schweinehaut sieht man einige Phagocyten. Trotzdem sich eine Strukturauflockerung in der Schweinehaut zeigt, findet sich keine Infiltration mit Empfängerzellen. — 69. Unbehandeltes Transplantat 21 Tage nach der Operation. Keine wesentliche Befundänderung. — 70. Mit 1500 r vorbestrahltes Transplantat 21 Tage nach der Operation. Bei diesem Transplantat sieht man, wohl infolge der Verzögerung durch die Bestrahlung eine Leukocyteninfiltration unterhalb des abgestorbenen Transplantatrandes. Bei dem dunklen Streifen, der sich vom abgestorbenen in das noch intakte Transplantat hinein fortsetzt, handelt es sich nicht um Blutungen, sondern Gewebsnekrosen mit verklumpten Kernen und verdichtetem Plasma.

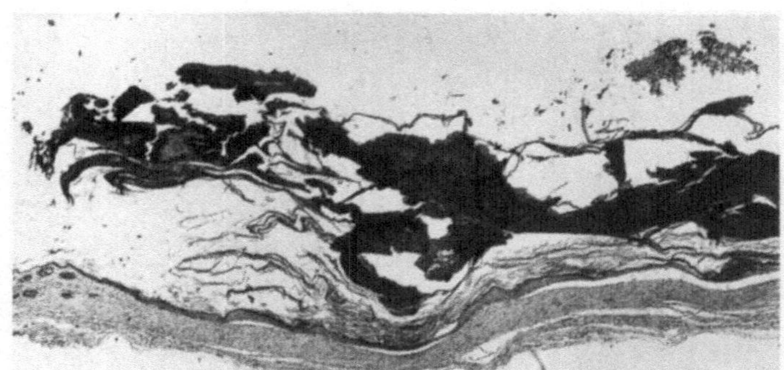

Abb. 71. Unbehandeltes Transplantat 28 Tage nach der Transplantation.
Das Wundbett unterhalb des nekrotischen Transplantates ist vollkommen reepithelisiert. Auffallend
ist das vollständige Fehlen von Haarfollikeln und Hautanhangsdrüsen in dem regenerierten Epithel.

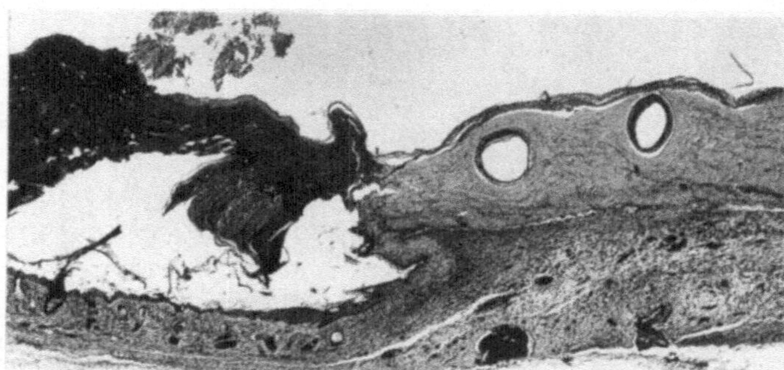

Abb. 72. Unbehandeltes Transplantat 31 Tage nach der Transplantation.
Bei diesem Tier ist die Austrocknung des Transplantatrandes noch nicht weiter fortgeschritten als
bei dem 14 Tage nach der Operation dargestellten Tier. Man sieht im wesentlichen dasselbe wie dort
mit Leukocyteninfiltration an der Übergangsstelle zwischen Mäuseepithel und Schweinehauttransplantat. Diese Abbildung soll als Beispiel für die große zeitliche Variabilität des Austrocknungs-
prozesses dienen.

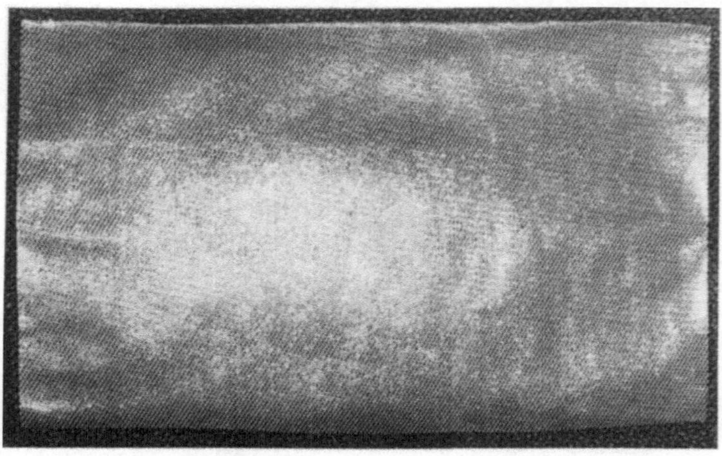

Abb. 73. Kollagenfilm mit netzförmig eingebetteten Nylonfäden.

tate kamen darunter saubere, großenteils schon epithelisierte Wunden, die mit flachem Granulationsgewebe bedeckt waren, zum Vorschein. Nachdem die Versuche mit Homoiotransplantaten nicht zum gewünschten Erfolg geführt hatten, schien mit der Schweinehaut ein idealer Notverband gefunden zu sein, der zur Erprobung beim Menschen geeignet war. Es waren natürlich zahlreiche ästhetische Bedenken von seiten der Patienten zu erwarten.

Wir haben uns daher entschlossen, zunächst noch einen anderen, eben im Vesuchsstadium auf den Markt gekommenen tierischen Notverband durchzutesten. Es handelte sich dabei um bovinen Kollagenfilm.

4. Versuche mit Kollagenfilm

Die Firma Ethicon stellt seit kurzem einen *bovinen Kollagenfilm* her, in den ein Netz von Nylonfäden eingebettet ist, um ihn mechanisch zu verstärken.

Dieser Kollagenfilm entstand als Produkt der Suche nach einfacheren Methoden zur physiologischen Wundabdeckung, als es die Transplantation nun einmal ist. Plastikfilme sind schon früher ausprobiert und für ungeeignet befunden worden. Unter diesen Verbänden kam es regelmäßig zur Infektion. Die Gründe für die Wahl der Kollagen sind im literarischen Teil ausführlich erörtert worden.

Methodik: Der gelieferte sterile spröde Kollagenfilm wurde in Ringerlösung aufgeweicht und in 1,5 cm im Durchmesser große runde Plättchen geschnitten. Daraufhin wurden die Plättchen wiederum je 30 schwarzen und weißen Mäusen, zur Hälfte männlichen und weiblichen Tieren, in die dafür vorbereiteten gleichgroßen Rückenhautdefekte transplantiert. Die Fixierung erfolgte wiederum mit 6 bis 8 Seiden-

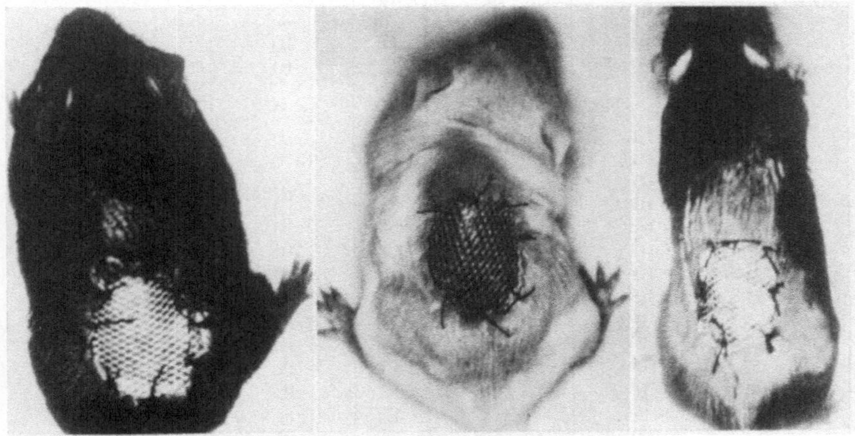

Abb. 74—78. Kollagenfilmtransplantate auf Mäuse.
Abb. 74. Kollagenfilmtransplantat 1 Tag nach der Operation. — 75. 2 Tage nach der Operation. — 76. 14 Tage nach der Operation. Man sieht deutlich eine starke Austrocknung des Kollagens unter dem Nylonfilm am Rande des Transplantates.

nähten. Verbände wurden der besseren Beobachtung wegen nicht angelegt.

Ergebnisse: Bei makroskopischer Beobachtung (Abb. 74—78) zeigten sich bis etwa zum 8. und 9. Tag keinerlei Veränderungen. Dann

wurde die Oberfläche des Transplantates trocken und begann sich am
10. Tage abzuheben. Dabei wurde die darunterliegende Wunde bereits
teilweise sichtbar. Meist zeigte sie schmierige Beläge. Bei fast allen Tie-

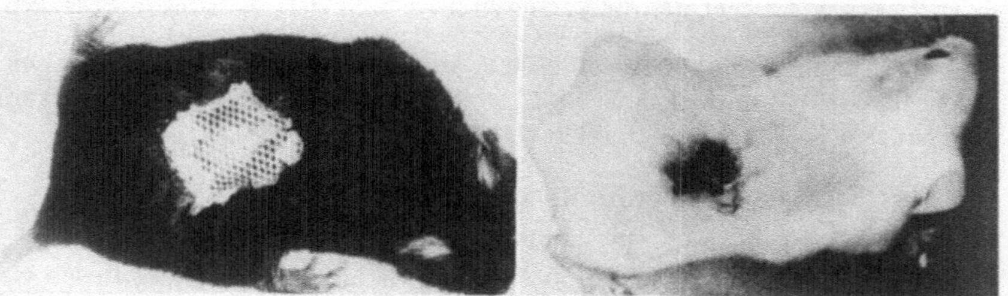

Abb. 77. 15 Tage nach der Operation. Nur noch ein kleiner Anteil des Kollagenfilmes in der Mitte
des Bildes ist an der Unterlage adhärent. Das übrige Transplantat ist bereits abgehoben. — 78. Trans-
plantationswunde nach Abfall des Kollagenfilmplantates am 12. Tag. Die Wunde ist schmierig belegt
und stark gereizt.

Tabelle 10. *Das Verhalten von Kollagenfilmtransplantaten auf Mäusen*

Nr.	Beg.-Abhebung	abgestoßen	Nr.	Beg.-Abhebung	abgestoßen
1	10	14	31	10	15
2	10	19	32	10	19
3	10	12	33	10	14
4	10	12	34	10	14
5	10	15	35	10	14
6	10	15	36	10	15
7	10	15	37	8	17
8	10	14	38	8	19
9	10	15	39	10	14
10	10	14	40	—	—
11	10	20	41	10	19
12	10	19	42	10	19
13	10	12	43	—	—
14	10	14	44	10	14
15	10	20	45	10	14
16	10	16	46	10	12
17	10	19	47	8	10
18	10	14	48	10	14
19	10	12	49	10	12
20	10	15	50	10	15
21	10	24	51	10	14
22	10	19	52	10	14
23	10	12	53	10	19
24	20	29	54	10	14
25	10	17	55	12	19
26	10	15	56	10	17
27	8	14	57	14	20
28	8	17	58	10	20
29	10	14	59	10	14
30	8	14	60	11	14
Summe:		Tage		10,2	15,8

ren sah man diese Beläge nach völligem Abfall des Transplantates auf
der ganzen Wunde. Anschließend bildeten sich dicke Schorfe. Die Wunden wurden nur sehr langsam, viel langsamer als nach Schweinehaut-

transplantaten, epithelisiert. Die Ergebnisse dieser Versuche gehen aus Tab. 10 hervor.

Mikroskopisch sammelten sich schon 2 Tage nach der Transplantation Lymphocyten und Neutrophile unterhalb des Kollagenfilms im Subcutangewebe der Maus an (Abb. 80—82). Diese Zellansammlung verdichtete sich in den folgenden Tagen zu massiven Infiltraten im Sinne einer heftigen Abwehrreaktion. Im Kollagenfilm entstanden schon 5 bis 6 Tage nach der Transplantation die ersten Risse. Die Nylonfaserbündel waren am 10. Tage, zum Zeitpunkt der beginnenden Abhebung also, weitgehend zerfallen. Dieser Zerfall schritt dann schnell fort, der Kollagenfilm löste sich auf und die Reepithelisierung des Wundbettes begann.

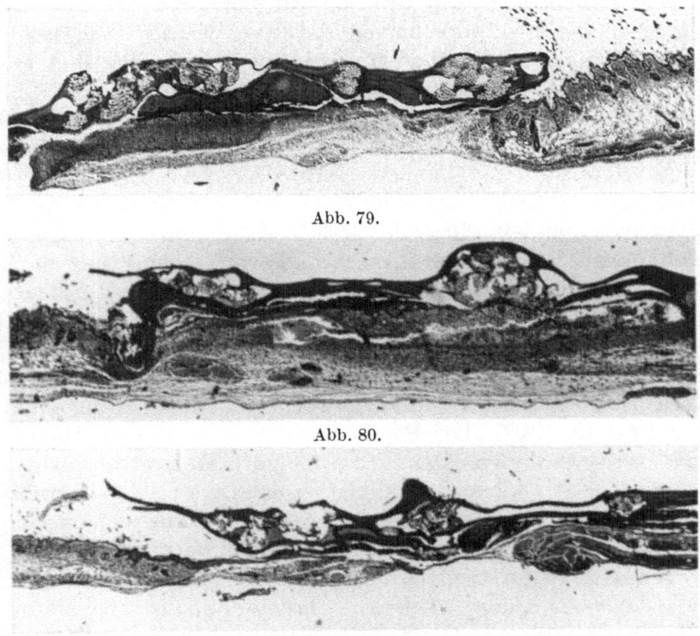

Abb. 79.

Abb. 80.

Abb. 81.

Abb. 79—81. Transplantate von Kollagenfilm auf Mäuse (50-fach, Massonfärbung).
Abb. 79. Kollagenfilmtransplantat auf eine Maus 2 Tage nach der Operation. Der transplantierte Kollagenfilm färbt sich mit Masson's Trichromfärbung tief orange, während die im Schnitt quer getroffenen, zur Verstärkung eingewebten Nylonfaserbündel nur ganz schwach grün angefärbt sind. Unterhalb des Kollagenfilms liegen im Subcutangewebe der Maus Lymphocyten und Neutrophile. Zwischen Transplantat und Wundbett findet sich kein Exsudat. — 80. Kollagenfilmtransplantat auf eine Maus, 10 Tage nach der Operation. Die Nylonfasern sind zerfallen, das Kollagen weist zahlreiche Längsspalten auf. Im Empfängergewebe unterhalb des Transplantates findet sich eine massive Infiltration von vorwiegend Lymphocyten und Neutrophilen im Sinne einer heftigen Abwehrreaktion. Eine Infiltration des Kollagens mit Empfängerzellen ist nicht nachweisbar. — 81. Transplantat 16 Tage nach der Operation. Kollagenfilm und Faserbündel sind völlig zerfallen. Vom linken Bildrande her wird das Wundbett vom angrenzenden Epithel aus reepithelisiert.

Zusammenfassend löste die Transplantation von Kollagenfilm auf Mäuse bei diesen eine heftige Abwehrreaktion aus, die mit einer massiven Lymphocyteninfiltration im Wundbett einherging. Die Transplantate zeigten schon am 8. bis 9. postoperativen Tage die ersten Risse und wurden hart und durchlässig. Am 10. Tage nach der Operation begannen sie sich abzuheben. Für die Anwendung beim Menschen erscheint der Kollagenfilm deshalb nicht geeignet.

III. Klinischer Teil

Bei allen im Folgenden besprochenen klinischen Fällen handelt es sich um Patienten, die im Kings-County-Hospital New York, im Department of Plastic Surgery und dem ihm angeschlossenen Krankenhäusern behandelt wurden. Die für die Behandlung verantwortlichen Ärzte waren der Direktor der Abteilung, Prof. Dr. Dr. BERTRAM BROMBERG, und die Instruktoren Dr. IN CHUL SONG und Dr. SIGH PRONO. Verschiedene der hier angeführten Patienten werden Gegenstand von Veröffentlichungen aus der dortigen Abteilung sein. Sie sind hier nur aufgeführt, um die praktisch mögliche Nutzanwendung aus den oben beschriebenen Versuchen zu zeigen. In der Zeit vom 1. 7. 1962 bis 1. 7. 1963 wurden in der Abteilung für plastische Chirurgie des Kings-County-Hospitals New York 211 Pat. mit Verbrennungen 3. Grades oder tiefen Verbrennungen 2. Grades stationär behandelt. Von diesen wurden 74 Pat. konservativ behandelt (35% der Fälle). Es waren dies Patienten mit Verbrennungen 2. Grades und Kranke, die verstarben, bevor die Transplantation möglich wurde. Bei 137 Pat. oder 65% wurden Transplantationen mit Spalthautlappen durchgeführt. Von diesen Spalthautlappentransplantaten kamen bei 8 Pat. (oder 6%) Homoiotransplantate und bei 4 weiteren Pat. (oder 3%) Heterotransplantate zur Anwendung. Aus diesen Zahlen wird ersichtlich, daß auch bei einem großen Krankengut noch nicht einmal für 10% aller Patienten, die wegen ihrer Verbrennungen transplantiert werden müssen, Homoio- oder Heterotransplantate benötigt werden. Für kleinere Kliniken ist es also zweifellos vorzuziehen, diese Transplantate in gefriergetrockneter Form von den großen Zentren zu beziehen. Da sie nur als Notverbände in Betracht kommen, kann man ebenso gut die tote, gefriergetrocknete Haut verwenden. Diese bleibt zwar etwas kürzer als frische Haut haften, ist aber dafür technisch viel einfacher zu beschaffen. Für Krankenhäuser, die häufig Transplantate benötigen, sei angefügt, daß sowohl frisch entnommene Homoiound Heterotransplantate als auch Leichenhaut im Kühlschrank bis zu 4 Wochen transplantierbar bleiben. Die Transplantate werden zu diesem Zweck in Gazeläppchen gewickelt, die mit antibioticahaltiger Ringerlösung getränkt sind.

Bei allen unseren Heterotransplantaten wurden selbstverständlich, obwohl bei der Transplantatentnahme immer unter aseptischen Kautelen gearbeitet wurde, vor der Transplantation bakteriologische Abstriche gemacht, die mikroskopisch und kulturell untersucht wurden. Bei allen Homoiotransplantaten wurden, soweit es der Allgemeinzustand der Patienten erlaubte, in wöchentlichen Abständen Biopsien durchgeführt. Die histologischen Befunde deckten sich jedoch völlig mit den in den Tierversuchen erhobenen Befunden, so daß auf ihre Wiedergabe an dieser Stelle verzichtet wird. Außer mäßigen entzündlichen Veränderungen im Wundbett, traten auch hier keinerlei Reaktionen oder toxische Anzeichen auf.

Im Folgenden sollen zur *Demonstration des klinischen Wertes der Heterotransplantation von Schweinehaut auf den Menschen*, die im Laufe eines Jahres mit Homoio- und Heterotransplantaten behandelten Patienten, unter auszugsweiser Wiedergabe ihrer Krankengeschichten, besprochen werden. Zunächst wenden wir uns den Homoiotransplantaten zu.

N. C., 9 Jahre altes Mädchen. — Anamnese: Masern, Windpocken. Das Kind fiel beim Spielen gegen den Ofen. — *Befund bei der Aufnahme:* Verbrennungen 3. Grades am Gesäß, Abdomen, Oberschenkeln und an beiden Händen (25% der Körperoberfläche). Temperatur 38,5° C, Hb. 16,4, Leuko 21000, CO_2 18,5, Chlorid 91, Harnstoff 28, Kalium 5,3, Natrium 119. Deutliche Acidose.

Therapie: Flüssigkeitsersatz nach EVANS, Natrium-Lactat gegen die Acidose, Furacingazeverband, Schienen an beiden Unterarmen bei Funktionsstellung der Hände.

2. Tag: Gute Urinausscheidung, Temperatur 38°.
6. Tag: Temperatur 39°. Verbände entfernt. Kochsalzlösungsverbände appliziert.
7. Tag: Verband mit Lebertransalbe auf Gesäß und Oberschenkel.
13. Tag: Afebril. Kochsalzverbände auf beide Hände.
17. Tag: Operation. Debridèment. Amputation des teilweise nekrotischen 4. und 5. Fingers rechts. Die proximalen Mittelfingergelenke der linken Hand werden mit Kirschnerdrähten in Funktionsstellung stabilisiert. Spalthautlappen-Autotransplantat vom rechten Oberschenkel auf die Hand. Gipsschiene. Furacingazeverband.
24. Tag: Transplantate auf der linken Hand heilen gut.
26. Tag: Kochsalzverbände auf alle Brandwunden.
29. Tag: Operation. Debridèment. Spalthautlappen-*Homoiotransplantation* vom Bruder auf Arme, Gesäß und Oberschenkel.
37. Tag: Die Homoiotransplantate sind gut angeheilt, der Allgemeinzustand bessert sich schnell.
38. Tag: Spalthautlappen-Autotransplantat vom linken Oberschenkel auf Abdomen und rechten Oberschenkel.

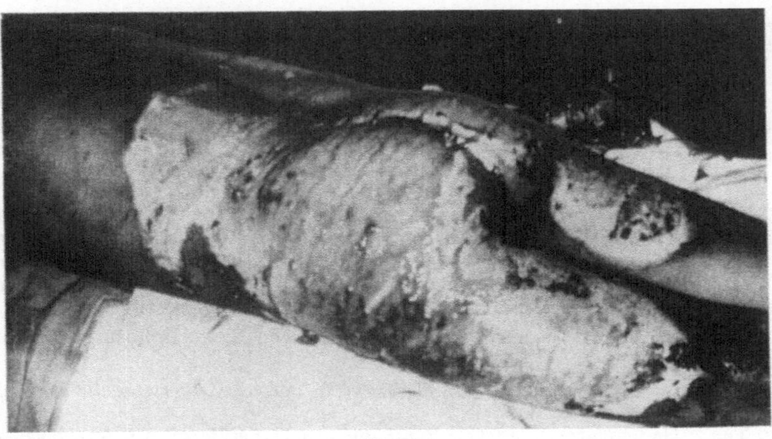

Abb. 82
Abb. 82—84. Patientin N. C. 9 Jahre alt.

41. Tag: Alle Transplantate scheinen anzuheilen.
42. Tag: Alle *Homoiotransplantate* werden *abgestoßen*. Autotransplantate eingeheilt, Kochsalzverbände auf die offenen Wunden.

9*

54. Tag: Spalthautlappen-Autotransplantate vom Rücken auf alle verbliebenen Wunden.
58. Tag: Transplantate heilen gut.
64. Tag: Nur 50% der zweiten Transplantate heilen an. Infektion der Wunden, Kochsalzverbände, Temperatur 39°.
75. Tag: Tägliche Bäder mit Phisohex zur Reinigung der Wunden.
81. Tag: Alle Wunden heilen gut.
95. Tag: Kirschnerdrähte aus der linken Hand entfernt.
105. Tag: Alle Wunden verheilt, wegen beginnender Kontrakturen an der linken Hand und am linken Kniegelenk Verlegung auf die Physiotherapie-Station. Unterwasserübungen, Massagen usw.
150. Tag: *Entlassung*. Uneingeschränkte Beweglichkeit aller Gelenke, keine Kontrakturen.

Überlebenszeit der Homoiotransplantate in diesem Fall 13 Tage.

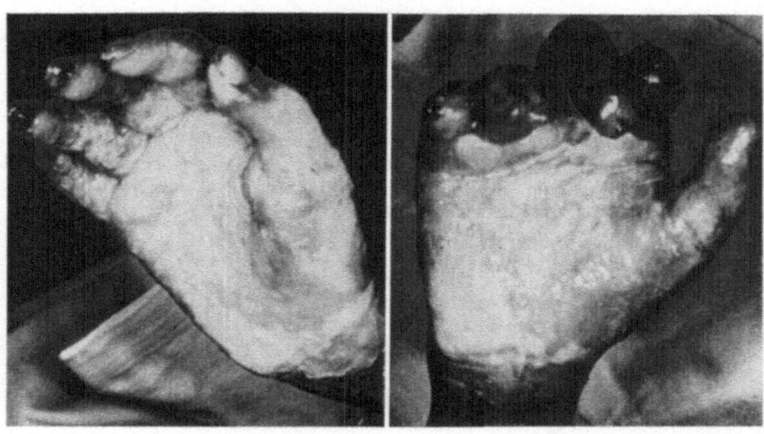

Abb. 83   Abb. 84

Abb. 83. Befund bei der Aufnahme. 17. Tag; Rechte Hand vor der teilweisen Amputation des 4. und 5. Fingers. — Abb. 84. Zustand nach teilweiser Amputation des 4. und 5. Fingers der rechten Hand.

Bei allen Patienten, bei denen Lebertransalbenverbände verwendet wurden, kam „GADOMENT-Salbe", eine Lebertransalbe mit 1% Phenolzusatz zur Anwendung.

M. J., 6 Jahre altes Mädchen. — Anamnese: Das Kind setzte beim Spielen mit Zündhölzern die Kleider in Brand. — *Befund bei der Aufnahme:* Verbrennungen 3. Grades am rechten Arm, Perineum, Abdomen, Brust, Rücken, Gesäß und beiden Oberschenkeln (29% der Körperoberfläche). Hb. 17, Hämatokrit 59, Harnstoff 8, CO_2 29, Chlorid 82, Kalium 4,6, Natrium 127, Temperatur 38°.

Therapie: Flüssigkeitsersatz nach der Formel von EVANS. Offene Behandlung der Brandwunden.

3. Tag: Gute Urinausscheidung. Laborwerte normal. Lebertransalbenverband auf die Brandschorfe.
8. Tag: Gadomentverband von Brust und Rücken entfernt, am Arm belassen. Ersatz des Gadomentverbandes durch Kochsalzverbände. Teilweise Wundinfektion mit Pseudomonas.
11. Tag: Täglich 1,5 g Chloromycetin i.v. gegen die Pseudomonasinfektion.
16. Tag: Temperatur 39°. Debridèment der Wunden, Kochsalzverbände. Allgemeinzustand der Patientin verschlechtert sich, die Mutter wird daher zur Hautspende aufgenommen.

17. Tag: *Homoiotransplantation* von den Oberschenkeln der Mutter, alle Wunden werden bedeckt.

20. Tag: Temperatur 41°. Alle Transplantate scheinen anzuheilen. Blutkultur: Staphylococcus aureus hämolyticus, empfindlich gegen Furadantin und Chloromycetin.

23. Tag: Atmung wird schlecht, Sauerstoffzelt. Patientin verwirrt.

24. Tag: Urinfluß sinkt auf 10 ccm/h, Gesicht schwillt. Beginnendes Lungenödem.

25. Tag: Trotz hoher Dosen Chloromycetin i. v. verschlechtert sich der Allgemeinzustand. Temperatur 35,8°, Blutdruck sinkt. Die *Homoiotransplantate* zeigen die ersten *Auflösungserscheinungen*.

27. Tag: Urinausscheidung versagt völlig, Patientin wird komatös. Exitus letalis.

Bei dieser kleinen Patientin zeigten die Homoiotransplantate 10 Tage nach der Operation zum Zeitpunkt des Todes die ersten Auflösungserscheinungen, hätten aber wahrscheinlich noch einige Tage länger gehalten.

A. W., 7½ Jahre altes Mädchen. — Anamnese: Masern, Mumps, Lungenentzündung. Das Kind spielte in der Nähe des Ofens, die Kleider fingen Feuer. — *Befund bei der Aufnahme:* Brandwunden 3. Grades am Rücken, an beiden Oberschenkeln, am Gesäß, an der Dorsalseite beider Arme (insgesamt 18% der Körperoberfläche). — Hb. 15,4, Chlorid 97, Kalium 4,4, Natrium 136, CO_2 20,1, Harnstoff 20, Temperatur 38°.

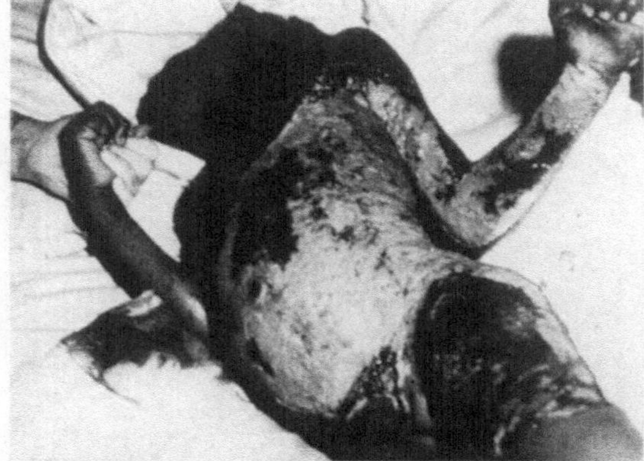

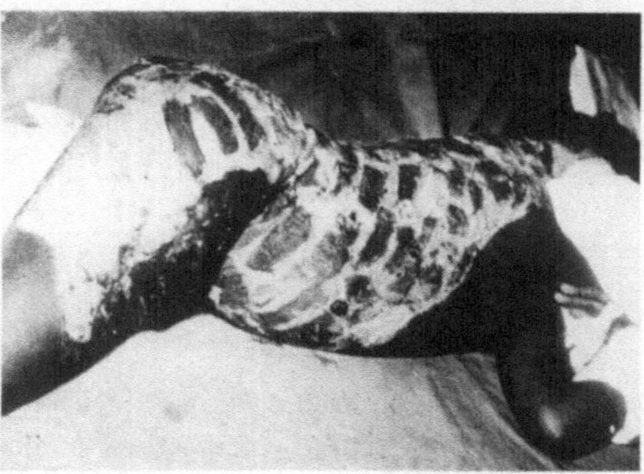

M. J. Abb. 85 oben: Patientin am 16. Tage nach der Aufnahme; Abb. 86 unten: 25. Tag nach der Aufnahme. Homoiotransplantate von der Mutter 8 Tage nach der Transplantation. Die Transplantatränder zeigen die ersten Auflösungserscheinungen.

Therapie: Flüssigkeitsersatz nach EVANS, Furacingazeverband aller Brandwunden.

1. Tag: Gute Urinausscheidung. Laborwerte normal.

2. Tag: Gadomentverband an beiden Armen, Rücken und Gesäß sowie Oberschenkel weiterhin Furacingaze.

7. Tag: Debridèment der Arme, Kochsalzlösungverband, ebenso auf die Gesäßgegend.

12. Tag: Langsames Abstoßen der Nekrosen.

18. Tag: Sauberes Granulationsgewebe erscheint auf den Brandwunden.

25. Tag: Wunde noch immer nicht ganz sauber.

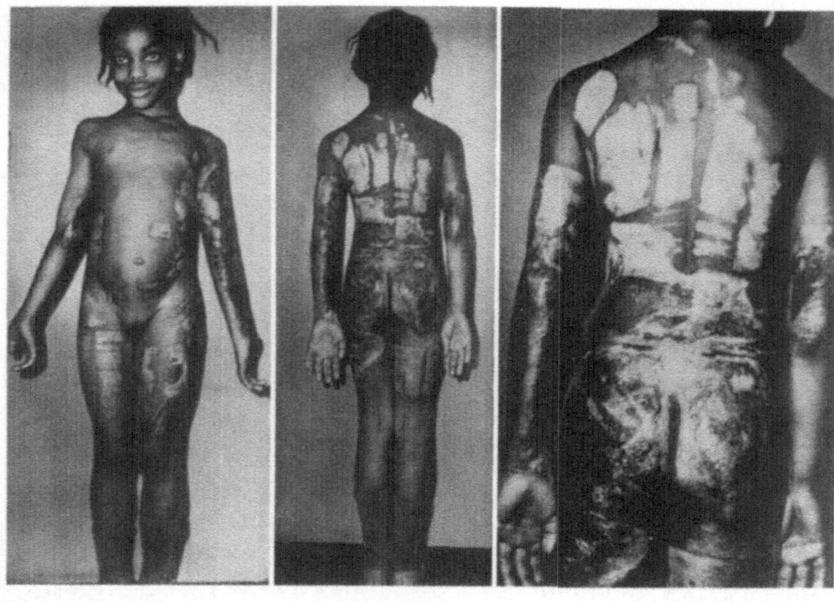

Abb. 87   Abb. 88   Abb. 89

Abb. 87—89. Pat. A. W. 7¹/₂ Jahre alt, bei der Entlassung. Die Entnahmestellen sind bei der farbigen
Patientin noch nicht wieder pigmentiert, die mit Homoiotransplantaten und später mit Autotransplantaten gedeckten Wunden in der Gesäßgegend und am Rücken (89) sind völlig reizlos und glatt
verheilt.

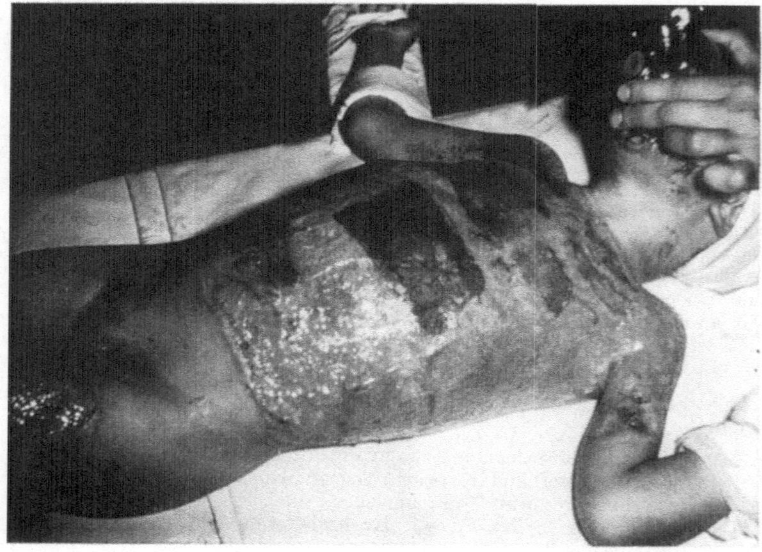

Abb. 90. D. K. 22. Tag nach der Aufnahme 5. Tag nach Homoiotransplantation von der Mutter.
Die meisten Homoiotransplantate waren nekrotisch und mußten entfernt werden. Auf Brust und
Bauch erkennt man noch mehrere größtenteils intakte Homoiotransplantate.

27. Tag: Operation. Die Arme werden mit Spalthautautotransplantaten gedeckt, alle übrigen Wunden mit *Homoiotransplantaten* von der Mutter.
32. Tag: 70% der Transplantate sind angewachsen.
35. Tag: Verbandwechsel. Furacingazeverband angelegt.
40. Tag: Die Ränder der Homoiotransplantate zeigen lytische Erscheinungen.
45. Tag: Alle *Homoiotransplantate abgestoßen*, Kochsalzverbände auf die granulierenden Wunden.
53. Tag: Spalthautlappen-Autotransplantate auf Rücken, Gesäßgegend und Oberschenkel von der Außenseite der Oberschenkel, Kochsalzverbände.
58. Tag: Die Transplantate sind teilweise nekrotisch.
62. Tag: Erneute Transplantation auf die Gesäßgegend, von Brust und Schulter, Kochsalzverbände.
67. Tag: Die Transplantate heilen gut an.
75. Tag: Alle Transplantate sind gut eingeheilt.
83. Tag: Zwischen den einzelnen Transplantaten haben sich überschießende Granulationen gebildet, sie werden mit Silbernitrat geätzt. Scharlachrotgazeverband.
88. Tag: Patientin steht auf.
110. Tag: Entlassung beschwerdefrei. Alle Wunden sind reizlos verheilt.

Überlebenszeit der Homoiotransplantate in diesem Fall 18 Tage.

D. K., 3½ Jahre altes Mädchen. — Das Kind spielte mit Zündhölzern. — *Befund bei der Aufnahme:* Verbrennungen 3. Grades an Bauch, Brust, beiden Oberschenkeln und beiden Oberarmen (30% der Körperoberfläche). — Temperatur 38,5°, CO_2 20,3, Harnstoff 17, Kalium 5,8, Natrium 132, Hb. 10,4.

Therapie: Flüssigkeitsbehandlung nach EVANS, Gadomentverband auf alle Brandwunden.

4. Tag: Verbandwechsel, gute Urinausscheidung, Debridèment.
8. Tag: Fieberanstieg auf 40°.
9. Tag: Verbandwechsel, neuer Gadomentverband.
12. Tag: Gadomentverband entfernt, Kochsalzlösungsverband. Laborwerte normal. Täglicher Verbandwechsel der feuchten Verbände.
17. Tag: Wunden sauber, Temperatur 41°, schlechter Allgemeinzustand.
18. Tag: Operation. *Homoiotransplantate* von der Mutter auf Brust, Bauch und beide Oberschenkel.
21. Tag: 70% der Homoiotransplantate angewachsen.
22. Tag: Die *Homoiotransplantate* auf den Oberschenkeln werden *nekrotisch*, sie müssen entfernt werden.
24. Tag: Autotransplantate auf die Brandwunden am Rücken.
25. Tag: Kochsalzlösungsverbände, Temperatur fällt.
26. Tag: Temperatur 35°, Wundkultur zeigt Soor-Pilze, Mycostatica i.v.
27. Tag: Exitus letalis.

In diesem Fall hielten die Homoiotransplantate, obwohl sie von der Mutter kamen, nur 4 Tage. Vermutlich war das bereits eine Folge der Infektion mit Soor-Pilzen.

R. H., 41 Jahre alte Frau. — Rheumatische Endocarditis im Kindesalter. Seit Jahren wegen Magengeschwüren in Behandlung. Patientin spritzte sich selber seit längerer Zeit Heroin und wurde wegen Herzinsuffizienz behandelt. Sie schlief nach einer Überdosis Heroin im Bett mit brennender Zigarette ein, das Bett fing Feuer. — *Befund bei der Aufnahme:* Brandwunden 3. Grades an Brust, Bauch, Schultern, linkem Oberarm, rechtem Oberschenkel und linkem Bein (60% der Körperoberfläche, Inhalationsverbrennung). — Hb. 18,1, Leuko 32000, Chlorid 108, Natrium 138, Kalium 4,7, Gesamt-Eiweiß 6,2, Albumin 4,0, Globulin 2,2, Harnstoff 6, CO_2 21, Temperatur 38,5°.

Therapie: Tracheotomie, Flüssigkeitsbehandlung nach der Formel von EVANS, offene Wundbehandlung.

  1. Tag: Starke Sekretion aus den Lungen macht die Absaugung alle 15 Min.
           erforderlich.
  4. Tag: Gute Urinausscheidung, immer noch starke Rasselgeräusche über bei-
           den Lungen, Respirator wird angeschlossen.
  8. Tag: Allgemeinzustand unverändert.
 12. Tag: Respirator abgestellt.
 17. Tag: Allgemeinzustand zufriedenstellend, trockene Schorfe auf allen Wun-
           den.
 20. Tag: Die Schorfe beginnen zu mazerieren, Kochsalzlösungsverband, dicker
           Eiter wird aus der Tracheotomiewunde abgesaugt.
 23. Tag: Verbandwechsel, Debridèment.
 26. Tag: Die Wunden sind mit Proteus vulgaris infiziert.
 28. Tag: Tägliche Wannenbäder, um die Wunden zu reinigen.
 32. Tag: Wunden sauber, gute Granulationen, fertig zur Hauttransplantation.
 37. Tag: Urinausscheidung läßt nach.
 43. Tag: *Homoiotransplantation.* Spalthautlappen von der Schwester werden auf
           alle Brandwunden übertragen.
 45. Tag: Eiter unter einigen Transplantaten wird abgetupft.
 46. Tag: Einige *Homoiotransplantate* sind *abgefallen* und werden durch neue er-
           setzt.
 48. Tag: Blutdruckabfall auf 90/60 mm Hg, Pulsabstieg, Zunahme der Atem-
           züge, die gleichzeitig flach werden, Tod unter den Zeichen des Herz-
           und Kreislaufversagens.

In diesem Fall hielten sich die Homoiotransplantate als Folge der Infektion
nur 3 Tage.

S. P., 5 Jahre alter Bub. — Das Kind spielte mit heißer Asche, dabei fingen
die Kleider Feuer. — *Befund bei der Aufnahme:* Verbrennungen 3. Grades an beiden Beinen und am Bauch (30% der Körperoberfläche). — Temperatur 38,5°,
Harnstoff 14, CO_2 23, Natrium 134, Kalium 5,3, Chlorid 96, Hb. 14,5, Hämatokrit 45.

Therapie: Flüssigkeitsbehandlung nach der Formel von Evans, Furacingazeverband, Schienen an beide Beine.

  4. Tag: Verbandwechsel, gute Urinausscheidung.
 10. Tag: Septische Temperaturen bis 40,5°, Exanthem und toxische Erschei-
           nungen, Erbrechen nach Bluttransfusion.
 13. Tag: Kochsalzumschläge auf alle Wunden, Nekrosen teilweise abgetragen.
 16. Tag: Wunden sauber.
 17. Tag: Operation. *Homoictransplantate* von der Mutter, alle Wunden am rech-
           ten Bein werden gedeckt.
 23. Tag: Homoiotransplantate intakt, Autotransplantate von der Brust auf die
           Vorderseite des linken Oberschenkels.
 26. Tag: Alle Transplantate sind angewachsen, Verbandwechsel.
 31. Tag: Transplantate in gutem Zustand, Pseudomonas-Infektion an einigen
           Stellen, Umschläge mit 0,5%iger Essigsäure.
 37. Tag: Transplantate vom Rücken, Spalthautlappen auf die Rückseite beider
           Oberschenkel, *Homoiotransplantate* beginnen sich abzustoßen.
 39. Tag: *Homoiotransplantate abgestoßen.*
 44. Tag: Erneute Transplantation von der Brust auf die Rückseite der Unter-
           schenkel, *2. Applikation von Homoiotransplantaten* auf die Vorderseite
           des rechten Oberschenkels.
 54. Tag: Nur 50% der Transplantate sind angewachsen. Die offenen Stellen
           werden wiederum, zum *3. Mal,* mit *Homoiotransplantaten* bedeckt.
 61. Tag: *Homoiotransplantate abgestoßen,* Autotransplantate auf beide Ober-
           schenkel von der Schulterblattgegend.
 70. Tag: Wiederum nur 50% der Transplantate angewachsen.
 75. Tag: Erneute Autotransplantation.
101. Tag: Autotransplantation auf die immer noch verbliebenen Wunden.

116. Tag: Erneute Pseudomonasinfektion, die Transplantate sind teilweise autolytisch, erneut Umschläge mit 0,5%iger Essigsäure.
126. Tag: Wunden fast völlig verheilt, Beginn mit Physiotherapie.
151. Tag: Beginnende Beugekontraktur des rechten Kniegelenkes.
176. Tag: Narbe in der rechten Kniekehle excidiert und die entstehende Wunde mit Spalthautlappen gedeckt.
213. Tag: Alle Wunden verheilt, Gelenke frei beweglich, Entlassung nach Hause.

Bei diesem Pat. läßt sich die zunehmende Sensibilisierung durch Homoiotransplantate gut verfolgen. Die ersten Transplantate hielten 22 Tage, der zweite Transplantatsatz nur noch 10 Tage, und der dritte Transplantatsatz hielt sich nur 7 Tage. Dies hätte wahrscheinlich vermieden werden können, wenn sich außer der Mutter noch andere Spender zur Verfügung gestellt hätten.

J. R., 6 Jahre alter Bub. — Das väterliche Haus brannte ab, während das Kind in seinem Bett schlief. Einlieferung im Schockzustand. — *Befund bei der Aufnahme:* Drittgradige Verbrennungen fast des ganzen Kopfes, beider Arme und Beine, des Halses und der oberen Hälfte des Rückens sowie des Sacrums und des Gesäßes (insgesamt 50% der Körperoberfläche). — Temperatur 38°, Puls 140/min, Hb. 16,1, Kalium 5,1, Natrium 122, Chlorid 96, CO_2 26, Rest-N 28.

Therapie: Furacingazeverbände, Gipsschienen an allen Extremitäten, Venae sectio, Katheter, Flüssigkeitsersatz nach EVANS, 1 Mill. Penicillin i.v. täglich.
5. Tag: Noch sehr schlechter Allgemeinzustand.
12. Tag: Flüssigkeitshaushalt konnte stabilisiert werden, Kochsalzlösungsumschläge, die täglich gewechselt werden.
26. Tag: Alle Wunden sauber, Autotransplantate, Spalthautlappen vom Bauch ins Gesicht. Alle übrigen Wunden werden mit *Homoiotransplantaten* vom Vater (von beiden Oberschenkeln) bedeckt. Danach erfolgt sofortige Normalisierung der bis dahin erhöhten Temperatur.
31. Tag: 80% der Homoiotransplantate und 50% der Autotransplantate sind angewachsen.
37. Tag: Etwa die Hälfte der Brandwunden ist mit Transplantaten gedeckt.
38. Tag: Erneute Autotransplantation von der unteren Hälfte des Rückens und der Glutealgegend auf den Kopf, Hände, Unterarme und Rückseite beider Oberschenkel.
41. Tag: Kopfhaut verheilt, Homoiotransplantate an beiden Armen noch intakt.
54. Tag: *Homoiotransplantate* von den Oberarmen nur noch teilweise intakt, wieder *excidiert.* Autotransplantate von beiden Oberschenkeln, Glutealgegend und Abdomen auf Oberarme und Unterschenkel.
60. Tag: Patient bekommt Windpocken.
65. Tag: Rückverlegung von der Infektionsstation. Kleine offene Stellen bis zu 2×3 cm an der Kopfhaut, Hals, beiden Armen und Beinen, handtellergroße Defekte über Sacrum und rechtem Schulterblatt.
67. Tag: Spalthautlappen von der Brust und beiden Flanken auf alle offenen Stellen, bis auf die beiden großen Defekte.
68. Tag: Deckung der Defekte über Sacrum und rechtem Schulterblatt mit *Schweinehaut*-Spalthautlappen von 50 μ Dicke.
73. Tag: *Schweinehaut* größtenteils *abgestoßen,* darunter gute *Epithelisierung.* Fast vollständige Deckung der Wunden, Übergang von Furacingazeverband auf Scharlachrot.
81. Tag: Rechtes Bein vollkommen geheilt.
89. Tag: Rechter Arm geheilt.
95. Tag: Alle Wunden verheilt, bis auf eine Stelle über der rechten Brustseite.
99. Tag: Pat. kann aufstehen. Gipsschienen an beiden Armen, um Gelenkkontrakturen zu vermeiden. Überschießende Granulationen mit Silbernitrat geätzt, tägliche Physiotherapie und Unterwassergymnastik.
127. Tag: Alle Wunden verheilt, nur noch Nachbehandlung.
246. Tag: Entlassung. Alle Gelenke frei beweglich, Pat. läuft frei. Kontraktionsnarben entwickeln sich auf der Streckseite beider Ellbogengelenke und an beiden Wangen sowie über dem Nasenrücken, Hals und Augenlider frei. Alle Laborwerte normal, Hb. 14 g%.

Bei diesem Pat. waren die Homoiotransplantate, als sie am 28. Tag excidiert wurden, noch teilweise intakt und hätten wohl noch länger gehalten. Die Heterotransplantate fielen schon nach 5 Tagen wieder ab, die darunterliegenden Wunden waren aber in dieser kurzen Zeit fast vollständig epithelisiert worden.

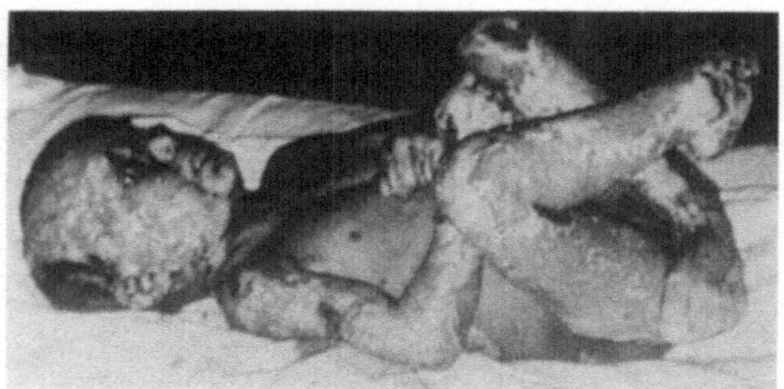

Abb. 91. Befund 26 Tage nach der Aufnahme. Die Wunden sind fertig für die Transplantation.

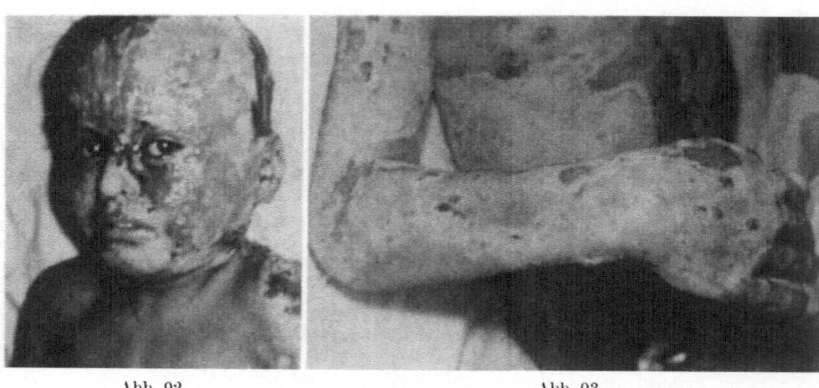

Abb. 92   Abb. 93

Abb. 92. Das Gesicht des Kindes am 26. Tag nach der Aufnahme. —

Abb. 93. Rechter Arm 65 Tage nach der Aufnahme.

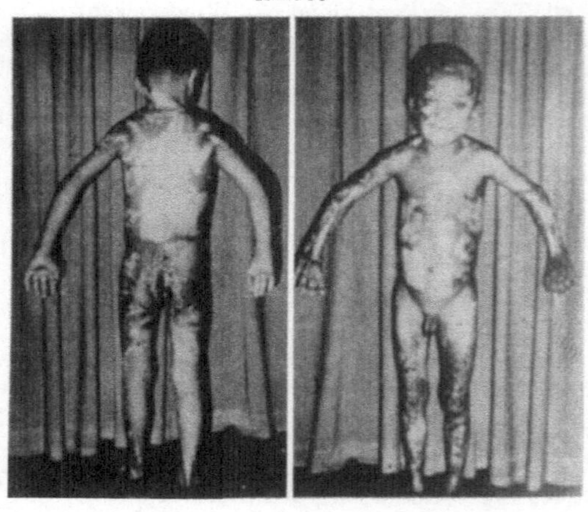

Abb. 94 u. 95. Befund vor der Entlassung nach Hause.

Abb. 94   Abb. 95

Abb. 91—95. J. R. 6 Jahre alt 50%ige drittgradige Verbrennung.

E. P., 21 Jahre alte Frau. — Die Patientin kochte am Gasherd, die Flamme schlug hoch und ihre Kleidung fing Feuer. — *Befund bei der Aufnahme:* Drittgradige Verbrennung beider Arme, des gesamten Rumpfes und der Hälfte der Vorderseite beider Oberschenkel (55% der Körperoberfläche). — Temperatur 39°, Puls 140/min, CO_2 22, Chlorid 97, Hb. 14,5, Kalium 4,0, Natrium 133.

Therapie: Flüssigkeitsbehandlung nach der Formel von Evans, Furacingazeverbände an beide Arme, dorsale Gipsschienen an beiden Armen, übrige Wunden offen.

9. Tag: Beginnende Mazeration der Wunden, Kochsalzumschläge auf alle Wunden.

13. Tag: Tägliche Bäder, dazwischen dauernd feuchte Kochsalzverbände.

25. Tag: Die Wunden sind sauber, *Spalthautlappen-Homoiotransplantate* von Bruder und Ehemann werden entnommen, und alle Wunden werden ohne Narkose mit diesen Transplantaten gedeckt.

32. Tag: Die Hälfte der Homoiotransplantate ist nekrotisch und muß entfernt werden. Autotransplantate-Spalthautlappen von beiden Oberschenkeln auf den linken Oberarm und die Brüste. Furacingazeverband.

40. Tag: Alle *Homoiotransplantate nekrotisch.*

48. Tag: Autotransplantate vom Gesäß und der Innenseite beider Oberschenkel auf Rücken und Arme.

49. Tag: Schultern, Brust und Bauch werden mit *Schweinehaut-Spalthautlappen* von 50 μ Dicke bedeckt.

54. Tag: 90% aller Autotransplantate angewachsen, alle Heterotransplantate intakt.

62. Tag: Spalthautlappen von beiden Oberschenkeln entnommen, 80% der voll intakten Schweinehaut entfernt und durch Autotransplantate ersetzt.

68. Tag: *Schweinehauttransplantate abgetrocknet.*

82. Tag: Spalthautlappen von beiden Glutealgegenden entnommen und auf Schulter, Brust und Bauch übertragen.

98. Tag: Die Patientin steht auf. Alle Wunden bis auf einzelne granulierende kleine Flächen verheilt. Verbände mit Scharlachrotgaze.

110. Tag: Granulationen kauterisiert, Scharlachrotgazeverband.

127. Tag: Alle Wunden verheilt.

132. Tag: Entlassung. Völlig freie Beweglichkeit aller Gelenke, Narbenstränge auf der Streckseite beider Ellbogengelenke, Hals und Augenlider frei, Hb. 14,5.

Hier hielten die Homoiotransplantate vom Bruder 15 Tage und die Schweinehauttransplantate 19 Tage.

M. B., 23 Jahre alter Mann. — Zimmerbrand, die Kleidung fing Feuer. — *Befund bei der Aufnahme:* Drittgradige Verbrennung beider Arme, Hals, Brust, Oberbauch und obere Rückenhälfte (40% der Körperoberfläche). — Hb. 14,1, CO_2 16,5, Chlorid 105, Natrium 136, Kalium 4,4, Temperatur 38,5°, Puls 80/min.

Therapie: Flüssigkeitsersatz nach Evans, Furacingazeverbände an beiden Armen, dorsale Gipsschiene, übrige Wunden offen, Rotationsbett.

6. Tag: Beginn mit Kochsalzverbänden, täglicher Verbandwechsel.

33. Tag: Wunden sauber, Spalthautlappenentnahme von beiden Oberschenkeln, halbe Brust und Außenseite des rechten Oberschenkels werden mit Heterotransplantaten aus *Schweinehaut* von 50 μ Dicke bedeckt, Furacingazeverband.

37. Tag: Die Hälfte der Autotransplantate ist nekrotisch, Schweinehaut völlig intakt.

48. Tag: Heterotransplantate über der Brust abgetrocknet, Wunden darunter fast verheilt. An der Außenseite des rechten Oberschenkels ist ein Drittel der Schweinehaut noch intakt, 60% der Autotransplantate nekrotisch. Erneute Entnahme von Spalthautlappen von Bauch und Glutealgegend, alle Wunden wurden mit Autotransplantaten gedeckt.

51. Tag: 90% der Wunden mit Transplantaten bedeckt, *Heterotransplantate abgefallen,* keine Infektion.

56. Tag: Alle Autotransplantate angewachsen.

74. Tag: Entlassung, alle Wunden gut verheilt.

Ausreichende Wunddeckung durch Heterotransplantate, wiederum 18 Tage lang.

D. F., 67 Jahre alter Mann. — Wird seit einem Jahr wegen Anämie behandelt. Lebercirrhose, Takata 30 mg%, Bilirubin bei der letzten Untersuchung 5,6 mg%. Gesamteiweiß 4,0. — Der Ofen explodierte, die Kleidung fing Feuer. — *Befund bei der Aufnahme:* Schwarz verkohlte Haut am gesamten Rücken und am oberen Drittel beider Oberarme (15% der Körperoberfläche). — Hb. 9,6, Hämatokrit 33, Natrium 132, Kalium 5,5, Chlorid 101, Rest-N 8, im EKG alter Hinterwandinfarkt.

Therapie: Flüssigkeitsersatz nach EVANS, Furacingazeverband.

9. Tag: Patient hat normale Temperaturen, Flüssigkeitshaushalt normalisiert. Es treten immer wieder Verwirrungszustände auf. Gadomentverband.

18. Tag: Wundschorfe abgestoßen, Wunde sauber, Kochsalzverbände. Der Pat. weigert sich zu essen, der Allgemeinzustand verschlechtert sich trotz Infusionsbehandlung.

21. Tag: Wunden sauber, der Internist hält aber eine Allgemeinnarkose für unmöglich, deshalb über die Hälfte der Wundflächen mit *Schweinehautheterotransplantaten* von 50 μ Dicke bedeckt. Der gesamte Rücken wurde mit Heterotransplantaten bedeckt.

28. Tag: Alle Transplantate intakt, Allgemeinbefinden besser.

35. Tag: Transplantate noch immer intakt. Der Patient ißt kaum etwas und wird durchwegs mit Infusionsbehandlung ernährt.

37. Tag: Schweinehaut beginnt zu trocknen, ist teilweise abgefallen.

39. Tag: *Alle Heterotransplantate abgefallen,* Wunden nur etwa 1 cm vom Rand her epithelisiert. Völlig sauber, Kochsalzverbände. Der Allgemeinzustand erlaubt noch immer keine Narkose.

42. Tag: Verband der Wunden mit Kochsalzlösung, um den Flüssigkeitsverlust möglichst einzuschränken.

In den folgenden Wochen ständige Verschlechterung des Allgemeinzustandes, Ansteigen des direkten Bilirubins auf 9,2. Entwicklung eines Leberkomas, keine Besserung, trotz intensiver internistischer Behandlung.

65. Tag: Exitus letalis im Leberkoma.

Hier hielten die Heterotransplantate, obwohl bei dem Patienten eine schwere Stoffwechselstörung vorlag, 18 Tage lang.

M. G., 42 Jahre alte Frau. — Patientin trank ein größeres Quantum Alkohol und schlief mit einer Zigarette in der Hand im Bett ein, das Bett fing Feuer. — *Befund bei der Aufnahme:* Drittgradige Verbrennungen der ganzen rechten Thoraxseite, der rechten Schulter, des rechten Oberarmes und des rechten Oberschenkels (20% der Körperoberfläche). — Chlorid 103, Gesamteiweiß 6,2, Albumin/Globulin 3,5/2,7, CO_2 27,7, Natrium 135, Kalium 5,3, Hb. 14,4, Leuko 7600.

Therapie: Flüssigkeitsersatz nach EVANS, offene Behandlung, Furacingazeverband und Gipsschiene am rechten Arm.

4. Tag: Tiefe Nekrosen über den Wundflächen, Verband mit Gadomentsalbe.

13. Tag: Verbandwechsel. Ein großer Teil der Nekrosen abgestoßen, neuer Gadomentverband.

23. Tag: Nekrosen abgetragen, Kochsalzlösungverbände.

31. Tag: Wunde sauber, fertig für die Transplantation.

33. Tag: *Heterotransplantation* von *Schweinehaut,* 50 μ Dicke, auf die Rücken- und Beinwunden. Spalthautautotransplantate auf Brust und Arm, Thorax-Abduktionsgips.

38. Tag: Autotransplantate an der Schulter abgefallen, alle übrigen Hetero- und Autotransplantate intakt.

40. Tag: Schnelle Epithelisierung der Rückenhaut unter dem abtrocknenden Schweinehaut-Heterotransplantat.

44. Tag: *Heterotransplantate abgetrocknet.* Etwa ein Drittel der Gesamtwunde ist noch offen, Kochsalzlösungverband.

47. Tag: Restliche Wunden mit Spalthautlappen — Autotransplantaten vom linken Oberschenkel gedeckt.
54. Tag: Alle Transplantate wachsen an.
60. Tag: Wunden fast völlig verheilt.
68. Tag: Entlassung, Wunden reizlos verheilt.
In diesem Fall hielten die Heterotransplantate nur 11 Tage.

E. M., 82 Jahre alte Frau. — Apoplexie vor 12 Jahren. Seit 2 Jahren im Alterspflegeheim. Behandlung wegen Herzinsuffizienz. — Bei einem heißen Bad erlitt die Patientin Verbrennungen. — *Befund bei der Aufnahme:* Verbrennungen 2. und 3. Grades an Brust, Rücken, Hals und Schultern (15% der Körperoberfläche). — Harnstoff 10, CO_2 25,6, Chlorid 106, Hb. 11, 6,Leuko 12400, Urin alkalisch, Natrium Harnstoff 10, CO_2 25,6, Chlorid 106, Hb. 11,6, Leuko 12400, Urin alkalisch, Natrium 121, Kalium 4,4.

Therapie: Flüssigkeitsbehandlung nach Evans, Furacingazeverband.

8. Tag: Die ganze Wundfläche ist drittgradig verbrannt, daher Gadomentverband.
15. Tag: Noch nicht alle Nekrosen abgestoßen, neuer Gadomentverband.
23. Tag: Wundflächen sauber, Scharlachrotgazeverband. Internist hält Allgemeinnarkose für unmöglich.
27. Tag: Keine Epithelisierung der Wundflächen.
31. Tag: Alle Wundflächen mit *Schweinehaut*, 50 μ Dicke, bedeckt.
33. Tag: Die Patientin ist verwirrt und zerrt ständig an den Verbänden.
36. Tag: Äußeres Drittel der Schweinehaut abgetrocknet, gute Epithelisierung der darunterliegenden Wundflächen.
39. Tag: *Schweinehaut abgestoßen*, Wunde bis auf eine handflächengroße Stelle über dem rechten Schulterblatt verheilt, Scharlachrotgazeverband.
44. Tag: Kein Fortschreiten der Epithelisierung über der Restwunde, erneuter Scharlachrotgazeverband.
53. Tag: Entnahme eines Spalthautautotransplantates vom rechten Oberschenkel in Lokalanaesthesie.
59. Tag: Spalthautlappentransplantat heilt gut ein.
66. Tag: Entlassung, alle Brandwunden sowie die Spenderwunden sind reizlos verheilt.
Infolge der Unvernunft der Patientin hielten ihre Transplantate nur 8 Tage, trotzdem kam es unter den Heterotransplantaten zu einer guten Epithelisierung, die sofort wieder viel langsamer wurde, nachdem die Transplantate abgefallen waren.

J. W., weibliches Frühgeborenes. — Mutter hatte zwei normale Geburten (1959, 1961) sowie einen Abort im 3. Monat (1962). — Normale Geburt, einen Monat zu früh. Länge 43,1 cm, Gewicht 1890 g, Hauttonus normal, völliges Fehlen der Haut auf der Volarseite des rechten Unterarmes und am linken Bein von oberhalb des Kniegelenkes bis unterhalb der Knöchel. Alle Laborwerte völlig normal, eine Biopsie zeigt völlige Aplasie der Haut und ihrer Anhangsgebilde an den oben genannten Stellen. Die Größe der Defekte und der Allgemeinzustand des Säuglings machen eine autoplastische Deckung unmöglich.

Therapie: Verband der Defekte mit Kochsalzlösungverbänden.

2. Tag: Nahrung regurgitiert durch die Nase, deshalb Sondenernährung. Röntgenkontrastfüllung des Oesophagus zeigt normalen Oesophagus. Eine Fistel zum Tracheobronchialsystem läßt sich nicht darstellen. Probeexcision von den hautlosen Stellen zeigt wiederum keinerlei Hautanhangsgebilde.
3. Tag: Alle Defekte wurden mit *Schweinehauttransplantaten* von 50 μ gedeckt. Furacingazeverband.
9. Tag: Verbandwechsel. Bis auf einen 0,5 × 0,5 cm großen Bezirk sind alle Transplantate intakt und trocken. Probeexcision, die Schweinehaut liegt reizlos fest auf der Unterlage, ohne daß sich ein Exsudat zwischen Transplantat und Empfängergewebe gebildet hätte.

13. Tag: Oberhalb des Innenknöchels hat sich ein kleines Serom gebildet, wel- ches abpunktiert wird. Gewicht jetzt 1600 g.

19. Tag: Die Transplantate beginnen an den Rändern abzuschilfern, darunter zeigt sich Epithelisierung von der normalen Haut her.

22. Tag: Epithelisierung vom Rande her schreitet fort.

29. Tag: Der Defekt am Arm ist fast vollständig geheilt, nur ein 1×1 cm großer Bezirk mit Schweinehaut ist noch vorhanden. Feuchte Rassel- geräusche über dem rechten Unterlappen. Erneuter Versuch, eine Tracheobronchialfistel darzustellen, gelingt nicht.

43. Tag: Am rechten Bein sind nur noch 60% des ursprünglichen Transplan- tates vorhanden. Die übrige Wunde ist von den Rändern her epithe- lisiert worden. An zahlreichen Stellen erscheint eine fleckig dunkle Pigmentierung in den Heterotransplantaten. Oberhalb des rechten Innenknöchels offene Stelle $0,5 \times 0,5$ cm groß. Gewicht des Kindes: 1895 g. Kann immer noch nur Sondennahrung zu sich nehmen, sonst erfolgt sofort Regurgitierung. Eine Oesophagotrachealfistel läßt sich weiterhin nicht darstellen.

53. Tag: Das Transplantat trocknet weiterhin vom Rande her ab. Am rechten Arm ist nur noch ein 8×8 mm großer Bezirk vorhanden, am linken Bein nur noch etwa 50% aller Transplantate. Die Transplantate sind dunkel pigmentiert, man kann aber noch deutlich die großen Poren der Schweinehaut erkennen. Probeexcision: Grenze zwischen eigener Haut und Schweinehaut kann histologisch nicht mehr sicher fest- gestellt werden.

65. Tag: Nur noch 30% der Transplantate vorhanden. Alle übrigen Wunden epithelisiert. Oberhalb des linken Knies 1×1 cm große Wundfläche. Furacingazeverband. Alle Laborwerte normal. Gewicht noch immer 1890 g. Atemgeräusch klar, Temperatur normal, Elektrophorese nor- mal.

83. Tag: Mehrere 1 cm im Durchmesser große Stellen an beiden Beinen, an denen die Schweinehaut noch immer intakt ist. Sie ist jedoch dunkel pigmentiert und histologisch nicht mehr zu unterscheiden. Keine Ge- wichtszunahme.

99. Tag: Der Säugling kann immer noch nur mit der Sonde ernährt werden, sonst sofort Aspiration. Eine Oesophagotrachealfistel läßt sich nach wie vor nicht darstellen. Operation auf Verdacht hin wird wegen des reduzierten Allgemeinzustandes für zu riskant gehalten.

114. Tag: Befinden unverändert, immer noch einige großporige Hautbezirke sichtbar, die wie Schweinehaut aussehen. Keinerlei Hautdefekte vor- handen.

117. Tag: Fieberhafte Erkältung.

120. Tag: Tod des Kindes an Herz- und Kreislaufversagen, Sektion wurde ver- weigert.[2]

Das lange Überleben der Schweinehaut bei diesem Frühgeborenen ist wohl als induzierte Toleranz zu deuten, d. h. die Transplantation erfolgt vor der vollen Ausreifung des immunologischen Abwehrmechanismus. Dies würde allerdings MEDAWARS Annahme widersprechen, daß der volle immunologische Abwehr- mechanismus beim menschlichen Fötus schon im 4. Fötalmonat ausgebildet ist. Vielleicht lagen durch die kongenitale Aplasie der Haut auch besonders günstige lokale Vorbedingungen für eine Anheilung von Transplantaten vor. Besonders interessant wäre in diesem Fall die Frage, ob die Transplantate vascularisiert worden sind, denn man kann sich nicht vorstellen, wie ein Transplantat, welches nur durch Diffusion ernährt wird, 4 Monate lang lebensfähig bleibt.

Natürlich kommt bei der Seltenheit dieses Krankheitsbildes dem Fall kein großer klinischer Wert zu. Er zeigt aber mindestens, daß

---

[2] Dieser Fall ist von Dr. IN CHUL SONG, der die Operation ausführte, zur Ver- öffentlichung eingereicht worden.

Schweinehaut vom Menschen ohne wesentliche Abwehrreaktion vertragen werden kann.

Wegen der offensichtlich guten epithelisierenden Wirkung von
Schweinehaut haben wir uns entschlossen, die Anwendung von Heterotransplantaten auch einmal bei schlecht heilenden Ulcera cruris zu
versuchen. Die beiden nächsten Krankengeschichten sollen als Beispiel
dafür dienen.

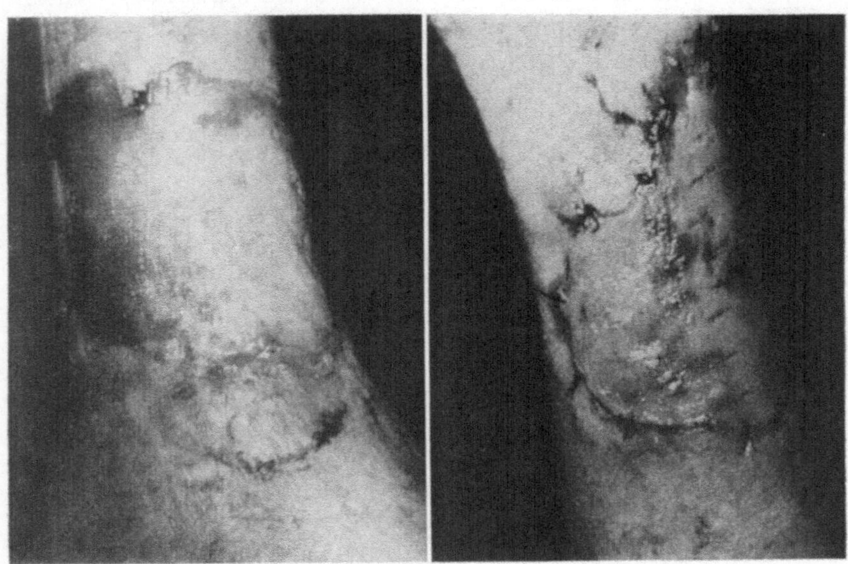

Abb. 96   Abb. 97

Abb. 96—97. G. G. Unterschenkelgeschwüre.
Abb. 96. Unterschenkelgeschwüre rechts 24 Tage nach der Aufnahme. — 97. Schweinehauthetero-
transplantat intakt, 10 Tage nach der Transplantation. Die im Transplantat sichtbaren Stichincisionen
wurden gemacht, um das Ablaufen eines sich evtl. sammelnden Seroms zu ermöglichen. In der linken
oberen Ecke des Transplantates ist bereits ein Stück Transplantat abgetrocknet, darunter ist neues
Epithel sichtbar.

G. G., 78 Jahre alte Frau. — Seit 10 Jahren Unterschenkelgeschwüre an beiden Beinen. Mehrfach in stationärer Behandlung. Zugeheilt; jetzt seit 2 Jahren
offen. — *Befund bei der Aufnahme:* 3 × 4 cm große verschmutzte Geschwüre oberhalb aller vier Knöchel.

Therapie: Kochsalzumschläge, Schienen, Hochlagerung.

13. Tag: Wunden sauber.
24. Tag: Gute Granulationen. Alle Geschwüre werden mit *Schweinehaut*hetero-
          transplantaten von 50 μ Dicke bedeckt.
29. Tag: Heterotransplantate in gutem Zustand.
46. Tag: *Heterotransplantate abgetrocknet.* Am rechten Bein Geschwüre vollstän-
          dig geheilt, links auf die Hälfte verkleinert.
52. Tag: Spalthautlappenentnahme von der Glutealgegend links, Übertragung
          auf das Restgeschwür am linken Unterschenkel, Unterschenkel gedeckt.
57. Tag: Transplantat eingeheilt.
62. Tag: Alle Geschwüre gut verheilt. Entlassung.

Das Heterotransplantat blieb in diesem Fall 22 Tage haften. Man hatte den
Eindruck, daß es die Epithelisierung stark anregte.

L. T., 87 Jahre alte Frau. — Seit 1951 Unterschenkelgeschwüre auf arteriosclerotischer Grundlage am linken Bein. Dieses Geschwür vergrößerte sich schnell, Amputation am Oberschenkel, 10 cm oberhalb des Kniegelenkes, wurde erforderlich. 1958 Staroperation auf beiden Augen. 1959 Geschwüre am rechten Unterschenkel, diese schlossen sich trotz mehrfacher stationärer Behandlung nicht. — *Befund bei der Aufnahme:* Doppelt handtellergroßes Geschwür über dem rechten Innenknöchel.

Therapie: Behandlung mit Schienen, Kochsalzumschläge und Hochlagerung.

7. Tag: Geschwür völlig sauber, wird mit *Schweinehaut-Spalthautlappen* bedeckt.

10. Tag: An einigen Stellen ist das Heterotransplantat abgefallen, *2. Applikation von Schweinehaut.*

15. Tag: 50% der Schweinehaut trocken, abgetragen.

30. Tag: 50% des Geschwüres geheilt. über dem restlichen Geschwür eingetrocknetes Heterotransplantat.

33. Tag: *Heterotransplantat abgetragen,* Beginn mit Kochsalzumschlägen zur Vorbereitung für die Autotransplantation, Geschwür auf die Hälfte verkleinert.

36. Tag: Es entwickelt sich eine Pseudomonasinfektion auf dem Restgeschwür, Behandlung mit 0,5%iger Essigsäure, Umschläge mit Colimycin.

50. Tag: Pseudomonasinfektion beherrscht, Kochsalzumschläge.

53. Tag: Spalthautlappen-Autotransplantation aus der Glutealgegend.

59. Tag: Transplantat heilt ein.

63. Tag: Wunde völlig verheilt. Entlassung.

Bei dieser Patientin hielten die Heterotransplantate 23 Tage, bewirkten aber, wohl infolge der fortgeschrittenen Arteriosclerose, keine so gute Epithelisierung wie im vorigen Fall.

Nach Durchlesen dieser Krankengeschichten ist es völlig klar, daß es nicht sehr sinnvoll ist, etwa die Homoiotransplantate und die Heterotransplantate in ihrem Wert vergleichen zu wollen. Jeder Fall ist so verschieden vom nächsten, daß ein Vergleich unmöglich wird. Selbst

Tabelle 11. *Übersicht über die Lebensdauer der Transplantate beim Menschen*

Heterotransplantate v. Schwein		Homoiotransplantate		Spender
1. Verbrennungen				
J. R.	5 Tage	J. R.	28 Tage	Vater
E. P.	19 Tage	E. P.	15 Tage	Bruder
D. F.	18 Tage	M. J.	10 Tage	Mutter
B. M.	18 Tage	N. C.	13 Tage	Bruder
M. G.	11 Tage	A. W.	18 Tage	Mutter
E. M.	8 Tage	D. K.	4 Tage	Mutter
		R. H.	5 Tage	Schwester
		S. P.	22 Tage	Mutter
2. Unterschenkelgeschwüre				
G. G.	22 Tage			
L. T.	23 Tage			
3. Hautaplasie				
J. W.	120 Tage			

bei den Kranken, bei denen beide Transplantatarten angewendet wurden, änderte sich der Zustand der Wunden und erschwerte eine objektive Beurteilung. Im Folgenden (Tab. 11) habe ich alle oben beschriebenen Patienten einander gegenübergestellt.

Inzwischen sind im Kings-County-Hospital drei weitere Fälle von Verbrennungen mit Heterotransplantaten vom Schwein versorgt worden. Alle Transplantate hielten 12 bis 18 Tage.

Bei Betrachtung der Zusammenstellung fällt auf, daß alle Patienten mit nur kurzer Überlebenszeit der Homoiotransplantate verstorben sind. Das heißt, daß hier wohl in allen Fällen eine massive Infektion die Hauptrolle spielte. Dem Patienten J. R. wurden die Heterotransplantate auf Wunden übertragen, die sehr gut aussahen und sich vielleicht auch ohne Transplantat schnell geschlossen hätten. Die Patientin E. M. riß ständig an ihren Verbänden, und der Fall J. W. ist eine Rarität. Bei Berücksichtigung dieser Tatsachen läßt sich aber doch sagen, daß die Schweinehaut-Heterotransplantate bei der Verbrennungsbehandlung den Homoiotransplantaten als Notverbände gleichwertig an die Seite zu stellen sind, wobei sie den Vorteil der viel einfacheren Beschaffung für sich haben.

Selbstverständlich müssen diese Untersuchungen noch durch weitgehende klinische Erprobung gesichert werden. Wegen der etwas spärlichen photographischen Dokumentation der klinischen Fälle muß auf die in dieser Beziehung sehr schwierige rechtliche Situation in den USA hingewiesen werden. Einige weitere Bilder werden in Veröffentlichungen aus dem Kings-County-Hospital in New York erscheinen.

IV. Zusammenfassung und Beurteilung

Auf Grund der am Anfang dieser Arbeit aufgeworfenen Fragestellung, die sich aus dem Literaturstudium ergab, wurde zunächst an Versuchen mit 15 weißhäutigen Yorkshire-Schweinen der Einfluß einer Transplantatfixierung mit Leim auf die Überlebenszeit von Homoiotransplantaten untersucht. Die mit Methyl-2-Cyanoacrylat fixierten Transplantate wurden jedoch nach derselben Zeit wie die genähten Homoiotransplantate abgestoßen. Außerdem wurden selbst bei Autotransplantaten die vom Leim berührten Gewebsteile nekrotisch.

Der Versuch, die Überlebenszeit der Homoiotransplantate zwischen zwei Inzuchtmäusestämmen durch Bestrahlung der Transplantate mit 1500 r zu verlängern, brachte nur eine insignifikante, geringfügige Besserung der Transplantateinheilung. Auch die Transplantation der Haut neugeborener Mäuse, deren Antigenität durch Thymus-Bestrahlung mit 900 r unmittelbar nach der Geburt herabgesetzt werden sollte, führte nicht zum gewünschten Erfolg.

Überraschend hingegen war das Ergebnis der Heterotransplantation von 50 μ dicken Spalthautlappen von weißen Schweinen auf Mäuse. Die Transplantate überlebten im Durchschnitt $2\frac{1}{2}$ Wochen und trockneten nach 3 bis 4 Wochen ab. Sie wurden nicht vascularisiert und daher wohl durch Diffusion ernährt. Diese Heterotransplantate lösten bei den Mäusen weder die sichere Bildung zellulärer Antikörper in großen

Mengen aus, noch riefen sie toxische Allgemeinerscheinungen hervor. Lediglich eine schwache Entzündungsreaktion im Empfängerwundbett wurde beobachtet. Auch bei den Schweinehaut-Heterotransplantaten erbrachte jedoch die Röntgenbestrahlung der Transplantate vor der Transplantation keine Verlängerung der Überlebenszeit. Im Gegensatz zu den Heterotransplantaten riefen alle Transplantate mit Kollagenfilm bei den Mäusen eine heftige lokale Abwehrreaktion hervor.

Die Ergebnisse dieser Tierversuche mit 15 Schweinen und über 600 Inzuchtmäusen wurden für das Krankengut des Kings-County-Hospital New York ausgewertet. Von 211 Patienten mit schweren Verbrennungen, von denen 137 mit Spalthautlappen-Transplantaten behandelt werden mußten, erhielten 8 Pat. Homoiotransplantate von Verwandten und 8 Pat. Heterotransplantate von Schweinehaut als Notverbände. Dabei zeigte sich, daß die Schweinehaut den Homoiotransplantaten gleichwertig war. Die mit Heterotransplantaten bedeckten Wunden infizierten sich nicht, das Granulationsgewebe blieb flach und der Allgemeinzustand aller auf diese Weise behandelten Pat. besserte sich schnell. Bei einem Frühgeborenen mit Hautaplasie an den Extremitäten blieben die Transplantate stellenweise sogar 4 Monate lang haften, ohne Abwehrreaktionen oder toxische Erscheinungen auszulösen.

Bei der Bewertung der Ergebnisse muß man sich vor Augen halten, daß noch nicht einmal 10% aller Schwerstverbrannten mit Homoio- oder Heterotransplantaten notversorgt werden müssen. Für diese Fälle wird, bei Schwierigkeit oder Unmöglichkeit, Homoiotransplantate zu erhalten, die Verwendung von Heterotransplantaten mit weißer Schweinehaut zur klinischen Erprobung empfohlen. Absolute Sterilität bei der Transplantatentnahme und bakteriologische Kontrolluntersuchungen sind selbstverständlich hierfür die unabdingbaren Voraussetzungen.

Literatur

2. Geschichte der Hauttransplantation

BORST, M.: Grafting of Normal rissues. Brit. Med. J. 11, 1383 (1913).

—, u. F. ENDERLEN: Die Homoiotransplantation. Langenbecks Arch. klin. Chir. 99, 54 (1909).

BRAUN, W.: Über Hautpfropfungen. Berl. klin. Wschr. 58, 335 (1921).

BROWN, J. R., and F. McDOWELL: Massive Repairs of burns with thick Split Skin Grafts, Emergency dressings with homografts. Am. Surg. 115, 658 (1942).

— —, Skin Grafting, 2nd Ed. Philadelphia: Lippincott 1949.

CALOT, S.: Une nouvelle methode des gattes dermo epidermiques. Belgique Med. 20, 19 (1913).

CLEMENS, F. W.: Über Hauttransplantationen. Berl. klin. Wschr. 12, 239 (1875).

CZERNY, V.: Über Pfropfung von Schleimhautepithel auf granulierender Wundfläche. Zbl. med. Wiss. 17, 3 (1871).

DAVIS, J. S.: Plastic Surgery, its Principles and Practice. Philadelphia: P. Blakinston's Son, 1919.

DIEFENBACH, J. F.: Nouvelle de Regeneratione et Transplantatione; Dissertatio inauguralis. Herbipoli 1822 Typis Richteranis.

DJATSCHENKO, A.: Experimentelle Untersuchungen über Transplantationen der Schleimhäute. Zbl. med. Wiss. 1890.

DUFOURMANTEL, L.: Graffe Totale Homoplastique d'un Vaste Lambau. Bull. Soc. dur. Paris 25, 724 (1933).

—, Auto-Greffes, Homo-Greffes, Hetero-Greffes. Bull. med. Paris 47, 175 (1933).

EASTWOOD, D. S.: Observations on Skin Heterografts in Rats. Brit. J. plast. Surg. 14, 160 (1961).

EHRENFRIED, A.: Reverdin and other Methods of Skin Grafting. Boston Med. J. 161, 911 (1908).

EISELSBERG, A. von: Über Hautverpflanzung nach THIERSCH. Wien. klin. Wschr. 2, 685 (1899).

ENDERLEN, C.: Hodentransplantationen. Med. Klin. 48, 8 (1921).

ENDERLEN, M.: Über die Anheilung getrockneter und feucht aufbewahrter Hautläppchen. Dtsch. Z. Chir. 48, 1 (1898).

FUMON, S.: The Surgery of Injury and Plastic Repair. Baltimore: Blakiston 1939.

—, Cosmetic Surgery. Principles and Practice. Philadelphia: Lippincott 1960.

FRANKE, F.: Über Hautüberpflanzung nach THIERSCH. Dt. med. Wschr. 15, 45 (1889).

GIBSON, T.: Zoografting — A curious chapter in the history of plastic surgery. Brit. J. plast. Surg. 8, 234 (1955).

GLUCK, T.: Bemerkungen zur Hautplastik. Zbl. Chir. 33, 679 (1906).

GOHRBRANDT, E.: Homoio-, Hetero- und Alloplastik. Langenbecks Arch. klin. Chir. 279, 14 (1954).

GOLDMANN, S.: Über das Schicksal der nach dem Verfahren von THIERSCH verpflanzten Hautstückchen. Bruns' Beitr. klin. Chir. 4, 625 (1889).

HARTMAN, G., and C. WEIRICK: Report of Skin Grafting using Amputated Extremities as a Supply of Skin. N. Y. med. J. 80, 1223 (1904).

HAUFF, W.: Über Wiederanheilung vollständig vom Körper getrennter Hautstücke. Diss. Berlin 1870.

HEIBERG, J., und H. SCHULZ: Einiges über Hautverpflanzung. Berl. klin. Wschr. 8, 112 (1871).

HEULE, A., und H. WAGNER: Klinische und experimentelle Beiträge zur Lehre von der Transplantation ungestielter Hautlappen. Bruns' Beitr. klin. Chir. 24, 1 u. 615 (1899).

HICKL, S.: Erfahrungen und Beobachtungen über die Transplantation gänzlich abgetrennter Hautstücke. Wien. med. Wschr. 25, 696 (1875).

IVANOVA, S.: The Transplantation of Skin from Dead Body to granulating Surface. Dt. med. Wschr. **12**, 354 (1890).

JUNGENGEL, M.: Über Hauttransplantationen nach THIERSCH. Münch. med. Wschr. **42**, 238 (1895).

KOHN, M., u. E. HOFMOKL: Über Transplantation des Epithels von Hautstücken auf granulierende Flächen. Öst. Z. prakt. Heilk. **17**, 227 (1871).

LAWSON, G.: On the Transplantation of portions of skin for the closure of large Granulations Surfaces. Trans. clin. Soc. Lond. **4**, 49 (1871).

LEXER, E.: Zwanzig Jahre Transplantationsforschung in der Chirurgie. Langenbecks Arch. klin. Chir. **138**, 251 (1925).

—, Die freien Transplantationen. Neue Dt. Chir., Bd. **26a**, Teil 1. Stuttgart: Ferdinand Enke 1919.

—, Über freie Transplantationen. Langenbecks Arch. klin. Chir. **95**, 827 (1911).

—, Homoplastik mit Epidermie. Dt. med. Wschr. **42**, 1531 (1916).

—, Homoplastik mit Epidermis. Münch. med. Wschr. **63**, 116 (1916).

—, Zur Sympathicuschirurgie. Einfluß auf Hauthomoplastik und Knochenbruchheilung. Dtsch. Z. Chir. **249**, 337 (1937).

LUCAS, R. C.: On Prepuce Grafting. Lancet **2**, 586 (1884).

MANGOLD, F. von: Über Hauttransplantationen. Langenbecks Arch. klin. Chir. **69**, 82 (1903).

MASSON, J. C.: Skin Grafting. J. Amer. med. Ass. **70**, 1581 (1918).

MAUREL, A.: De la Persistance et la Disposition de la Pigmentation dans les Greffes Dermo-Epidermiques. C. R. Soc. Biol. (Paris) **IV**, 390 (1896).

MAUS, H.: Vergleichende Untersuchungen über die homo- und autoplastische Hauttransplantation an der Ratte. Frankfurt. Z. Path. **67**, 377 (1956).

MEDAWAR, P. B.: The Future of Man. London: Methnen and Co. 1959.

NAGEL, O.: Über die Erfolge der Hauttransplantationen nach THIERSCH. Bruns' Beitr. klin. Chir. **4**, 321 (1889).

OLLIER, L.: Surles greffes cutanees on autoplastiques. Bull. Acad. Med. (Paris) **5**, 17 (1886) et **1**, 243 (1872).

OSHIMA, T.: Über das Schicksal des homoiotransplantierten Hautlappens beim Menschen. Langenbecks Arch. klin. Chir. **103**, 440 (1914).

PADGETT, E. C.: Calibrated Intermediate Skin Grafts. Surg., Gynec. Obstet. **69**, 799 (1939).

—, Skin Grafting. Springfield/Ill.: Ch. C. Thomas 1942.

PALMER, J. F.: The Origin of Skin Grafting, A Reminiscence. Med. Mag. (London) **15**, 477 (1906).

PAPENHOFF, H.: Über Transplantation eigener und fremder Haut und die Ursachen für die Nichtanheilung der letzteren. Diss. Freiburg 1907.

PERTHES, G.: Ist die Homoiotransplantation zwischen Geschwistern mit der Autotransplantation zu vergleichen? Zbl. Chir. **44**, 426 (1917).

RATHEY, S.: Über die Transplantation von Hautstücken. Dt. med. Wschr. **12**, 452 (1886).

REESE, T. D.: Dermatape, a new Method for the Management of Split Skin Grafts. Plast. reconstr. Surg. **1**, 98 (1946).

RESCHKE, K.: Die autoplastische und homoioplastische Transplantation. Berlin: E. Ebering 1913.

REVERDIN, J. L.: Greffe epidermique. Bull. Soc. Chirurgie Paris 2 s **10**, 493, 511 (1869).

—, De la greffe Epidermique. Arch. gen. Med. **19**, 276 (1872).

RIBBERT, A.: Über Veränderungen transplantierter Gewebe. Arch. Entwickl.-Mech. Org. **6**, 131 (1897).

ROGERS, B. O.: The Problem of Homografts. Plast. reconstr. Surg. **5**, 269 (1950).

—, Bibliography of Skin Homotransplantation. Plast. reconstr. Surg. **22**, 407 (1958).

SCHEDE, M.: Transplantation von Leichenhaut. Dt. med. Wschr. **24**, 6 (1881).

SCHLAYER, W.: THIERSCHsche Transplantation und ihre Anwendung auf das ulcus cruris. Diss. München 1888.

SCHNITZLER, J., u. E. EWALD: Zur Technik der Hauttransplantationen nach THIERSCH. Zbl. Chir. **148** (1894).

Scholz, K.: Zwei Fälle von totaler Skalpierung geheilt durch Thierschsche Transplantationen. Diss. Breslau 1898.

Schreckenbach, G.: Die Eihauttransplantation zur Deckung von Hautdefekten, ein Prüfstein der Homoioplastik. Zbl. Chir. 77, 2280 (1952).

Schuchardt, K.: Ein neuer Apparat zur Entnahme von Hauttransplantaten. Chirurg 24, 46 (1953).

Sick, C.: Einige Fälle von Hauttransplantation mittels der Thierschschen Methode. Inaug. Diss. Breslau 1898.

Symonds, C. J.: The Use of Large Grafts from Amputated Limbs. Brit. med. J. 2, 1331 (1889).

Thiersch, C.: Über die feineren anatomischen Veränderungen bei Aufheilung von Haut auf Granulationen. Verh. dtsch. orthop. Ges. 3, 69 (1874).

—, Über Hautverpflanzung. Verh. dtsch. Ges. Chir. 15, 17 (1886).

—, Vorführung von zwei Personen, an denen nach meiner Methode eine Hautverpflanzung gemacht worden ist. Verh. dtsch. Ges. Chir. 17. 66 (1888).

—, Über die Technik und den Wert von Schleimhautübertragungen. Verh. dtsch. Ges. Chir. 17, 47 (1888).

Wolfe, J.: A New Method of Performing Plastic Operations. Brit. med. J. 2, 360 (1875).

Wolfe, J. P.: On Conjunctival Transplantation from the Rabbit. Glasgow med. J. 8, 14 (1873).

3. Anatomie der Haut. Histologische Veränderungen

Ackerman, L. v.: Surgical Pathology. St. Louis: Mosby Comp. 1953.

Adina, F.: Die freien Hauttransplantationen einschließlich der Frage der Homoiotransplantation. Ergebn. Chir. Orthop. 38, 177 (1953).

Allgoewer, M.: Zur Biologie von Hauthomotransplantaten. Langenbecks Arch. klin. Chir. 279, 40 (1950).

Baron, H.: Der Einfluß des physikalisch und chemisch bedingten Milieus auf die Wundheilung. Arzneimittel-Forsch. 5, 78 (1927).

Baxter, H., and M. A. Entin: Clinical Study of the Fate of Homografts in Man. Amer. J. Surg. 31, 285 (1951).

Bellman, S., and B. Gothman: Vascularization of one year old homologous aortic grafts. Amer. Surg. 139, 447 (1954).

Billingham, R. E.: Homografts. Brit. J. plast. Surg. 5, 1 (1952).

Bogomolets, O.: Why Homotransplantation fails. Med. Zh. (Kiev) 5, 137 (1935).

Burkhardt, L.: Experimentelle Studien über Lebensdauer und Lebensfähigkeit der Epidermiszellen, zugleich ein Beitrag zur Lehre von der Hauttransplantation. Dtsch. Z. Chir. 79, 216 (1905).

Busse-Grawitz, P.: Die Gewebe der ägyptischen Mumien leben! Dt. med. Wschr. 66, 857 (1940).

Colson, P., P. Stagnara, R. Honot et P. Leclerc: Homogreffes cutanées et réactions de défense. Lyon chir. 51, 342 (1956).

Converse, J. M.: Reaction of the Body to Homografts. N. Y. St. J. Med. 61, 3239 (1961).

—, and J. Ballantyne: Distribution of Diphosphopyridine Nucleotide Diaphorese in rat skin Autografts and Homografts. Plast. reconstr. Surg. 30, 415 (1962).

— —, and J. Woisky: The Vascularization of Skin Homografts and Transplantation immunity. Ann. N. Y. Acad. Sci. 73, 693 (1958).

—, and F. J. Rapaport: The Vascularization of Skin Autografts and Homografts. Am. Surg. 143, 306 (1956).

Conway, H., D. Joslin and B. Stark: Observations on development of Circulation in skin grafts. II. The Physiologic Pattern of Circulation in Autografts. Plast. reconstr. Surg. 8, 312 (1951).

— — —, and T. Rees: Oberservations on the Development of Circulation in Skin Grafts III. Morphologic changes observed in homologous skin grafts. Plast. reconstr. Surg. 9, 557 (1952).

Edgerton, M. T., H. Peterson and J. Edgerton: The Homograft Rejection Mechanism. Arch. Surg. 74, 238 (1954).

—, Vascularization of Homografts. Transplant. Bull. 2, 98 (1955).

EGDAHL, H. R., and R. L. WARCO: Intradermal Fluorescin Test for Homograft Rejection Period. Transplant. Bull. **3**, 152 (1956).

HEINEMANN, K.: Zelliger Gewebeabbau oder Leukocyteneinwanderung. Beitr. path. Anat. **106**, 525 (1942).

HUNTINGTON, G. S.: The generic principles of the development of the systemic lymphatic vessels in the Mammalien Embryo. Anat. Rec. **4**, 399 (1910).

KNAKE, E.: Über Heterotransplantationsexperimente und einige Folgerungen für die Auffassung der Gewebsverträglichkeit. Virchows Arch. path. Anat. **327**, 533 (1955).

LANG, H.: Allgemeine Erkenntnisse bei freien Hauttransplantationen. Ärztl. Wschr. **5**, 326 (1950).

LEXER, E.: Homoplastik mit Epidermis. Dt. med. Wschr. **42**, 1531 (1916).

LÖFFLER, C.: Die Auto- und Homoplastische Epidermisimplantation. Dtsch. Z. Chir. **236**, 169 (1932).

LYNCH, F. W.: Elastic Tissue in Fetal Skin. Arch. Derm. Syph. (Berl.) **29**, 57 (1934).

MANDL, F.: Zur Haut-Homotransplantation. Wien. klin. Wschr. **62**, 29 (1950).

McGREGOR, I. A.: The Vascularization of Homografts of Human Skin. Brit. J. plast. Surg. **7**, 331 (1955).

MEDAWER, P. B.: Behavior and Fate of Skin Autografts and Homografts in Rabbits. J. Anat. (Lond.) **78**, 176 (1944) and **79**, 157 (1945).

MINERVINI, R.: Dei Trapianti ed Junesti in Biologie ed in Chirurgia. Rif. med. **32**, 197 (1916).

ODEN, B.: Micro, lymphangiographic Studies of Experimental Skin Grafts. Acta chir. scand. **121**, 233 (1961).

PISCHINGER, A.: Schicksal und Wirkung körperfremden Gewebes im Organismus. Medizinische **23**, 767 (1953).

ROGERS, B. O., J M. CONVERSE, A. L. TAYLOR and R. M. CAMPBELL: The Eosinophilc in Skin Homografting. Proc. Soc. Exp. Biol. (N.Y.) **82**, 523 (1953).

— —, A Review of the Conference on Relation of Immunology to Tissue Homotransplantations. Plast. reconstr. Surg. **14**, 261 (1954).

SANDISON, J. C.: The transparent chamber of the rabbit's ear, giving a complete description of improved technic of construction and introduction and general account of growth and behavior of living cells and tissues as seen with the microscope. Amer. J. Anat. **41**, 447 (1928).

SCHÄFER, P.: Die Dicke von Hauttransplantaten als Bedingung für die erfolgreiche freie Homotransplantation. Virchows Arch. path. Anat. **320**, 397 (1951).

—, Die Dicke von Hautlappen als Mitbedingung für die erfolgreiche freie Homotransplantation. Virchows Arch. path. Anat. **320**, 397 (1951).

—, Die Variationsstreuung bei Hautverpflanzung. Dtsch. Gesundh.Wes. **9**, 261 (1954).

—, Über Einheil-Abwehrprozesse bei homoplastischen Hautverpflanzungen. Z. Haut- u. Geschl.-Kr. **22**, 365 (1957).

SCHÖRCHER, F.: Plastische Chirurgie im Rahmen der Transplantationslehre. Münch. med. Wschr. **96**, 423 (1954).

SCHÜRCH, O.: Zur Frage der homoplastischen Epitheltransplantation. Zbl. Chir. **58**, 451 (1931).

—, Über Pigmentveränderungen an Hauttransplantationen. Schweiz. med. Wschr. **77**, 1163 (1947).

SCOTHORNE, R. J., and J. S. TOUGH: Histochemical Studies on Human Skin, Autografts and Homografts. Ref. Plast. reconstr. Surg. **11**, 241 (1953) and Brit. J. plast. Surg. **5**, 161 (1952).

STARZL, T. E., and G. W. BUTZ: Surgical Physiology of the Transplantation of Tissues and Organs. Surg. Clin. N. Amer. **42**, 55 (1962).

STRAATSMA, B.: Clinical Aspects of Embryological Skin Development. Plast. reconstr. Surg. **4**, 376 (1949).

SUZUKI, I.: Über die Homoio-Hauttransplantation. Zentr.-Org. ges. Chir. **92**, 662 (1939).

TAMMAN, H., P. BLÜMEL und R. ROESE: Chemische und morphologische Untersuchungen über den Stoffwechsel in Transplantaten. Langenbecks Arch. klin. Chir. **172**, 81 (1932).

— — —, Weitere Versuche über homoioplastische Hauttransplantationen bei Vitalspeicherung. Bruns' Beitr. klin. Chir. **139**, 550 (1927).

TAYLOR, A. C., and J. W. LEHRFELD: Determination of survival time of skin homografts in rats by observation of vascular changes in graft. Plast. reconstr. Surg. **12**, 423 (1953).

— —, Definition of Survival Time of Homografts. Ann. N.Y. Acad. Sci. **59**, 351 (1955).

UNGER, E.: Einiges über freie Transplantation. Berl. klin. Wschr. **57**, 394 (1920).

WEATHERLY-WHITE, R. C., R. B. STARK and M. DeFOREST: Physiological evidence of lymphatic repair after skin homotransplantation. Surgery **50**, 784 (1961).

WOHLGEMUT, J., und E. KLOPSTOCK: Biochem. Z. **175**, 202 (1926).

4. Klinische Fälle von Homoiotransplantationen

ALBERT, F., und G. LEJEUNE: Über die verlängerte Lebensdauer der Hauthomoiotransplantation. Langenbecks Arch. klin. Chir. **292**, 807 (1959).

ARNESI, V.: An 80 % Surface Burn Treated by Massive Skin Homograft Procedures. Ann. N.Y. Acad. Sci. **99**, 922 (1962).

ARTZ, C. P., J. M. BECKER, V. LAKO and A. W. BROMWELL: Postmortem Skin Homografts in the Treatment of Extensive Burns. Plast. reconstr. Surg. **17**, 492 (1956) and Arch. Surg. **71**, 682 (1955).

BARKER, D. E.: Homotransplantation of Fetal Skin. Arch. Path. **44**, 166 (1947).

BARTEUS, U.: Transplantation der Haut von einer Leiche. Berl. klin. Wschr. **25**, 649 (1888).

BAUER, K. H.: Homoiotransplantation von Epidermis bei eineiigen Zwillingen. Bruns' Beitr. klin. Chir. **141**, 442 (1927).

BERDICHERSKIY, G.: Homoplastic Tissue as a Therapeutic Factor. Khirurgiya (Mosk.) **7**, 3 (1937).

BETTMAN, A. G.: Homogenous THIERSCH Grafting as Life Saving Measure. Amer. J. Surg. **39**, 156 (1938).

BIANCHI, R. G.: Injerto con Piel de Cadáver é Communicacion Previa. Dia. méd. **17**, 1168 (1945).

—, Injertos Dermoepidermicos Communicacion Previa. Pren. med. argent. **32**, 1997 (1945).

—, Injertos con Piel de Cadaver. Bol. Soc. argent. Ciruj. **8**, 427 (1947).

BISHOP, D. W.: Case Report of Homografting (Cross grafting of dicygotic twins). Plast. reconstr. Surg. **17**, 185 (1956) and Brit. J. plast. Surg. **8**, 147 (1955).

BLANDFORD, S. E., and F. A. GARCIA: Successful homogenous skin graft in a severe burn using an identical twin as donor. Plast. reconstr. Surg. **11**, 31 (1953).

BRADLEY, S.: Skingrafting in Loss of Scalp. N.Y. med. Rev. 1881, 231.

BROWN, J. B.: Homografting of Skin with Report of Success in Identical Twins. Surgery **1**, 558 (1937).

—, Preserved and Fresh Homotransplants of Cartilage. Surg. Gynec. Obstet. **70**, 1079 (1940).

—, and F. McDOWELL: Massive Repairs of Burns with Thick Split Skin Grafts, Emergency Dressing with Homografts. Amer. Surg. **115**, 658 (1942).

—, M. FRYER, P. RANDALL and M. LU: Postmortem Homografts as biological dressings for extensive burns and denuded areas, Immediate and preserved homografts as life saving Procedures. Ann. Surg. **138**, 618 (1953).

— —, and D. MINOT: Postmortem homografts to reduce mortality in extensive burns. Plast. reconstr. Surg. **15**, 517 (1955) and J. Amer. med. Ass. **156**, 1163 (1954).

—, Homo skin grafts from postmortem sources for severe burns. Amer. Surg. **22**, 541 (1956).

—, M. P. FRYER and T. J. ZAYDON: Skin homografts from postmortem sources, clinical application. Amer. J. Surg. **97**, 418 (1959).

— —, Postmortem Homografts. Springfield/Ill.: C. Thomas 1960.

BRYAND, J.: Zit. nach A. EHRENFRIED, Reverdin and other methods of skin grafting. Boston med. surg. J. **161**, 911 (1908).

BÜRKLE DE LA CAMP, H.: Die Verbrennungskrankheiten. Koblenz: Verlag Gasschutz und Luftschutz **1956**.

—, Dtsch. med. J. **8**, 203 (1957).

—, Monatskurse ärztl. Fortbildung, H. 1957 und H. 1958.

—, München/Berlin: Urban & Schwarzenberg **1961**.

—, Hefte z. Unfallheilk. H. 71 (1962).

BURIAN, K.: Vergleichende klinische Untersuchungen über das Verhalten von frischen autoplastischen und konservierten homoioplastischen Cutbislappen in Ohroperationshöhlen. Z. Laryng. Rhinol. **34**, 525 (1955).

CABY, F.: Successful homotransplantation of skin from mother to daughter. Plast. reconstr. Surg. **10**, 14 (1952).

—, Le probléme de l'homogreffe cutanée. San. Hôp. (Paris) **28**, 3056 (1952).

CONVERSE, J. M., and G. DUCHET: Successful homologeous skin grafting in a war burn, using an identical twin as donor. Plast. reconstr. Surg. **2**, 342 (1947).

CONWAY, H., and R. B. STARK: Homologous skin graft in patient with homophilia. Plast. reconstr. Surg. **13**, 446 (1954).

— —, The present status of homoplasty. Surgery **36**, 487 (1954).

COUSIN, G.: Greffes humaines et greffes animales. Montpellier méd. **17**, 6 (1894).

COX, P. A., and S. FREDRICKS: Successful homografting between identical twins. Plast. reconstr. Surg. **18**, 141 (1956).

DAMMIN, G., and J. MURRAY: Criteria for Acceptance of Skin Grafts. Transplant. Bull. **6**, 429 (1959).

DAVIS, J. S.: Skin Grafting at the Johns Hopkins Hospital. Amer. Surg. **50**, 542 (1909).

—, Plastic Surgery, its Principles and Practice. Philadelphia: P. Blakistons Son 1919.

—, Plastic Surgery. Baltimore: P. Blakiston's Son and Co. 1919.

DEUCHER, W., und E. OCHSNER: Zur Frage der freien homoioplastischen Hauttransplantationen bei Agglutinationsgruppengleichheit. Langenbecks Arch. klin. Chir. **132**, 470 (1924).

DUCHET, G.: Le devenir des homograffes cutanées chez jumenaux univitellius. Bull. Soc. franç. Derm. Syph. **60**, 137 (1953).

DZIALOSZYUSKI, A.: Homoioplastische Hauttransplantationen. Langenbecks klin. Chir. **162**, 151 (1930).

EHRENFRIED, A.: Reverdin and other Methods of Skin Grafting. Boston med. J. **161**, 911 (1908).

ELANSKII, N.: Homoplastic Transplantation of Skin. Nov. hir. Arkh. **3**, 396 (1923) and **3**, 596 (1923).

ELSCHNIG, A.: Lidplastik bei Ichthyosis Congenita. Klin. Mbl. Augenheilk. **71**, 155 (1923).

ESMARCH, G.: Hautlappenüberpflanzung. Verh. dtsch. Ges. Chir. 1885, 107.

FISCHER, U.: Transplantationen von organischem Material. Dtsch. Z. Chir. **17**, 61 u. 362 (1882).

FOSTER, D. G., and E. M. HAURAHAN: Observations on a skin homograft after 60 days of Pyribenzamine therapy. Bull. Johns Hopk. Hosp. **82**, 501 (1948).

FRANK, G.: Homotransplantation and Preservation of the Skin in Burns. Magy. Sebész. **8**, 93 (1955).

GAILLARD, P. J.: Les greffes d'organes. J. int. Chir. **4**, 423 (1953).

GATCH, W. D.: Report of a Case of extensive THIERSCH Skin Graft. Bull. Johns Hopk. Hosp. **22**, 84 (1911).

GIBSON, T., and P. D. MEDAWAR: The Fate of Skin Homografts in Man. J. Anat. **77**, 299 (1943).

GIRDNER, J. H.: Skin Grafting with Grafts taken from Dead Subjects. Med. Res. (N.Y.) **20**, 119 (1881).

GOHRBRANDT, E.: Bedeutung homoioplastischer Transplantate. Langenbecks Arch. klin. Chir. **273**, 451 (1953).

GRANDMOUT, F. D.: Homogréffe. Médico (Porto) **2**, 166 (1890).

HOFMOKL, K., und I. KOHN: Über Transplantation des Epithels. Öst. Z. prakt. Heilk. **18** (1871).

JACKSON, D.: A Clinical Study of the Use of Skin Homografts for Burns. Brit. J. plast. Surg. **7**, 26 (1954).

—, Homogreffes cutanées humaines. Ann. Chir. plast. **2**, 35 (1957).

Jordan, G., R. Foster and C. Curd: The Treatment of Hypoparathyroidism by Homotransplantation. Transplant. Bull. 5, 49 (1958).

Karg, G.: Studien über transplantierte Haut 1. Entwicklung und Bedeutung des Hautpigments. Arch. Anat. Physiol. Anat. Abh. 369 (1888).

Kay, G. D.: Prolonged Survival of a Skin Homograft in an Patient with very Extensive Burns. Ann. N.Y. Acad. Sci. 64, 767 (1956).

Kazanjian, A., and J. M. Converse: Surgical Treatment of Facial Injuries. Philadelphia: The Williams and Wilkins Co. 1950.

Kearns, J., and S. E. Reid: Successful Homotransplantation from Parents to Son. Plast. reconstr. Surg. 4, 502 (1949).

Kirschbaum, S.: Homografting in Serious Burn I and II. Rev. Confed. méd. panamer. 2, 621 (1955).

—, Revista lat.-amer. Cirug. plást. 6, 2 (1955).

Kubanyi, E.: Explantations- und pathohistologischer Beitrag zur Transplantationsbiologie. Langenbecks Arch. klin. Chir. 129, 644 (1924).

—, Über provisorische Aufbewahrung der zu transplantierenden Gewebe. Versuche mit überlebendem Gewebe. Langenbecks Arch. klin. Chir. 161, 502 (1930).

—, Transplantation von Mensch auf Mensch aus dem Lebenden und aus der Leiche. Bern: Hans Huber 1948.

Lexer, E.: Homoplastik mit Epidermis. Dtsch. med. Wschr. 42, 1531 (1916) und Münch. med. Wschr. 63, 1162 (1916).

Makewuin, H. E.: Zur Frage der Heteroplastik. Zbl. Chir. 39, 1226 (1912).

Mandel, F., and N. Rabinovici: Microspically verified success of pinch homografting in a human case. J. int. Coll. Surg. 9, 439 (1945).

—, Experiments with Auto-Omentopexy and skin Homotransplantation. J. int. Coll. Surg. 9, 525 (1946).

Mannheim, H.: Homoioplast. u. Heteroplast. Hauttransplantationen beim Menschen. Langenbecks Arch. klin. Chir. 162, 551 (1939).

Marchand, F.: Der Prozeß der Wundheilung mit Einschluß der Transplantation. Stuttgart: Ferdinand Enke 1901.

Maurel, A.: Note sur les Greffes dermo-épidermiques dans les differentes races humaines. Gaz. méd. Paris 1878.

May, H.: Auto- und homoioplastische freie Hauttransplantationen. Langenbecks Arch. klin. Chir. 274, 216 (1953).

Mayer, L.: Greffes Dermo-Epidermiques Homoplastiques. Scalpel (Brux.) 73, 93 (1920).

Maxwell, G.: Grafting the skin of a white man upon a negro. Philad. med. 4, 37 (1873).

McCoy, F. J.: The Value of Homografts. Plast. reconstr. Surg. 4, 389 (1949).

McIndoe, A., and A. Franceschetti: Reciprocal Skin Homografts. Plast. reconstr. Surg. 6, 89 (1950) and Brit. J. plast. Surg. 2, 283 (1950).

Meek, C. P.: Permanent Survival of Homograft. Amer. J. Surg. 88, 504 (1954).

Medawer, P. B.: The Experimental Study of Skin Grafts. Brit. med. Bull. 3, 79 (1945).

Meyer-Burgdorff, A.: Erfahrungen bei homoioplastischen Hauttransplantationen. Zbl. Chir. 58, 1337 (1931).

Padgett, E. C.: Is skin grafting with isografts or homografts practicable in identical twins? Surg. Gynec. Obstet. 25, 786 (1932).

—, Is Iso Skin Grafting Practicable? J. S. C. med. Ass. 25, 895 (1932).

Patterson, J. B.: One in a million, homografting between identical twins, a case report. Plast. reconstr. Surg. 25, 510 (1960).

Peer, L.: Long Survival Time of Skin Graft from Mother to Male Child. Plast. reconstr. Surg. 18, 169 (1956).

—, I. S. Walia and R. Pullen: Obersvations on partial tolerance to skin homografts in man. Plast. reconstr. Surg. 26, 115 (1960).

Pierer, H.: Zur Indikation und Problematik der Homoiotransplantation von Haut. Langenbecks Arch. klin. Chir. 292, 817 (1959).

Rehn, J., und L. Koslwski: Die Verbrennungskrankheit. Vorträge aus der praktischen Chirurgie, H. 57. Stuttgart: Ferdinand Enke 1960.

Rigano, G., ed G. Sacerdote: Sul comportamento di Junesti di Pelle Auto- ed

Omoplastici Deposti nel Tessuto Sottocutaneo. Arch. ital. Chir. **20**, 190 (1927).
— —, Sugli Innesti Sottocutanei di Pelle Auto- ed Omoplastici. Arch. atti Soc. ital. Chir. **33**, 567 (1926).
ROGERS, B. O.: Rejection of Reciprocal Skin Homografts by Dicygotic Human Twins. Transplant. Bull. **2**, 100 (1955).
—, The Genetics of Skin Homotransplantation in the Human. Ann. N.Y. Acad. Sci. **64**, 741 (1956).
—, and G. ALLEN: Rejection of Reciprocal Skin Homografts by Dicygotic Human Twins. Ref.: Plast. reconstr. Surg. **17**. 264 (1956) Transplant. Bull. **2**, 100 (1955).
ROUSE, P.: The Activation of Skin Grafts. J. exp. Mcd. **83**, 383 (1946).
SACHS, A. E., and S. L. GOLDBERG: Foreskin Isografts. Amer. J. Surg. **60**, 255 (1943).
SAUNDERS, G.B., and J.MOORE: Use of Homografts in Extensively Burned Patients. Amer. J. Surg. **80**, 637 (1950).
SCHAFFNER, A.: Report of Isograft Transplants in Identical Twins. Arch. Otolaryng **39**, 321 (1944).
SCHOENE, G.: Das Problem der homoioplastischen Transplantation. Ärztl. Wschr. **11**, 72 (1956).
—, Austausch normaler Gewebe zwischen blutverwandten Individuen. Bruns' Beitr. klin. Chir. **99**, 233 (1916).
—, Transplantation und Zwillingsdiagnose. Bruns' Beitr. klin. Chir. **192**, 328 (1956).
SHIMKIN, N. I.: Successful heterografts in two cases of Ectropion. Hargfuah **29**, 15 (1945), and Brit. J. Ophthal. **29**, 424 (1945).
SONDERMANN, G.: Über Augenstörungen bei Ichthyosis Congenita. Klin. Mbl. Augenheilk. **70**, 180 (1923).
SPAETH, E. B., and O. CAPPRIOTTI: Heteroplastic and Isoplastic Skin Grafts. Plast. reconstr. Surg. **3**, 707 (1948).
STERLING, J.: Transplantation of Homologous Thyroid and Parathyroid Glands. Transplant. Bull. **5**, 50 (1958).
SUMA, F. N., and C. B. MARTIN: Homologous and Autogenous Skin Grafts in a Case of Hemophilia. Plast. reconstr. Surg. **15**, 516 (1955).
Case of Hemophilia. Plast. reconstr. Surg. **15**, 516 (1955), Surgery **36**, 312 (1954).
UNDERWOOD, H. L.: Anaphylaxis following Skin Grafting for Burns. J. Amer. med. Ass. **63**, 775 (1914).
WELCH, K. J.: The Use of a Homograft in the Surgical Treatment of Large Omphaloeles. Surgery **29**, 100 (1951).
WENTSCHER, J.: Ein weiterer Beitrag zur Überlebensfähigkeit der menschlichen Epidermiszellen. Dtsch. Z. Chir. **70**, 21 (1903).
—, Die Verordnung konservierter Hautlappen bei der Transplantation nach THIERSCH. Berl. klin. Wschr. **31**, 979 (1894).
—, Experimentelle Studien über das Eigenleben menschlicher Epidermiszellen außerhalb des Organismus. Beitr. path. Anat. **24**. 101 (1898).
WOLF, F.: Beitrag zur homoioplastischen Epidermis-Transplantation. Med. Klin. **41**, 350 (1946).
WOODRUFF, M. F. A.: The transplantation of homologous tissue and its surgical applications. Am. R. Coll. Surg. England **11**, 173 (1962).
ZAMKOV, A.: Hauttransplantation. Zentr.-Org. ges. Chir. **64**, 567 (1933).

5. Klinische Fälle von Heterotransplantationen

ALDRICH, N. D.: Grafting with Pigeon Skin. Boston med. surg. J. **128**, 336 (1893).
ALLEN, W.: Skin Grafts from the Frog. Lancet **2**, 875 (1884).
BARATOUX, S.: Greffe animale pean grenonille dans perte de substance cutanée et mugneuse. Progr. med. 1887, 288.
BEEKER, O.: Einheilung von Kaninchenbindehaut in den Bindehautsack des Menschen. Wien. med. Wschr. **24**, 46 (1874).
CANNADAY, J.: A Simplification of the Usual Technic of Skin Grafting. J. Amer. med. Ass. **48**, 1682 (1906).
COUSIN, G.: Greffes humaines et greffes animales. Montpellier méd. **17** (1894).

Literatur   155

DAVIS, J. S.: Skin Grafting at the Johns Hopkins Hospital. Amer. Surg. **50**, 542 (1909)
—, Plastic Surgery. Baltimore: P. Blakiston's Son a. Co. 1919.
—, Some of the Problems of Plastic Surgery. Amer. Surg. **66**, 89 (1917).
DUBOUSQUET, L.: Zoogréffe. Gaz. Hôp. (Paris) **59**, 1171 (1886).
—, Un can de greffe zooplastique. Soc. Méd. Practique Paris **9**, 958 (1880).
—, Transplantation de pean de grenonille sur plaie bourgeonnaté de brulure. Paris méd. **11**, 529 (1886), et Soc. Biol. **8**, 574 (1886).
DZHANELIDZE, Yu.: Transplantation by means of Long Tubular Pedicles. Nov. khir. Arkh. **6**, 1 (1924).
EASTWOOD, D. S.: Observations on Skin Heterografts in Rats. Brit. J. plast. Surg. **14**, 160 (1961).
EHRENFRIED, A.: Reverdin and other Methods of Skin Grafting. Boston med. surg. J. **161**, 911 (1908).
ENDERLEN, M.: Marchand, Prozeß der Wundheilung. Stuttgart: Ferdinand Enke 1901.
ESTARD, J.: Un cas de greffe animale de peau de grenonille. Montpellier méd. **9**, 425 (1887).
FALKOWSKI, S.: Attempted Treatment of Burns by Trypsinized Pig Skin. Pol. Tyg. lek. **10**, 529 (1955).
FLEGENHEIMER, S.: Transplantation of Pig Skin. Virginia med. Mth. **6**, 26 (1903).
FOWLER, G. R.: The Use of Frog Skin Transplants. Amer. Surg. **9**, 179 (1889).
GASSUL, R.: Homopl. Transplantation u. Explantate aus erwachsener Froschhaut. Dt. med. Wschr. **35**, 1163 (1922).
GIBSON, T.: Zoografting: a curious chapter in the History of plastic surgery. Brit. J. plast. Surg. **8**, 234 (1955).
GRANGE, A.: Observation sur greffe animale, pean de grenonille. Un. méd. Paris **2**, 721 (1887).
HOFMOKL, K., und I. KOHN: Über Transplantation des Epithels. Öst. Z. prakt. Heilk. **18** (1871).
HÜBSCHER, C.: Beitrag zur Hautverpflanzung nach THIERSCH. Bruns' Beitr. klin. Chir. **4**, 395 (1889).
ILJIUSKY, J.: Zur Frage der Hauttransplantation, die Transplantation von Tierhaut auf granulierende Wundflächen des Menschen. Protokolle d. Kais. med. Gesellsch. im Kaukasus. **2** (1876).
KIRIAC, A.: Greffe épidermique de éagneau à l'homme. Arelioes Roumaines **1, 2** (1887).
LEE, E. W.: Zoografting in a Burn Case. Boston. med. surg. J. **103**, 260 (1880).
LARTEIL, E.: Des transplantations de peau et de umquauses animales sur les plaies de l'homme. Paris Soc. dédif scient. **8** (1894).
LONGMIRE, W. D., and S. W. SMITH: Homologous Transplantation of Tissues, a Review of the Literature. Arch. Surg. **62**, 443 (1951).
MANNHEIM, H.: Homoioplastische und heteroplastische Hauttransplantationen beim Menschen. Langenbecks Arch. klin. Chir. **162**, 551 (1930).
MASTERMAN, G. F. C.: Dermepenthesis. Brit. med. J. **1**, 187 (1888).
METER, V.: Use of Skin from Puppies in Skin Grafting. Amer. Surg. St. Louis **12**, 136 (1890).
MILES, A.: Successful Transplantation of Dog Skin. Edinb. Hosp. Rep. **3**, 647 (1895).
NAGEL, O.: Über die Erfolge der Hauttransplantationen nach THIERSCH. Bruns' Beitr. klin. Chir. **4**, 321 (1889).
NESTEROWSKI, J.: Healing of Wounds by Transplantation of Skin from Frogs. Rusk. med. St. Petersburg **7**, 649 (1888).
ORCEL, A.: Greffe zoventancé, peau de poulet. Lyon méd. **57**, 649 (1888).
PETERSEN, O.: Über Transplantation von Froschhaut auf granulierende Wunden des Menschen. St. Petersburg Med. Wschr. **2**, 326 (1885).
RAUKING, G.: The Use of Frog Skin for Grafting Purposes. Lancet **2**, 1304 (1906).
RAVEN, T. F.: Transplantation of Pig Skin. Brit. med. J. **1**, 623 (1877).
REDARD, P.: Chicken Skin for Grafting. Brit. med. J. **2**, 1018 (1888).
—, Greffe zooplastique poulet. France med. **1**, 220 (1888)., et Gaz. méd. Paris **7**, 63 (1888).

REVERDIN, A.: Transplantation de peau de grenonille sur des plaies humaines. Arch. Méd. exp. **4**, 13 (1892).

ROGERS, B.: Grafting Skin from Frogs. Chicago med. Examiner **1888**, 333.

—, J. M. CONVERSE and A. N. SILVETTI: Preliminary Clinical Studies on Bovine Embryo Skin Grafts. Transplant. Bull. **4**, 24 (1957).

— —, Bovine Embryo Skin Grafts as Temporary Biologic Dressing for Burns and Other Skin Defects. Plast. reconstr. Surg. **22**, 471 (1958).

SNYDERMAN, R., D. C. MILLER and J. G. LIZARDO: Prolonged Skin Homograft and Heterograft Survival in Patients with Neoplastic Disease. Plast. reconstr. Surg. **26**, 373 (1960).

VEASEY, C. A.: in C. BERENS, The Eye and its Diseases. Philadelphia: W. B. Saunders Co. 1936.

VENABLE, C. S.: Transplantation of Pig Skin. Southwest J. med. Surg. **22**, 341 (1914).

WESTON, G. D.: A Case of Transplantation of Frog Skin in Burns. Med. News (N.Y.) **7**, 25 (1891).

6. Tierexperimente allgemeiner Art zum Transplantationsproblem und 7. Parabioseversuche an Mensch und Tier

ADAMS, R. A.: Recent Experiments with Skin Grafting in Syrian Hamsters. Transplant. Bull. **5**, 24 (1958).

ALGIRE, G., and F. Y. LEGALLAIS: Recent Developments in the Transparent Chamber Technique as Adapted to the Mouse. J. nat. Cancer Inst. **10**, 225 (1949).

—, J. M. WEAVER and R. T. PREHN: Studies on Tissue Homotransplantation in Mice, Using Diffusion — Chamber Methods. Ann. N.Y. Acad. Sci. **64**, 1009 (1957).

ANDERSON, D., R. E. BILLINGHAM, G. H. LAMPKIN and P. B. MODAWAR: The use of skin grafting to distinguish between monocygotic and dicygotic twins in cattle. Heredity 5, 379 (1951).

—, C. W. MONROE and M. HASS: Cross Circulation and Tissue Reaction in Parabiosis. Ref. in: Plast. reconstr. Surg. **15**, 163 (1955), and Arch. Path. **58**, 455 (1954).

— — —, and A. MADDEN: Elimination of the inflammatory reaction to homografts in rabbits, a review. Plast. reconstr. Surg. **22**, 370 (1958).

BALLANTYNE, D. L., and M. CONVERSE: Further Observations of hair skin cycles and the survival of skin homografts in rats Plast. Reconstr. Surg. **23**, 93 (1959).

BARKER, D. E.: Anaphylaxis and Homotransplantation of Skin. Plast. reconstr. Surg. **3**, 34 (1948).

BERESOWSKY, A.: Über die histologischen Vorgänge bei der Transplantation von Hautstücken auf Tiere einer anderen Species. Beitr. path. Anat. **12**, 131 (1893).

BERT, P.: Recherches expérimentales pour servir á l'histoire de la vitalité propre des tissus animaux. J. Anat. (Paris) **1**, 16 (1864).

BILHAUT, B.: Greffe zooplastique poulet. Ann. orth. chirurg. prat. **2**, 273 (1889).

BILLINGHAM, R. E., L. BRENT and P. B. MEDAWAR: Acquired tolerance of skin homografts. Ann. N.Y. Acad. Sci. **59**, 409 (1955).

—, and W. K. SILVERS: Inbred animals and tissue transplantation immunity. Plast. reconstr. Surg. **23**, 399 (1959).

— —, A note on the fate of skin autografts and homografts on the healing of cutaneous wounds in hibernating squirrels. Amer. Surg. **152**, 975 (1960).

—, G. H. SAWCHUCK and W. K. SILVERS: The induction of tolerance of skin homografts in Syrien hamsters. Plast reconstr. Surg. **26**, 446 (1960).

CARMONA, L.: Sugli Innesti Cutanei Auto, Omo ed Eteroplastici (Richerche Sperimentale). Ann. ital. Chir. **6**, 1234 (1927).

CONWAY, H., D. JOSLIN, T. D. REES and R. B. STARK: Observations on development of circulation in skin grafts. I. Technique of Adaption of the transparent Chamber Technique to study of the Circulation in Skin Grafts. Plast. reconstr. Surg. **8**, 194 (1951).

—, H. GRIFFITH, J. SHANNON and A. FINDLEY: Reexamination of the transparent chamber technique as applied to the study of the circulation of skin autografts and homografts of skin. Plast. reconstr. Surg. **20**, 103 (1957).

DEMITZHOV, V. D.: Experimental Transplant. of vital organs. New York: Consultants Bureau 1962.

DONALDSEN, S.: Zit. nach THOMPSON, The Role of succinyldehydrogenase and sulfyldril groups during epidermal rejection in skin homografts. Transplant. Bull. **10**, 1 (1962).

DUSHOFF, B. A., and P. RANDALL: Variation in skin homograft survival due to the skin cycle in mice. Transplant. Bull. **3**, 91 (1956).

EASTLICH, H.: Study of feather charchteristics in limbs transplanted between embryos of different bird species. Proc. nat. Acad. Sci. (Wash.) **25**, 551 (1939).

—, Manifestations of Incompatibility in Limb Grafts made between Bird Embryos of Different Species. Physiol. Zool. **14**, 136 (1914).

EPSTEIN, J.: Sur une condition essentielle pour la réussite des greffes homoplastiques et de la parabiose. Progr. méd. Paris **52**, 296 (1924).

FASIANI, G. M.: Itorno alla possibilita di modificare artificialusente la Sorte degli Innesti omoplastici della Pelle. G. Accad. Med. Torino **27**, 408 (1929).

—, Ricerche Sperimentali Sull' Innesto Autoplastico ed Omoplastico della pelle. Ann. ital. Chir. **1**, 941 (1922).

—, Contrichento allo studio del Processo che segne all' Innesto omoplastico sullo Pelle dell' homo. G. Accad. Med. Torino **29**, 253 (1923).

—, Sull' Innesto Omoplstico della pelle nell' homo. G. Accad. Med. Torino **27**, 362 (1921).

—, Esperimenti sul Trapianti libero di pelle nell' Homo fra Individui Appartementi a gruppo identico o comparible e a gruppo Semguiguo differente. G. Accad. Med. Torino **29**, 251 1923).

—, Richerche Sperimentali sull' Innesto omoplastico della pelle risultati dell' Innesto omoplastico della Pelle nell' Homo engli Animali. Arch. Sci. med. **46**, 295 (1924); **47**, 125 (1924); **48**, 65 (1924).

FINNEY, J. M. T.: The Transportation of Skin Flaps from one part of the body to another and from one individual to another. Amer. Surg. **50**, 324 (1909).

FLEISHER, M. S.: Immunity and Tissue Transplantation I — The Reactions Occuring about Tissue Transplanted into Heterologous Animals. J. med. Res. **37**, 483 (1917).

—, Immunity and Tissue Transplantation II — The Reactions Occuring about Tissue Transplanted into Homologous Animals. J. med. Res. **38**, 191 (1918).

—, Immunity and Tissue Transplantation III — A Comparison of Heterotransplantation and Homoiotransplantation. J. med. Res. **38**, 353 (1918).

—, Immunity and Tissue Transplantation IV — The Influence of Immune Serum upon the Reactions about Transplanted Tissues. J. med. Res. **39**, 1 (1919).

GOHRBRANDT, E.: Die Hauthomoioplastik im Tierexperiment unter besonderer Berücksichtigung der Parabiose. Langenbecks Arch. klin. Chir. **139**, 471 (1926).

GOTTFRIED, B., and M. PADNOS: A Simple Rapid Method for Skin Grafting in Mice. Plast. reconstr. Surg. **23**, 427 (1959).

GREENE, H. S. N., and F. D. MURPHY: The Heterologous Transplantation of Mouse and Rat Tumors. Cancer Res. **5**, 260 (1945).

HAWISON, R. G.: Heteroplastic Grafting in Embryology. Harvey Lect. **29**, 116 (1933/34).

HELSINGEN, P., and N. HELSINGEN: Homotransplantasjon an hud fra foster. Nord. Med. **57**, 503 (1957).

ISHIKAWA, Y., S. SAKARI and A. SHITISABURO: Homotransplantation of Skin in the Mouse without the Use of Sutures or Dressing. Transplant. Bull. **4**, 108 (1957).

KNAKE, E.: Über Heterotransplantationsexperimente und einige Folgerungen für die Auffassung der Gewebsverträglichkeit. Virchows Arch. path. Anat. **327**, 533 (1955).

KROSS, I.: Parabiosis and Organ Transplantation. Surg. Gynec. Obstet. **35**, 495 (1925).

LOEB, L.: Transplantation der Haut des Meerschweinchens in Tiere verschiedener Species. Arch. Entwickl.-Mech. **27**, 73 (1909).

—, Comparison of Reaction against Heterotransplanted Tissues in different Kinds of Hosts. Biol. Bull. **68**, 440 (1935).

MAGYAR, S. R.: Homotransplantation. Transplant. Bull. 1, 158 (1953).

MANGANARO, E. C., and G. FARAONE: Omotapiante cutaneo a lambo pedimeolata. Boll. Soc. ital. Biol. sper. 20, 311 (1945).

MARINO, H., and F. BENAIM: The "Three Graft" Technique in the Homotransplantation of Skin in Rats. Transplant. Bull. 5, 27 (1958).

MAYER, J.: Vergleichende Beobachtungen über Auto- und Homoiotransplantate in Ohroperationshöhlen im Tierversuch und beim Menschen. Mschr. Ohrenheilk. 89, 166 (1955).

McGREGOR, I. A.: Vascularisation of Homografts of Human Skin. Transplant. Bull. 2, 11 (1954).

MONROE, C. W., R. H. ANDRESEN and G. M. HASS: A Study of the Problem of Homografting by Means of Parabiosis in Rabbits. Plast. reconstr. Surg. 11, 15 (1953).

MORANDI, G., and G. ALTANA: Esiti a distanza dei trapianti omoplastici discoidi di pelle. Contributo dimico e ietologico. Arch. ital. Chir. 70, 19 (1948).

OHMORI, S., and K. KURATA: Experimental studies on the blood supply to various types of skin grafts in rabbits, using isotope P32. Plast. reconstr. Surg. 25, 547 (1960).

PETERS, R. A.: Biochemical Lesions in Thermal Burns. Brit. Med. Bull. 3, 81 (1945).

PREHN, R. T., J. M. WEAVER and G. H. ALGIRE: The diffusion-chamber technique applied to a study of the nature of homograft resistance. J. nat. Cancer Inst. 15, 509 (1954).

PRITCHARD, J. E.: Biopsy as an accurate guide to the decision of early skin grafting. Ann. Surg. 62, 220 (1944).

PUZA, A., and A. GOMBOS: Acquired Tolerance of Skin Homografts in Dogs. Transplant. Bull. 5, 30 (1958).

RABINOVITCH, P.: Studies on Homoiotransplantation of Skin Flaps. Proc. Soc. exp. Biol. (N.Y.) 25, 798 (1928).

RANDALL, P., E. McDOWELL and J. B. BROWN: An experimental method for the study of skin homografts. Surg. Forum 1952, 455.

REILLY, R., and F. A. WOODRUFF: Induction of tolerance of rat skin in newborn mice. Plast. reconstr. Surg. 28, 137 (1961).

REINHARD, W., und A. LAUGER: Gefahren der gestielten Hautlappenverpflanzung bei der Homoioplastik. Dtsch. Z. Chir. 254, 661 (1941).

RHODE, C.: Über Versuche zur Überwindung der Anheilungsschwierigkeiten homoplastischer Transplantate. Langenbecks Arch. klin. Chir. 138, 18 (1925).

ROGERS, B. O.: Guide and Bibliography for Research into the Skin Homograft Problem. Plast. reconstr. Surg. 7, 169 (1951).

ROSENBERG, J. C.: Changes in Serum Serotonin during Rejection of Homografts Plast. reconstr. Surg. 30, 141 (1962).

RUBIN, L. R., A. A. DIECIDUE and R. D. MURRAY: The effects of skin homografts on the growth factors of the surrounding host epithelium. Ann. Surg. 138, 867 (1953).

SANDISON, J. G.: A New Method for the Microscopie Study of Living Growing Tissues by the Introduction of a Transparent Chamber in the Rabbit's Ear. Anat. Rec. 28, 281 (1924).

SALE, L.: Contributions to the Analysis of Tissue Growth VIII. Autoplastic and Homeoplastic Transplantation of Pigmented Skin in Guinea Pigs. Arch. f. Entwickl.-Mech. Org. 37, 218 (1913).

SAUERBRUCH, F., und M. HEYDE: Weitere Mitteilungen über die Parabiose bei Warmblütern mit Versuchen über Ileus und Urämie. Z. exp. Path. Ther. 6, 33 (1909).

—, Über Parabiose künstlich vereinigter Warmblüter. Münch. med. Wschr. 55, 153 (1908).

SCHMIDT, G.: Stand und Ziele der Parabioseforschung auf Grund eigener Untersuchungen. Dtsch. Z. Chir. 171, 141 (1922).

SCOTHORNE, R. J., and I. A. McGREGOR: The Vascularization of Autografts and Homografts of Rabbit Skin. J. Anat. (Lond.) 8, 379 (1953).

SEGORIA, J.: Estudio experimental solve la transplantacion hemoplastica. Progr. clin. Madr. 28, 950 (1924).

SEXSMITH, E., and W. PETERSON: Skin Ferments. J. exp. Med. 27, 273 (1918).
STONE, H. B.: The defense of the human body against living mammalian cells. Ann. Surg. 115, 883 (1942).
STRAITH, C. L., and L. BEERS: Report of early Homo- and Zoografting and recent split scalp grafting. Plast. reconstr. Surg. 6, 319 (1950).
SULZBERGER, M. B.: Skin transplants homografts. Ann. N.Y. Acad. Sci. 59, 308
TERASAKI, P. I., and C. C. CHAMBERLAIN: Destruction of epidermal cells in vitro by autologous serum from normal animals. J. exp. Med. 115, 439 (1962).
TESSIER, D.: Human cutaneous homografts, importance of thickness of the graft for its survival. Ref.: Plast. reconstr. Surg. 21, 88 (1958), and Sem. Hôp. Ann. Chir. plast. 2, 85 (1957).
THOMPSON, N.: The Role of the succinic dehydrogenase and sulfhydril groups during epidermal rejection in skin homografts. Transplant. Bull. 10, 1 (1962).
TRUSLER, H. M., and H. D. COGSWELL: The Question of Homoplastic Skin Grafting J. Amer. med. Ass. 104, 2076 (1935).
VASILER, A., and A. ZHOLONDZ: Über die Wirkung des Halsganglions des Nervus Sympathicus auf die Auto- und Homoplastic. Langenbecks Arch. klin. Chir. 178, 148 (1933).
VORONOI, Yu.: Transplantation of stored cadaveric kidney as a method of biological stimulus in severe nephritis. Vrachebnoe Delo 9, 813 (1950).

8. Die Ursache des Versagens der Homoiotransplantation

ANDINA, F.: Die freien Hauttransplantationen einschließlich der Frage der Homoiotransplantation. Ergebn. Chir. Orthop. 38, 177 (1953).
ASCHER, K. W.: Zur Frage der Bedeutung der organspezifischen Immunität für die Transplantation. Langenbecks Arch. klin. Chir. 137, 198 (1925).
BALDWIN, H. A.: Skin Grafting and Blood Group. Med. Rec. N.Y. 98, 686 (1920).
BILLINGHAM, R. E., L. BRENT and P. B. MEDAWAR: Actively Acquired Tolerance. Transplant. Bull. 1, 22 (1953), and Ann. N.Y. Acad. Sci. 59, 409 (1955).
BINHOLD, J.: Homoiotransplantation menschlicher Haut unter besonderer Berücksichtigung der Blutgruppen. Dtsch. Z. Chir. 242, 183 (1939).
BLUMENTHAL, H.: Organismal Differentials, Further Investigations of their effects on Distribution of Leukocytes in the circulating blood. Arch. Path. 27, 510 (1939).
BOYD, W. C.: Chances of finding compatible transplant donors. Surgery 40, 1007 (1956).
COOKE, R. A.: The allergic Response and the Tuberculin Reaction. Ann. N.Y. Acad. Sci. 59, 304 (1954).
CORRENS, C.: Individuen und Individualstoffe. Naturwissenschaften 4, 193 (1916).
—, Selbststerilität und Individualstoffe. Biol. Zbl. 33, 389 (1913).
DAVIS, J. S.: Plastic Surgery. Baltimore: P. Blakistons Son a. Co. 1919.
DEMPSTER, W. J.: Second Set Phenomenon. Brit. J. plast. Surg. 5, 228 (1952).
DOBRYZANIECHI, W.: Homotransplantation and the several blood groups, consideration on epidermal grafts made by the THIERSCH method. Ann. Surg. 90, 926 (1929).
—, Homotransplantation und Blutgruppen. Zentr.-Org. ges. Chir. 50, 667 (1930).
DOGO, G.: An Experimental and clinical study on the mechanism of skin homograft elimination. Plastic reconstr. Surg. 11, 475 (1953).
DYKE, J. S.: Blood grouping and its Clinical Applications. Lancet 1, 581 (1922).
EGDAHL, R. H.: Recent Advances in the Field of Homologous Transplants. Minn. Med. 39, 665 (1956).
EHRLICH, P.: Die Zick-Zack-Transplantation. Arb. Inst. exp. Ther. Frankf. 1, 84 (1906).
ELANSKII, N.: Homoplastic Transplantation of Skin. Nov. khir. Arkh. 3, 396 (1923).
GOHRBRANDT, E.: Homoio-, Hetero- und Alloplastik. Langenbecks Arch klin. Chir. 279, 14 (1954).
GRABAR, P.: Some remarks on the immunological aspects of homografts. Ann. N.Y. Acad. Sci. 59, 374 (1955).
GREENE, H. S. N.: Participation of Anterior Chamber of Eye in Resistance Phenomena related to Tumor Growth. Cancer Res. 2, 669 (1942).

JELANSKY, N.: Über homoioplastische Hauttransplantation in bezug auf die Gruppenagglutination des Blutes. Zentr.-Org. ges. Chir. 26, 5 (1924).
KNAKE, E.: Über die Immunitätshypothese von der Transplantabilität körperfremder normaler Gewebe. Virchows Arch. path. Anat. 327, 509 (1955).
LEHRFELD, J. W., A. C. TAYLOR and J. M. CONVERSE: Observations on second and third set skin homografts in the rat. Plast. reconstr. Surg 15, 74 (1955).
— — —, Relation of survival time to implantation time of second set skin homografts in the rat. Proc. Soc. exp. Biol. 86, 849 (1954).
LOEB, L.: Über Transplantationen von weißer Haut auf einen Defekt in schwarzer Haut des Mereschweinchens und umgekehrt. Arch. Entwickl.-Mech. Org. 6, 1 (1897).
—, The transplantation of the Skin and the Origin of the Pigment of the Skin. Amer. Med. Ass. 31, 1362 (1898).
—, The influence of changes in the chemical environment on the life and growth of tissues. I. Amer. Med. Ass. 64, 726 (1915).
—, and S. WRECHT: Transplantation and Individuality Differentials in Inbred Families of Guinea Pigs. Amer. J. Path. 3, 251 (1927).
—, The Grafting of Tissues into nearly related Individuals in the rat and the mode of inheritancc of individual differentials. J. med. Res. 38, 392 (1928).
—, Transplantations and Individuality. Physiol. Rev. 10, 547 (1930).
—, Comparison of Autotransplantation, Homotransplantation and Heterotransplantation of Blood Clots. Arch. Path. 10, 224 (1903).
—, and H. C. McPHEE: Transplantation of tissues in hybrids of guinea pigs and the individuality differential. Ann. Natur 65, 385 (1931).
—, and H. D. KING: Transplantation and Individuality of differential in strains of inbred rats. Biol. Bull. 1, 84 (1943), and Amer. J. Path. 3, 149 (1927).
— —, Biological Basis of Individuality. Springfield/Ill.: C. Thomas 1945, and Science 86, 1 (1937).
MANGANARO, E., and G. FORONE: Importance of Blood Groups in Cutaneous Homotransplantation with Pedicle Grafts. Bull. Soc. Exp. Biol. Sper. 20, 311 (1945).
MANNENEE, A. E., and W. KORNBLÜTH: Symposium Corneal Transplantation: Physiopathologie. Trans. Amer. Acad. Ophthal. Otolaryng. 52, 331 (1948).
MASSON, J. C.: Skin Grafting. J. Amer. Med. Ass. 70, 1581 (1918).
MAUS. H.: Vergleichende Untersuchungen über die homo- und autoplastische Hauttransplantation an der Ratte. Frankfurt. Z. Path. 67, 377 (1956).
McKHANN, C. F., and J. F. BERRIAN: Time, Relationships in the induction of transplantation Immunity. Plast. reconstr. Surg. 24, 428 (1959).
MEDAWAR, P. B.: Notes on the problem of skin homografts. Bull. War. Med. 4, 1 (1943).
—, Immunity to homologous grafted skin, Bd. I, II and III. Brit. J. exp. Path. 27, 9 (1946); 27, 15 (1946); 29, 58 (1948).
—, Tests by Tissues Culture Methods on the Nature of Immunity to Transplanted Skin. Quart. J. micr. Sci. 89, 239 (1948).
—, Biological analysis of individuality. Times Sci. Rev. 4, 2 (1952).
—' Transplantation immunity and subcellular particles. Ann. N. Y. Acad. Sci. 68, 255 (1957).
—, The experimental study of skin grafts. Brit. med. Bull. 3, 79 (1945).
—, The Future of Man. London: Methnen and Co. 1959.
—, Behavior and fate of skin autografts and homografts in rabbits. J. Anat. 78, 176 (1944), and 79, 157 (1945).
MURPHY, J.: Heteroplastic tissue grafting effected through Roentgen-ray lymphoid destruction. I. Amer. Med. Ass. 62, 1459 (1914).
—, Factors of Resistance to Heteroplastic Tissue Grafting Studies in Species Specifity. J. exp. Med. 19, 513 (1914).
PEER, L. A., I. S. WALIA and R. PULLEN: Behavior of a first, second and third crop of skin homografts from the same donor. Plast. reconstr. Surg. 26, 161 (1960).
PFEFFER, A. Z., and B. O. ROGERS: The possible role of blood group antigens in the behavior of skin homografts. Plast. reconstr. Surg. 15, 459 (1955).

ROGERS, B. O.: The Problem of Homografts. Plast. reconstr. Surg. 5, 269 (1950).
SCHMID, H.: Über die Immunologie bei der Transplantation. Langenbecks Arch. klin. Chir. 292, 800 (1959).
SCHOENE, G.: Über Transplantationsimmunität. Münch. med. Wschr. 59, 457 (1912).
—, Die heteroplastische und homoioplastische Transplantation. Berlin: Springer 1912.
—, Transplantationsversuche mit artgleichen und artfremden Geweben. Dt. med. Wschr. 37, 908 (1911).
SCHWARZMANN, E. M.: Die Frage der Homoiotransplantation im Lichte der Gruppenindifferenzierung des menschlichen Blutes. Zbl. Gynäk. 52, 2593 (1928).
SHAWAN, H. K.: Principle of blood grouping applied to skin grafting. Amer. J. med. Sci. 157, 503 (1919).
SOKOLOF, N.: Die Bedeutung der organspezifischen Immunität und biochemischen Struktur des Blutes für die Homotransplantation. Z. Immun.-Forsch. 42, 44 (1925).
STOERK, H. C.: Immunität gegen homoiologes Gewebe. Wien. klin. Wschr. 65, 734 (1953).
TUFT, L.: The skin as an immunological organ; with results of experimental investigations and review of the literature. J. Immunol. 21, 85 (1931).
VOISIN, G. A., and P. MAURER: Studies on the role of antibodies in the failure of homografts. Ann. N.Y. Acad. Sci. 64, 1053 (1957).
WEBER, R., J. A. CANNON and W. D. LONGMIRE: Observations on the regrafting of successful homografts in chickens. Ann. Surg. 139, 473 (1954).
WAGENFELD, M.: Über die Bedeutung immunbiologischer Vorgänge für die Homotransplantation verschiedener Gewebsarten. Ärztl. Forsch. 8, 131 (1954).
WOODRUFF, M. F. A., and T. M. ALLAN: Blood Groups and the Homograft Problem. Brit. J. plast. Surg. 5, 238 (1953).
—, The Critical Period of Homograft. Transplantant. Bull. 1, 221 (1954).
YOSIDA, K.: Über die gruppenspezifischen Unterschiede der Transsudate, Exsudate, Sekrete, Exkrete, Organextrakte und Organzellen des Menschen und ihre rechtsmedizinischen Anwendungen. Z. ges. exp. Med. 63, 331 (1928).

9. Die verschiedenen Antigen-Antikörperreaktionen. Die Tuberculintypreaktion. Humorale und sessile Antikörper. Das weiße Transplantat

BATCHELOR, J. R., E. A. BOYSE and P. A. GORER: Synergic action between isoantibody and immune cells in graft injection. Plast. reconstr. Surg. 26, 449 (1960).
—, and M. S. SILVERMAN: Further studies on interactions between sessile and humoral antibodies in homograft reactions. Transplantation, pp. 216—230. London: Churchill 1962.
BURNET, F. M., and F. FENNER: Genetics and Immunology. Heredity 2, 289 (1948).
—, The Clonal Selection Theory of Acquired Immunity. London: Cambridge University Press 1959.
CHUTNA, J.: On the question of the mechanism of destructions of homotransplants. I. Comparative histological studies of auto-, homo- and heterotransplants. Tol. biol. bohemoslovenika 215, 284 (1956).
—, White-graft reaction and passive transfer of immunity in inbred strains of mice. Plast. reconstr. Surg. 28, 121 (1961).
DIXON, F. J.: Morphology of Immunologic Reactions. Transplant. Bull. 10, 99 (1962).
FAVOUR, C. B.: Immunity. Transplant. Bull. 1, 145 (1953).
—, In Vitro Studies on Cell Injury in the Tuberculin Type Reaction; Implications in Homotransplantation. Ann. N.Y. Acad. Sci. 64, 842 (1957).
HILDEMAN, W.: The Second Set Reaction. Transplant. Bull. 6, 129 (1959).
—, R. S. PETERS and T. H. THAXTER: Stepwise increase in transplantation immunity as a function of cumulative cell dosage. Plast. reconstr. Surg. 26, 154 (1960).

—, W. D. Linscott and M. J. Morlino: Immunological Competence of small Lymphocytes in the Graft versus Host Reaction in Mice. Transplantation, pp. 236—262. London: Churchill 1962.

McKhann, C. F., and J. H. Berrian: Transplantation Immunity; some properties of induction and expression. Ann. Surg. 150, 1025 (1959).

Lawrence, H. S.: Similarities between homograft rejection and Tuberculin type allergy. Transplant. Bull. 3, 69 (1956).

—, Similarities between Homograft Rejection and Tuverculin Type Allergy. A Review of Recent Experimental Findings. Ann. N.Y. Acad. Sci. 64, 826 (1956).

Marshall, D. C., E. A. Friedmann, D. P. Goldstein, L. Henry and J. P. Merrill: Clinical criteria for evaluating first set, accelerated and white graft rejection in human skin homografts. Surg. Forum 12, 469 (1961).

Rapaport, F. T., T. Lewis, J. M. Converse and H. S. Lawrence: The Specifity of Skin Homograft Rejection in Man. Ann. N.Y. Acad. Sci. 87, 217 (1960).

Uhr, J. W., S. B. Salvin and A. M. Pappenheimer: Production of delayed sensitivity to protein without detectable circulation antibody. Ann. N.Y. Acad. Sci. 64, 877 (1956).

10. Die Theorien der Antikörperbildung

Bashford, E. F., and B. R. Russel: Further evidence on the homogenity of the resistance to the implantation of new growths. Lancet 1, 782 (1910).

Beadle, G. W.: Biochemical Genetics. Chem. Rev. 37, 15 (1945).

Bisceglie, V.: Über die antigenoplastische Immunität. Über die Wachstumsfähigkeit der heterologen Geschwülste in erwachsenen Tieren nach Einpflanzung in Kollodiumsäckchen. Z. Krebsforsch. 40, 141 (1933).

Brent, L.: The nature of the antigenic stimulus in transplantation immunity. Ann. N.Y. Acad. Sci. 69, 804 (1957).

—, Tissue Transplantation Immunity. Progr. Allergy 5, 271 (1958).

Burnet, F. M., and F. Fenner: Genetics and Immunology. Heredity 2, 289 (1948).

—, The Clonal Selection Theory of Acquired Immunity. London: Cambridge University Press 1959.

—, and F. Fenner: The Production of Antibodies. 2nd Edition. Melbourne: Macmillan and Co., Ltd. 1949.

—, Theories of Immunity. Transplant. Bull. 10, 97 (1962).

Dancis, J.: The Synthesis of Serum Proteins by Human Placenta. J. Amer. med. Ass. Dis. Child. 90, 558 (1955).

Dixon, F. J., and W. O. Weigle: Antibody production by cells of the neonatal rabbit. Fed. Proc. 16, 411 (1957).

Forssman, J.: Einige Immunitätsfragen im Lichte der heterogenetischen Forschung. Wien. klin. Wschr. 11, 669 (1929).

Freund, J.: Influence of age upon antibody formation. J. Immunol. 18, 315 (1930).

Gamaleia, N. F.: Immunogenesis in the Skin. Zh. Mikrobiol. (Mosk.) 1, 68 (1954).

Hamilton, L. D.: Nucleic acid turnover studies in human leukaemie cells and the function of lymphocytes. Nature (Lond.) 178, 597 (1956).

Haurowitz, F., M. Vardau and P. Schwerin: The Specific Group of Antibodies. J. Immunol. 43, 327 (1942).

—, F. Crampton and R. Sowinski: Immunochemical Studies with Labelled Antigens. Fed. Proc. 10, 56 (1951).

—, Theories of antibody formation, in A. M. Pappenheimer, The Nature and Significance of the Antibody Response. New York: Columbia University Press 1953.

—, Chemistry and Biology of Proteins. New York: Columbia University Press 1950.

Haxthausen, H.: Investigations into the Part Played by the Skin as Independent Producer of Antibodies. Acta derm.-venereol. (Stockh.) 20, 396 (1939).

Hecht, R., M. Sulzberger and H. Weil: Studies in sensitization to skin, the production of antibodies to skin by means of the synergistic action of homologous skin antigen and staphylococcus toxin. J. exp. Med. 78, 59 (1943).

HOLDEN, W.: Transplantation Immunity. Vortrag am 4. 10. 1962 vor den Chir. Dept. der State Univ. of New York.

HOLMAN, E.: Protein Sensitization in Iso-Skin-Grafting. Is the latter of practical value? Surg. Gynec. Obstet. **38**, 100 (1924).

HUBAY, C. A., and W. R. HOLDEN: The effect of Propedin System upon first and second set homografts. Surg Gynec. Obstet. **107**, 311 (1958).

JANCSO, N., und A. JANCSO-GABOR: Sichtbarmachung von Immunreaktionen in den Geweben. Acta physiol. Acad. Sci. hung. **3**, 555 (1952).

JERNE, N. K.: Naturel selection theorie of antibody production. Proc. nat. Acad. Sci. (Wash.) **41**, 849 (1955).

—, Theories of Antibody Production. Transplant. Bull. **9**, 298 (1962).

PAPPENHEIMER, A. M.: The Nature and Significance of the Antibody Response. New York: Columbia University Press 1953.

ROGERS, B. O.: The Relation of Immunology to Tissue Homotransplantation. Ann. N.Y. Acad. Sci. **59**, 277 (1955).

SIMONSEN, M.: The Factor of Immunization — Clonal Selection Theory investigated by Spleen Assays of Graft-versus-host Reaction. Transplantation, pp. 185—209, London: Churchill 1962.

—, The Factor of Immunization — Clonal Selection Theory investigated by Spleen Assays of Graft-versus-host Reaction. Transplantation, pp. 185—209. London: Churchill 1962.

SPIEGELMAN, S., C. LINDEGREN and G. LINDEGREN: Maintainance and increase of a genetic character by a substate cytoplasmatic interaction in the absence of the specific gene. Proc. Nat. Acad. Sci. (Wash.) **31**, 95 (1945).

11. Der Einfluß des Geschlechts auf die Transplantation und
12. Die Theorien der Entwicklung der Immunität

ANDERSON, D., R. E. BILLINGHAM, G. H. LAMPKIN, and P. B. MEDAWAR: The Use of Skin Grafting to Distinguish Between Monocygotic and Dicygotic Twins in Cattle. Heredity **5**, 379 (1951).

ARGYRIS, B.: Loss of Acquired Tolerance to Skin Homografts in Mice. Plast. reconstr. Surg. **30**, 530 (1962).

BAILEY, D. W.: Histoincompatibility associated with the X-Chromosome in mice. Transplant. Bull. **1**, 70 (1963).

BALLANTYNE, D. L., W. H. SIEGEL, and M. M. KAPITCHNIKOV: Further Observations on Massive Skin Homografts in Mice. Plast. reconstr. Surg. **30**, 143 (1962).

BERRIAN, J. H. and C. F. MCKHANN: Strength of Histocompatibility Genes. Ann. N.Y. Acad. Sci. **87**, 10 (1960).

BILLINGHAM, R. E.: Studies on Epidermal Cell Suspensions with particular Reference to Problems of Transplantation Immunity. Ann. N.Y. Acad. Sci. **64**, 799 (1956).

—, L. BRENT and P. B. MEDAWAR: Actively acquired Tolerance. Transplant. Bull. **1**, 22 (1953), and Ann. N.Y. Acad. Sci. **59**, 409 (1955).

BOOTH, P. B., G. PLANT, J. D. JAMES, E. W. IKIN, P. MOORES, R. SANGER, and R. RACE: Blood chimyism in a pair of twins. Brit. med. J. **85**, 1456 (1957).

BRENT, L. and G. GOWLAND: Cellular dose and age of host in the induction of tolerance. Nature (Lond.) **192**, 1265 (1961).

BREYERE, E. J. and M. K. BARRETT: A strain specific influence of parity on resistance to homografts. Ann. N.Y. Acad. Sci. **87**, 112 (1960).

BURNET, M. F.: Immunologic Tolerance. Transplant. Bull. **3**, 119 (1956).

DANCIS, J., B. D. SAMUELS, and G. W. DOUGLAS: Immunological competence of placenta. Science **136**, 382 (1962).

DEB, R. N., J. D. WHEAT, and H. G. SPIES: Effects of heredity on reaction to skin grafts in guinea pigs. Transplant. Bull. **10**, 42 (1962).

DUUSFORD, I.: Proof of foetal antigens entering the maternal circulation. Vox Sang. (Basel) **2**, 125 (1957).

—, A human blood group chimera. Brit. med. J. **81**, 89 (1953).

EICHWALD, E. J. and C. R. SILMSER: Skin. Transplant. Bull. **2**, 148 (1955).

— —, and N. WHEELER: The Genetics of Skin Grafting. Ann. N.Y. Acad. Sci. **64**, 737 (1956).

EICHWALD, E. J. and E. C. LUSTGRAAF: Histology of sex-specific graft rejection. J. nat. Cancer Inst. **26**, 1395 (1961).

FAVOUR, C. B.: Immunology of Homotransplantation. Transplant. Bull. **2**, 81 (1954).

HASEK, M., V. HASKOVA, A. LENGEROVA, and M. VOYTISKOVA: Mother Foetus Immunological Relationship as an exceptional homograft Model. Transplantation, pp. 118—128, London: Churchill 1962.

HOWARD, J. G.: The development and course oft graft-versus-host reaction as modified by the EICHWALD-SILMSER phenomenon. Plast. reconstr. Surg. **28**, 114 (1961).

—, D. MICHIE and M. F. A. WOODRUFF: Transplantation Tolerance and Immunity in Relation to Age. Transplantation, pp. 138—153. London: Churchill 1962.

LANMAN, J. T.: Intensitivity of the Placenta to Homograft Immunity. Transplant. Bull. **9**, 149 (1962).

—, J. DINERSTEIN, and S. FIKRIG: Homograft Immunity in Pregnancy — Lack of Harm to the Fetus from Sensitization of the Mother. Ann. N.Y. Acad. Sci. **99**, 706 (1962).

LINDER, O.: Unresponsiveness of adult female mice to male skin isografts after pretreatment with cells and homogenates from males. Plast. reconstr. Surg. **28**, 134 (1961).

LUMSDEN, T.: Tumor Immunity. J. Path. Bact. **32**, 185 (1929).

—, On the Nature of immunity to implanted malignant tumors. Lancet **1**, 116 (1927).

MATSUKURA, M., A. M. MERY, L. AMIEL, and G. MATHE: Investigation on a Test of Histocompatibility for allogenic graft. Transplant. Bull. **1**, 61 (1963).

MEDAWAR, P. B.: Two notes on immunological tolerance. Transplant. Bull. **4**, 72 (1957).

MICHIE, D., M. F. A. WOODRUFF, and I. A. ZEISS: An investigation of immunological tolerance based on chimera analysis. Immunology **4**, 413 (1961).

MITCHISON, N. A.: Passive transfer of transplantation immunity. Nature (Lond.) **171**, 267 (1953).

—, Passive Transfer of transplantation immunity. Proc. roy. Soc. B, **142**, 72 (1953).

MOORE, D. H., R. M. DU PAN, and C. L. BUSTON: An electrophoretic study of maternal and infant sera. Amer. J. Obstet. Gynec. **57**, 312 (1949).

NAJARIAN, J. S. and F. J. DIXON: Immunologic tolerance to maternal tissues produced by alterations in placental permeability. Surg. Forum **12**, 101 (1961).

NELSON, D. S.: Enhancement of skin homografts in guinea pigs. Plast. reconstr. Surg. **28**, 124 (1961).

—, Immunologic enhancement of skin homografts in guinea pigs. Brit. J. exp. Path. **43**. 1 (1962).

NICHOLAS, J, W., W. J. JENKINS, and W. L. MARSH: Human Blood Chimeras. Brit. med. J. **85**, 1458 (1957).

OWEN, R. D.: Immunological Tolerance. Fed. Proc. **16**, 581 (1957).

PIZZARI, O., G. HOECKER, P. RUBINSTEIN, and A. REMOS: The distribution of H_2 antigens of the mouse. Proc. nat. Acad. Sci. (Wash.) **47**, 1960 (1961).

PUZA, A. and A. GOMBOS: Acquired tolerance of skin homografts in dogs. Transplant. Bull. **5**, 30 (1958).

REILLY, R. and F. A. WOODRUFF: Induction of tolerance of rat skin in newborn mice. Plast. reconstr. Surg. **28**, 137 (1961).

RHODE, C.: Über Versuche zur Überwindung der Anheilungsschwierigkeiten homoplastischer Transplantate. Langenbecks Arch. klin. Chir. **138**, 18 (1925).

SCHÄFER, P.: Über die Hautverpflanzung zwischen verschieden geschlechtlichen Transplantationspartnern. Arch. klin. exp. Derm. **204**, 159 (1957).

SIMMONS, R. L. and P. S. RUSSEL: The Antigenicity of mouse trophoblast. Ann. N.Y. Acad. Sci. **99**, 717 (1962).

SNELL, G. D., E. RUSSEL, E. FEKETE, and P. SMITH: The Enhancing Effect and the Histocompatibility- 2 Locus in the Mouse. J. nat. Cancer Inst. **13**, 719 (1952); **14**, 457 (1953a); **14**, 485 (1953b) and **15**, 665 (1954a).

—, The Homograft Reaction. Ann. Rev. Microbiol. **11**, 439 (1957).

STORMOUT, C., W. C. WEIR, and L. L. LANE: Erythrocyte mosaicism in a pair of sheep twins. Science **118**, 695 (1953).

Trentin, J. J. and J. Session: Lymphoid Chimerism and Immunologic Tolerance. Transplant. Bull. **10**, 104 (1962).

Werder, A., C. A. Hardin, and P. Morgan: Observations on the Genetic Relationships affecting the Transplantability of skin in inbred mice. Ann. N.Y. Acad. Sci. **73**, 722 (1958).

Wilson, D. B.: Influence of host's sex on the induction of tolerance of homologous tissues. Transplant. Bull. **1**, 79 (1963).

Woodruff, M. F. A. and B. Lennox: Reciprocal skin grafts in a pair of twins showing blood chimerismen. Lancet **2**, 476 (1959).

13. Die Rolle des RES bei der Immunreaktion

Andre, J. A., R. S. Schwartz, W. J. Mitos, and W. Dameshek: The morphologic responses of the lymphoid system to homografts. The effects of antimetabolites. Blood **19**, 334 (1962).

Berrian, J. H. and L. Brent: Cell bound Antibodies in Transplantation Immunity. Ann. N.Y. Acad. Sci. **73**, 654 (1958).

Billingham, R. E., L. Brent, J. B. Brown, and P. B. Medawar: Time of onset and duration of Transplantation Immunity. Transplant. Bull. **6**, 410 (1959).

Binet, J. L., and G. Mathe: Optical and Electron Microscope studies of the Immunologically competent cells during the reaction of graft against the host. Ann. N.Y. Acad. Sci. **99**, 426 (1962).

Bruede, B. E. und W. Kreiner: Homoioplastik und Reticuloendothel. Dtsch. Z. Chir. **22**, 285 (1930).

Burnet, F. M. and F. Fenner: Genetics and Immunology. Heredity **2**, 289 (1948).

Dixon, F. J., W. D. Weigle and M. P. Reichmiller: The duration of responsiveness of lymph node cells transferred to adult homologous recipients. J. Immunol. **82**, 248 (1959).

Dougherty, T. F. and A. White: Functional Alterations in lymphoid tissue induced by adrenal cortical secretion. Amer. J. Anat. **77**, 81 (1945).

Egdahl, R. H.: Immunological maturation and defects in immunological capacity. Transplant. Bull. **5**, 87 (1958).

Elsich, W. E., D. L. Drabkin, and C. Forman: Nucleic Acids and the Production of Antibody by Plasma cells. J. Exp. Med. **90**, 157 (1949).

Favour, C. B.: Immunology of Homotransplantation. Transplant. Bull. **2**, 81 (1954).

Giedion, A. und J. Scheidegger: Kongenitale Immunoparese bei Fehlen spezifischer B_2-Globuline. Helv. Paediat. Acta **12**, 241 (1957).

Good, R. A. and R. L. Varco: Successful homograft of skin in child with agammaglobulinemia. J. Amer. med. Ass. **157**, 713 (1955).

—, Homotransplantation studies in patients with Agammaglobulinemia. Transplant. Bull. **3**, 70 (1956).

—, R. L. Varco, J. B. Anst, and S. J. Zak: Transplantation studies in patients with Agammaglobulinemia. Ann. N.Y. Acad. Sci. **64**, 877 (1956).

Kiyama, T., H. G. Taylor, D. M. Williams, and J. J. Trentin: Effect of neonatal thymectomy on immunological competence. Ann. N.Y. Acad. Sci. **99**, 401 (1962).

Knapp, E. L. and J. I. Routh: Electrophoretic studies of plasma proteins in normal children. Pediatrics **4**, 508 (1949).

Kostek, T.: Étude expérimentale des homogreffes de peau chez le vean agammaglobulinémique. Ann. Chir. plast. **2**, 25 (1957).

MacLean, L. D., S. J. Zak, R. L. Vargo and R. A. Good: The Role of the Thymus in Antibody Production. Transplant. Bull. **4**, 21 (1957).

Medawar, P. B.: Homografts and Agammaglobulinemia. Transplant. Bull. **2**, 86 (1955).

Metcalf, D.: The effect of thymectomy on the lymphoid tissues of the mouse. Brit. J. Haemat. **6**, 324 (1960).

Miller, J. F. A. P.: Role of the thymus in transplantation Immunity. Transplant. Bull. **9**, 143 (1962).

—, Role of the Thymus in Transplantation Immunity. Ann. N.Y. Acad. Sci. **99**, 340, (1962).

—, Role of the Thymus in Transplantation Tolerance and Immunity. Transplantation, pp. 384—396. London: Churchill 1962.

MITCHISON, N. A. and O. L. DUBE: Studies on the immunological response to foreign tumor transplants in the mouse. II. The relation between hemagglutinating antibody and graft resistance in the normal mouse and mice pretreated with tissue preparations. J. exp. Med. 102, 179 (1955).

NAJARIAN, J. S. and J. D. FELDMAN: The Function of the Sensitized Lymphocyte in Homograft Rejection. Ann. N.Y. Acad. Sci. 99, 470 (1962).

—, Passive transfer of transplantation immunity. I. Titiated lymphoid cells; II. Lymphoid cells in millipare chambers. J. exp. Med. 113, 1083 (1962).

—, Mechanism of Homograft Reaction. Plast. reconstr. Surg. 30, 359 (1962).

PORTER, H. M.: The Demonstration of delayed-type Reactivity in congenital Agammaglobulinaemie. Ann. N.Y. Acad. Sci. 64, 932 (1956).

PORTER, K. A. and R. Y. CALNE: Origin of the infiltrating cells in skin and kidney homografts. Plast. reconstr. Surg. 26, 458 (1960).

ROGATZ, J. L. and H. D. DAVIDSON: Congenital Defect in newborn infant. Amer. J. Dis. Child. 65, 916 (1943).

RUDITSKIY, M. G.: Role of reticulo-endothelial system im homoplastic transplantation. Eksp. med. 69, 73 (1936).

SCHUBERT, W. K., R. FOWLER, L. MARTIN, and C. WEST: Homograft Rejection in Children with congenital immunological defects — Agammaglobulinemia and Aldrich Syndrome. Transplant. Bull. 5, 89 (1958).

SCOTHORNE, R. J. and I. A. McGREGOR: Cellular changes in Lymph nodes and spleen following skin homotransplantation. Transplant. Bull. 1, 207 (1953), and J. Anat. 90, 417 (1956).

SPEIRS, R. S.: A theory of antibody formation involving eosinophiles and reticuloendothelial cells. Nature (Lond.) 181, 681 (1958).

—, Chemotactic Response of Eosinophiles to Antigen-containing Mononuclear cells. Transplant. Bull. 10, 108 (1962).

VARCO, R. L., L. D. McLEAH, J. B. ANST, and R. A. GOOD: Agammaglobulinemia, approach to homovital transplantation. Plast. reconstr. Surg. 16, 497 (1955), and 18, 81 (1956).

14. Antikörpernachweis nach Homoio- und Heterotransplantationen

AIZAWA, M. and C. M. SOUTHAM: Serum Antibodies following Homotransplantation of human cancer cells. Ann. N.Y. Acad. Sci. 87, 293 (1960).

ALLGOEWER, M., T. G. BLOCKER, and B. W. ENGLEY: Some immunological aspects of auto- and homografts in rabbits tested by in vivo and in vitro techniques. Plast. reconstr. Surg. 9, 1 (1952).

ALGIRE, G. H., J. M. WEAVER, and R. T. PREHN: Studies on Tissue Homotransplantation in mice, using diffusion chamber methods. Ann. N.Y. Acad. Sci. 64, 1009 (1957).

AMOS, D. B., P. A. GORER, and B. N. MIKULSKA: Immunity. Transplant. Bull. 1, 92 (1953).

— — —, R. E. BILLINGHAM and E. M. SPARROW: An antibody response to skin homografts in mice. Brit. J. exp. Path. 35, 203 (1954).

BILLINGHAM, R. E., L. BRENT, and P. B. MEDAWAR: Actively acquired Tolerance. Transplant. Bull. 1, 22 (1953), and Ann. N.Y. Acad. Sci. 59, 409 (1955).

BOLLAG, W.: Serologischer Nachweis von individualspezifischen Gewebsantikörpern, Beziehungen zum Problem der Organtransplantationen. Schweiz. med. Wschr. 86, 687 (1956).

—, Demonstration of Antibodies following homografts. Transplant. Bull. 3, 43 (1956).

—, Nachweis von organspezifischen Antikörpern. Experientia (Basel) 12, 57 u. 210 (1956).

CLARKSON, P. and P. GORER: Development in a burnt child of antibodies following skin homografts. Proc. roy. Soc. Med. 49, 117 (1956).

CROSSEN, R.: The Attraction of Lymphocytes by Homotoxins. Arch. Path. 6, 396 (1928).

EICHWALD, E. J. and E. C. LUSTGRAAF: Problems in Transplantation Immunity. Ann. N.Y. Acad. Sci. 73, 777 (1958).

GAUDINO, M.: Studies on the localization of radioactively labeled specific gamma-globulin in skin homotransplantation. Ann. N.Y. Acad. Sci. **59**, 361 (1955).

GORER, P. A.: The antibody response to skin homografts in mice. Ann. N.Y. Acad. Sci. **59**, 365 (1955).

—, Some Reactions of H_2-Antibodies in Vitro and in Vivo. Ann. N.Y. Acad. Sci. **73**, 707 (1958).

HALLIDAY, R.: The Production of antibodies by young rats. Proc. roy. Soc. B **147**, 140 (1957).

HASEK, M.: Vliv intraembryonáluich injekcí cizodruhoré krve ne trorbu proti-lateh. Osl. biol. **1/V**, 5 (1956).

HASKOVA, V., J. CHUTNA, M. HASEK, and J. HORT: Destruction of tolerated skin Heterografts by means of Serum Antibodies in Graft Rejection. Ann. N.Y. Acad. Sci. **99**, 602 (1962).

HOIGUE, S. und E. GROSSMANN: Das Nepholometer. Schweiz. med. Wschr. **85**, 578 (1955).

HOWARD, J. G.: The Development and course of graft-versus-host reaction as modified by the Eichwald-Silmser phenomenon. Plast. reconstr. Surg. **28**, 114 (1961).

HUME, D. M. and R. E. EGDAHL: Progressive destruction of renal homografts isolated from the regional lymphatics of the host. Surgery **38**, 194 (1955).

JENSEN, E. and C. A. STETSON: Humoral aspects of the immune response to homografts. II. Relationships between the hemagglutinating and cytotoxic activities of certain isoimmune sera. J. exp. Med. **113**, 735 (1961).

KAPITCHNIKOV, M. M., D. L. BALLANTYNE, and C. A. STETSON: Immunological reactions to skin homotransplantation in rats and rabbits. Transplant. Bull. **9**, 144 (1962).

KUCHERENKO, Y. G.: Formation of antibodies following homotransplantation of skin of embryo, experiments on rabbits. Med. Zh. (Kiev) **6**, 101 (1936).

LEJEUNE-LEDANT, G.: Transplantation Antigens, Production of Hemagglutinims and Inhibition of the Hemagglutination Reaction. Transplantation, pp. 25—35. London: Churchill 1962.

LENART, G. und J. KÖNIG: Über den Isoagglutiningehalt des Gewebssaftes und seine Beziehung zur Gewebstransplantation. Klin. Wschr. **7**, 549 (1928).

LUMSDEN, T.: Agglutinationtests in study of tumor immunity, natural and acquired. Amer. J. Cancer **31**, 430 (1937).

MOULTON, M. and J. STORER: Maturation of the hemagglutination response in mice. Plast. reconstr. Surg. **30**, 150 (1962).

NELSON, D. S.: Enhancement of skin homografts in guinea pigs. Plast. reconstr. Surg. **28**, 124 (1961).

OSHIKAWA, K.: Antikörperbildung durch Transplantate. Z. Immun.-Forsch. **33**, 297 (1922).

PAULING, L.: A Theory of the Structure and Process of Formation of Antibodies. J. Amer. chem. Soc. **62**, 2640 (1946).

PAVKOVA, L., and J. DOLEZALOVA: Direct Demonstration of Antibodies against human skin homografts. Ann. N.Y. Acad. Sci. **99**, 569 (1962).

ROY, L., P. WALFORD, K. CARTER, and R. ANDERSON: Leucocyte antibodies following skin homografting in the human. Plast. reconstr. Surg. **29**, 106 (1962).

SCHNEEWEISS, K. E. and E. KNAKE: Failure of correspondence between formation of hemagglutinins and success of grafting. Transplant. Bull. **5**, 56 (1958).

SCHWEMTKER, F. F. and F. C. COMPLOIER: The production of kidney antibodies by injection of homologous kidney and bacterial toxins. J. exp. Med. **70**, 223 (1939).

STEINMÜLLER, D.: Passive transfer of immunity to skin homografts in rats. Ann. N.Y. Acad. Sci. **99**, 629 (1962).

STERZL, J. and M. HRUBESORA: The Transfer of antibody formation by means of nucleo-protein fractions to non-immunized recipients. Folio biol. (Praha) **2**, 21 (1956).

STETSON, C. A. and R. DEMOPOULOS: Reactions of skin homografts with specific immune sera. Ann. N.Y. Acad. Sci. **73**, 687 (1958).

—, and E. Jensen: Humoral Aspects of the Immune Response to Homografts. Ann. N.Y. Acad. Sci. 87, 249 (1960).

Terasaki, P. I., J. A. Cannon, and W. D. Longmire: Antibody Response to Homografts. Plast. reconstr. Surg. 25, 415 (1960).

— — —, and C. C. Chamberlain: Antibody Response to Homografts — Cytotoxic effects upon Lymphocytes as measured by time-lupe cinematography. Ann. N.Y. Acad. Sci. 87, 258 (1960).

Walford, R. L.: The relation of anti-leucocyte antibodies to the homograft reaction: their occurence in human sera. Transplant. Bull. 5, 55 (1958).

Woodruff, M. F. and B. Forman: Evidence for the Production of circulatory antibodies by homografts of lymphoid tissue and skin. Brit. J. exp. Path. 31, 306 (1950).

Zotikov, E. A.: Humoral factors of immunity in tissue incompatibility of skin homografts in rabbits. Transplant. Bull. 5, 67 (1958).

15. Die Antigenuntersuchungen und -analysen bei der Homoiotransplantatreaktion

Ashley, F. L., R. F. Sloan, A. N. Schwartz, W. P. Longmire, and H. Stein: Studies on mammalian homotransplants of skin. Tolerance induced with a pooled antigen in rats. Plast. reconstr. Surg. 22, 462 (1958).

—, E. G. McNall, F. R. Sloan, and N. R. Dutt: Further studies on the effect of ribouncleic acid on homotransplantation tolerance. Plast. reconstr. Surg. 26, 530 (1960).

Barrett, M. K., W. H. Hansen, and B. F. Spilman: Nature of antigen in induced resistance to tumors. Cancer Res. 11, 930 (1951).

Basch, R. S. and C. A. Stetson: The relationship between hemagglutinogens and histocompatibility antigens in the mouse. Ann. N.Y. Acad. Sci. 97, 83 (1962).

Billingham, R. E., L. Brent, and P. B. Medawar: The antigenic stimulus in transplantation immunity. Nature (Lond.) 178, 514 (1956).

—, The reaction of injected homologous lymphoid tissue cells against the host. Transplant. Bull. 4, 177 (1957).

—, Studies on the reaction of injected lymphoid tissue cells against the host. Ann. N.Y. Acad. Sci. 73, 782 (1958).

—, L. Brent and P. Medawar: Extraction of antigens causing transplantation immunity. Plast. reconstr. Surg. 22, 377 (1958).

Brent, L., P. Medawar, and M. Rushkiewicz: Serological methods in the study of transplantation antigens. Brit. J. exp. Path. 42, 464 (1961).

— — —, Studies on Transplantation Antigens. Transplantation. London: Churchill 1962.

Campbell, D. H.: Some speculations on the significance of formation and persistance of antigen fragments in tissues of immunized animals. Blood 12, 589 (1957).

Cannon, J.: Skin. Transplant. Bull. 2, 9 (1954).

Castermaus, A.: Nouvelles observations à propos de láction dún "pré-traitement" sur la swoie des homograffes de peau. C. R. Soc. Biol. (Paris) 150, 2042 (1956).

—, Reevaluation of a pretreatment given to adult minor animals to modify their responsiveness to skin homografts. Plast. reconstr. Surg. 22, 381 (1958).

—, Complexation of transplantation antigens by lysozyme. Plast. reconstr. Surg. 27, 98 (1961).

Cohn, M.: The Problem of Specific Inhibition of Antibody Synthesis in Adult Animals by Immunization of Embryos. Ann. N.Y. Acad. Sci. 64, 859 (1956).

Crampton, C. F. and F. Haurowitz: The intracellular distribution in rabbit liver of injected antigen labeled with J. 131. Science 111, 300 (1950).

Davies, D. A. and A. M. Hutchinson: The serological determination of histocompatibility activity. Brit. J. exp. Path. 42, 587 (1961).

—, H₂ Histocompatibility Antigens of the Mouse. Transplantation, pp. 45—65. London: Churchill 1962.

Felton, L. D.: The significance of antigens in normal tissue. J. Immunol. 61, 107 (1949).

Herzenberg, L. A.: Chemical and Immunological Characterization of purified H₂ Antigens. Transplant. Bull. 9, 134 (1962).

KANDUTSCH, A. A.: Chemical studies on the enhancing factor. Ann. N.Y. Acad. Sci. **64**, 1002 (1957).
—, and J. H. STIMPFLING: An Isoantigenic Lipoprotein from Sarcoma I. Transplantation, pp. 72—86. London: Churchill 1962.
KAPLAN, M. H., A. H. COONS, and H. W. DEANE: Localization of antigen in tissue cells: cellular distribution of pneumococcal polysaccharides, Types II and III in mouse. J. exp. Med. **91**, 15 (1950).
LAWRENCE, H. S., F. T. RAPAPORT, J. M. CONVERSE, and W. S. TILLETT: The Transfer of homograft Sensitivity (accelerated rejection) with DNASE-treated Leucocyte extracts in man. Ann. N.Y. Acad. Sci. **87**, 223 (1960).
— — — —, Homograft Sensitivity in Human Beings. Transplantation, pp. 271 to 281. London: Churchill 1962.
LEJEUNE-LEDANT, G.: Transplantation Antigens, Production of Hemagglutinins and Inhibition of the Hemagglutination Reaction. Transplantation, pp. 25—35. London: Churchill 1962.
MEDAWAR, P. B.: The Antigenic Stimulus in Transplantation Immunity. Transplant. Bull. **4**, 179 (1957).
NISBET, N. W. and B. F. HESLOP: Runt Disease. Brit. med. J. **129**, 5272 (1962).
OTH, A. and A. CASTERMANS: Study of transplantation antigens from isolated meleg. Transplant. Bull. **6**, 418 (1959).
PORTER, K. A.: Graft vesus host reactions in the rabbit. Brit. J. Cancer **14**, 66 (1960).
SCHECTMAN, A. M. and T. NISHIHARA: The cell nucleus in relation to the problem of cellular differentiation. Ann. N.Y. Acad. Sci. **60**, 1079 (1955).
SIMONSEN, E.: The concept of graft reaction against the host and its significance for the treatment of irradiation disease. Transplant. Bull. **5**, 68 (1958).
—, The concept of the graft reaction against the host. Acta path. microbiol. scand. **10**, 180 (1957).
—, The Factor of Immunisation: Clonal Selection Theory investigated by Spleen Assays of Graft-versus-host Reaction. Transplantation, pp. 185—209. London: Churchill 1962.
WOODRUFF, M. F. A.: Cellular and humoral factors in the immunity to skin homografts, experiments with a porous membrane. Transplant. Bull. **3**, 74 (1956).
—, Cellular and humoral factors in the immunity to skin homografts. Experiments with a porous membrane. Ann. N.Y. Acad. Sci. **64**, 1014 (1957).

16. Die Technik der Homoiotransplantation

BUDRASS, W.: Zur Konservierung menschlicher Haut. Langenbecks Arch. klin. Chir. **292**, 810 (1959).
EISENBERG, I.: The Prepuce as Grafting Material. Med. Rec. (N.Y.) **95**, 514 (1919).
ESSER, J. F.: Hautbeschaffung aus Mamma, Präputium usw. Münch. med. Wschr. **69**, 888 (1922).
—, Use of praeputium skin in Structive Surgery. J. int. Coll. Surg. **7**, 469 (1944).
GOLDSTEIN, M. and H. BAXTER: Fetal Tissue Homografts. Ann. N. Y. Acad. Sci. **73**, 564 (1958).
HELSINGER, N. and D. HELSINGER: Brephoplastic transplantation of skin, Case report. Transplant. Bull. **4**, 24 (1957).
KOOREMAN, P. and P. GAILLARD: Therapeutic possibilities of grafting cultivated embryonic tissues in man. Arch. chir. neerl. **2**, 326 (1950).
LONGMIRE, W. A. and S. W. SMITH: Homologous transplantation of tissues, a review of the literature. Arch. Surg. **62**, 443 (1951).
McDOWELL, F.: Skin homografts, postmortem, and maintenance of a skin bank. Arch. Hosp. S. Casa S. Paulo **4**, 3 (1958).
MÜLLER, L.: Ein Fall gelungener Überpflanzung fetaler Haut. Berl. klin. Wschr. **58**, 607 (1921).
PIRNCELLO, F. W.: Cadaver skin homografting in severe burn, case report. Transplant. Bull. **3**, 11 (1956).
RANDALL, P., E. McDOWELL, and J. B. BROWN: Postmortem homografts as biological dressings for extensive burns and damaged areas. Ann. Surg. **138**, 618 (1953).

SABELLA, N.: Use of Fetal Membranes in Grafting. Med. Rec. (N.Y.) **83**, 478 (1913).
SCHEIBER, L.: Transplantation bei Verbrennungen. Zbl. Chir. **82**, 1129 (1957).
SCHRECKENBACH, G.: Die Eihauttransplantation zur Deckung von Hautdefekten, ein Prüfstein der Homoioplastik. Zbl. Chir. **77**, 2280 (1952).
SNYDERMAN, R. K.: Clinical Application of embryonic skin grafts. Transplant. Bull. **5**, 76 (1958).
—, Clinical Application of Embryonic Grafts. Ann. N.Y. Acad. Sci. **73**, 561 (1958).
STERLING, J. A.: Use of amniotic membranes to cover surface defects due to flame burns. Amer. J. Surg. **91**, 940 (1956).
STERN, M.: The grafting of preserved amniotic membrane to burned and ulcerated surfaces substituting skin grafts. J. Amer. med. Ass. **60**, 973 (1913).
TAYLOR, C., R. GESTNER, and J. M. CONVERSE: Preservation of skin grafts by refrigeration for reconstructive surgery. Plast. reconstr. Surg. **18**, 275 (1956).
TESSIER, P.: Plea for the Creation of Hospital Skin Banks. Sem. Hôp. Ann. Chir. plast. **2**, 89 (1957).
WHITE, W.: Methods for increasing the yield of donor skin. Plast. reconstr. Surg **20**, 29 (1957).
WOODRUFF, M. F. A.: The Transplantation of Tissues and Organs. Springfield/Ill.: Ch. C. Thomas 1960.
YOUNG, C. M. and G. W. HYATT: Stored skin homografts in extensively burned patients. Arch. Surg. **80**, 208 (1960).
ZINTEL, H. A.: Resplitting Split Thickness Grafts with the Dermatone. Ann. Surg. **121**, 1 (1947).

17. Verlängerung des Überlebens eines Homoiotransplantates

A. Beeinflussung des Empfängers

ADAMS, R. A.: Recent experiments with skin grafting in Syrian hamsters. Transplant Bull. **5**, 24 (1958).
ANDRE, J. A., R. S. SCHWARTZ, W. J. MITOS, and W. DAMESHEK: The morphologic responses of the lymphoid system to homografts. The effects of antimetabolites. Blood **19**, 334 (1962).
ASHLEY, F. L., R. F. SLOAN, A. N. SCHWARTZ, W. P. LONGMIRE, and H. STEIN: Studies on mammalian homotransplants of the skin. Tolerance induced with a pooled antigen in rats. Plast. reconstr. Surg. **22**, 462 (1958).
—, H. STEIN, R. PETERSON, F. GARZER, and W. LONGMIRE: Tolerance induced by pooled antigen, preliminary report. Transplant. Bull. **5**, 102 (1958).
AXELROD, A. E., B. B. CARTER, R. H. McCOY, and R. GEISINGER: Circulating antibodies in Vitamin deficiency states. Pyridoxine, Riboflavin and Panthotenic Acid deficiencies. Proc. Soc. exp. Biol. **66**, 137 (1947).
—, and B. FISHER: Effect of a Pyridoxine deficiency on skin grafts in the rat. Science **127**, 1388 (1958).
BÄTZNER, W. und S. BECK: Über Homoiotransplantation. Zbl. Chir. **55**, 272 (1928).
BAXTER, H., C. SCHILLER, J. WHITESIDE, H. LIPSHUTZ, and R. STRAITH: The effect of ACTH on the survival of homografts in man. Plast. reconstr. Surg. **7**, 492 (1951).
—, and M. A. GOLDSTEIN: The lack of effect of species-specific growth hormone on skin homografts. Transplant. Bull. **5**, 426 (1958).
BERGONZELLI, V., C. ORECCHIA: L'azione dell' ACTH nei trapianti autoplatici ed omoplastici di pelle. Minerva chir. **9**, 313 (1954).
BILLINGHAM, R. E., D. L. KROHN and P. B. MEDAWAR: Effect of locally applied cortisone azetate on survival of skin homografts in rabbits. Brit. med. J. **1**, 1049 (1951).
— — —, Effect of cortisons on survival of skin homografts in rabbits. Brit. med. J. **1**, 1157 (1951).
—, and P. B. MEDAWAR: Desentization to skin homografts by injections of donor skin extracts. Ann. Surg. **137**, 444 (1953).
—, L. BRENT and P. B. MEDAWAR: Actively acquired tolerance of foreign cells. Nature (Lond.) **172**, 603 (1953).

—, and E. M. Sparrow: The effect of prior intravenous injections of dissociated epidermal cells and blood on the survival of skin homografts in rabbits. J. Embryol. exp. Morph. 3, 265 (1955).

—, Studies on Epidermal cell Suspensions with particular Reference to Problems of Transplantation Immunity. Ann. N.Y. Acad. Sci. 64, 799 (1956).

—, L. Brent and P. B. Medawar: Acquired Tolerance of Skin Homografts. Ann. N.Y. Acad. Sci. 59, 409 (1955).

— —, Further attempts to transfer transplantation immunity by means of serum. Brit. J. exp. Path. 37, 566 (1956).

— —, and P. B. Medawar: Quantitative studies on tissue transplantation immunity, actively acquired tolerance. Phil. Trans. B 239, 85 (1956).

— —, A simple method for inducing tolerance of skin homografts in mice. Transplant. Bull. 4, 67 (1957).

—, and W. K. Silvers: Adoptive immunization of animals against skin isografts and its possible implications. Plast. reconstr. Surg. 28, 493 (1961).

Binhammer, R. T., M. Schneider, and J. C. Finerty: Time as a factor in postirradiation protection by parabiosis. Amer. J. Physiol. 175, 440 (1953).

Bishop, R. C., J. M. Beal, and W. D. Longmire: The use of ACTH and Cortisone in homografting, effect of preoperative administration of ACTH to donor and recipient on the survival of skin homografts in humans. West. J. Surg. 60, 193 (1952).

Bjorneboe, M., E. E. Fischel, and H. C. Stoerk: The effect of cortisone and adrenocorticotropic hormone on the concentration of circulating antibody. J. exp. Med. 93, 37 (1951).

Blumenthal, H. T.: Organismal differentials, further investigations of their effects on distribution of leukocytes in circulating blood. Arch. Path. 31, 295 (1941).

Bonfiglio, M., W. S. Jeter, and W. Ostrander: The fate of homogeneous skin transplants in rabbits immunized with skin extracts. Surg. Forum 7, 600 (1957).

Boyd, J. F. and A. N. Smith: The effect of compound 48/80 on the autograft and homograft reaction. Brit. J. exp. Path. 41, 259 (1960).

Brooke, M. S.: Failure to influence antibody production and skin graft rejection with metotrexate (ametopterin). Plast. reconstr. Surg. 26, 453 (1960).

Butterfield, W. J. H., A. M. Williams, and E. T. Evans: Effect of aldenocorticotropic hormone on the survival of homografts. Lancet 1952, 137.

Calloway, J. M., H. H. Shoulders, and C. F. Zukoski: An Evaluation of a reported method to prolong rabbit skin homografts. Transplant. Bull. 10, 47 (1962).

Cannon, J. A., P. I. Terasaki, and W. P. Longmire: Unexpected manifestations of induced tolerance to skin homografts in the chicken. Transplant. Bull. 5, 82 (1958), and Ann. Surg. 146, 278 (1957).

— — —, Unexpected manifestations of induced tolerance to skin homografts in the chicken. Ann. N.Y. Acad. Sci. 73, 862 (1958).

Cock, A. G.: The survival of testis homografts in fowls and their effect on subsequent skin grafts. Plast. reconstr. Surg. 29, 467 (1962).

Conway, H. and R. B. Stark: ACTH in Plastic Surgery. Plast. reconstr. Surg. 8, 354 (1951).

—, D. Doslin and R. B. Stark: Observations on development of circulation in skin grafts. IV. Effect of Corticotropin (ACTH) on homologous skin grafts. Plast. reconstr. Surg. 10, 67 (1952).

— — —, Observations on development of circulation in skin grafts. V. Effect of an Anticoagulant (Dicumerol) on homologous skin grafts. Plast. reconstr. Surg. 12, 74 (1953).

—, R. B. Stark and J. Jerome: Observations on the development of circulation in skin grafts. VII. Effect of Antihistaminic (Benadryl) on homologous skin grafts. Plast. reconstr. Surg. 12, 99—102 (1953).

— —, and J. Sedar: Observations on development of circulation on skin grafts. IX. Effect of Antihistaminic (Histadyl) on homologous skin grafts. Plast. reconstr. Surg. 14, 417 (1954).

— — —, Observations on development of circulation in skin grafts. X. Effect of Sodium Salicylate on homologous skin grafts. Plast. reconstr. Surg. 15, 56 (1955).

— — —, and H. Sarrow: Observations on development of circulation in skin grafts. XI. Effect of Irradiation on homologous skin grafts. Plast. reconstr. Surg. **15**, 61 (1955).

Dammin, G. J., J. E. Murray, and P. N. Couch: Prolonged survival of skin homografts in uremic patients. Transplant. Bull. **3**, 72 (1956).

— — —, Prolonged survival of skin homografts in uremic patients. Ann. N.Y. Acad. Sci. **64**, 967 (1957).

De Mortigny, F.: De la Transplantation Homogene de Peau Conservee en Chambre Froille. Cong. franc. chir. Proe. verb. Paris **26**, 252 (1913).

Dempster, W., B. Lennox, and J. Boag: Effect of total body irradiation on survival of homologous skin grafts in rabbits. Brit. J. exp. Path. **31**, 670 (1950).

—, Problems involved in the homotransplantation of tissues, a particular reference to skin. Brit. med. J. **1**, 1041 (1951).

Des Prez, J., J. K. Boitnott, and M. Edgerton: The influence of growth hormone on experimental homografts. Transplant. Bull. **3**, 128 (1956).

Doak, S. M. and P. C. Koller: Homografts on isologous and homologous radiation mouse chimeras. Plast. reconstr. Surg. **27**, 444 (1961).

Dougherty, T. F., J. H. Chase and A. White: Pituuitary adrenal cortical control of antibody release from lymphocytes, explanation of the anamnactic response. Proc. Soc. exp. Biol. (N.Y.) **58**, 135 (1945).

Dukes, C. D. and T. G. Blocker: Studies on the survival of skin homografts (Strepokino-dornase) . Ann. Surg. **136**, 999 (1952).

Egdahl, R. H. and R. L. Varco: Heterologous tolerance in mammals. Transplant. Bull. **4**, 72 (1957).

—, R. A. Good, and R. L. Varco: Studies in homograft and heterograft survival. Surgery **42**, 228 (1957).

—, and R. L. Varco: Acquired tolerance to homografts and heterografts in the rat. Transplant. Bull. **5**, 81 (1958).

—, R. F. Roller, R. L. Swanson, and R. L. Varco: Acquired tolerance to homografts and heterografts in the rat. Ann. N.Y. Acad. Sci. **73**, 842 (1958).

—, D. Bean and R. Varco: Studies on cross circulation in rabbits with second set skin homografts. Transplant. Bull. **6**, 108 (1959).

Ellison, E. H., B. C. Martin, R. D. Williams, H. W. Clatworthy, G. Hanni, and R. M. Zollinger: The effect of ACTH and Cortisone on the survival of homologous skin grafts. Ann. Surg. **134**, 495 (1951).

— — — —, et al.: The Effect of ACTH and Cortisone on the survival of homologous skin grafts. Ann. Surg. **134**, 495 (1951).

Feter, A. and G. J. V. Nossal: Abolition of neonatally inbred homograft tolerance in mice by sublethal x-irradiation. Plast. reconstr. Surg. **29**, 445 (1962).

—, and W. C. Davis: Induction of homograft Tolerance in adult mice by sublethal x-irradiation and injection of homologous spleen cells. Transplant. Bull. **1**, 75 (1963).

Fisher, B., A. E. Axelrod, S. H. Fisher, and N. Calvanese: The favorable effect of Pyridoxine deficiency on skin homografts. Surgery **44**, 149 (1958).

—, Skin homografts in pyridoxine dificient humans. Plast. reconstr. Surg. **23**, 432 (1959).

—, and E. Schewe: Further observations on skin homografts in Pyridoxine deficient animals. Ann. Surg. **155**, 457 (1962).

Flarer, F. and V. Grillo: Esperience di Trapianti cutanei omologli in lebbrosi. Arch. ital. Derm. **XII**, 309 (1936).

Fourrier, P.: Homograffes et transfusions. Ann. Chir. plast. **2**, 31 (1957).

Fowler, R., W. K. Schubert, and C. D. West: Acquired partial Tolerance to homologous skin grafts in the human infant at birth. Ann. N.Y. Acad. Sci. **87**, 430 (1960).

—, P. Nathan, and C. D. West: The fate of skin homografts following inoculation of homologous donor leucocytes into newborn puppies. Plast. reconstr. Surg. **28**, 461 (1951).

Friedman, E. A., J. W. Retan, D. C. Marshall, L. Henry, and J. D. Merrill: Accelerated skin graft reaction in humans preimmunized with homologous peripheral leucocytes. J. Surg. Invest. **40**, 21 (1961).

GARDNER, R. J., J. T. HART, W. R. SUTTON, and F. W. PRESTON: Survival of skin homografts in terminal cancer patients. Surg. Forum 12, 167 (1961).

GERMUTH, G. F., G. A. NEDEEL, B. OTTINGER, and J. OYAMA: Anatomic and histologic changes in rabbits with experimental hypersensitivity treated with Compound E and ACTH. Proc. Soc. exp. Biol. (N.Y.) 76, 177 (1951).

GILETTE, R. W., A. FINDLEY, and H. CONWAY: Prolonged Survival of homografts in mice treated with EACA. Transplant. Bull. 1, 116 (1963).

GINZBURG, R. L.: Homoplasty in the Treatment of extensive burns. Acta Chir. plast. 3, 27 (1961).

GOLANITZKY, J.: Über Transplantationsversuche an farbstoffgespeicherten Tieren. Zbl. allg. Path. path. Anat. 24, 809 (1913).

GOMBOS, A., J. TISCHLER, J. JACINA, and J. SHOHAN: Successfully homotransplanted kidneys in dogs. Ann. N.Y. Acad. Sci. 99, 787 (1962).

GRIFFITHS, C. O., G. H. CRIKELAIR, and P. B. HUDSON: Skin Homograft Reaction in adrenalectomized and gonadectomized individuals maintained on Meticorten. Surg. Gynec. Obstet. 111, 545 (1960).

HARDIN, C. A. and A. A. WERDER: Effect of total body irradiation on survival of homologous skin grafts in nice. Plast. reconstr. Surg. 13, 40 (1954).

— —, Effect of skin extracts on the viability of homologous skin grafts in mice. Ann. N.Y. Acad. Sci. 59, 381 (1955).

— —, W. D. HOOFER, and M. S. LIGETT: The theory of protease activation and its role in the rejection of homotransplants. Surgery 41, 752 (1957).

HARGIS, B. J., L. C. WYMAN, and S. MALKID: Skin Transplantation in pyrodoxine deficient mice. Int. Arch. Allergy 16, 27 (1960).

HESLOP, R. W., P. L. KROHN, and E. M. SPARROW: The effect of pregnancy on the survival of skin homografts in rabbits. J. Endocr. 10, 325 (1954).

HILDEMANN, W. H.: Early onset of the homograft reaction. Transplant. Bull. 3, 14 (1956).

—, Seale homotransplantation in goldfish. Ann. N.Y. Acad. Sci. 64, 775 (1957).

HILLS, A. G., P. H. FORSHAM, and C. A. FIUCH: Changes in circulating leucocytes induced by the administration of pituitary adrenacorticotropic hormone. Blood 3, 755 (1948).

HOWARD, J. G. and D. MICHIE: Induction of transplantation immunity in the newborn mouse. Plast. reconstr. Surg. 29, 91 (1962).

HRABA, T. and M. HASEK: Kozni homotransplantaty u jeduodennich kurat kachen a krut. Cs. biol. 2/V, 89 (1956).

HUMPHREYS, S. R., J. P. GLYNN, and A. GOLDIN: Suppression of the homograft response by pretreatment with antitumor agents. Transplant. Bull. 1, 65 (1963).

KALISS, N. and N. MOLOMUT: The effect of prior injections of tissue antiserums on the survival of cancer homoiografts in mice. Cancer Res. 12, 110 and 379 (1952).

— —, The effect of prior injections of tissue antiserums on the survival of tumor homografts in mice. Proc. Soc. biol. Med. 86, 115 (1954).

—, Induced alteration of the normal host-graft relationships in homotransplantation. Ann. N.Y. Acad. Sci. 59, 385 (1955).

KELLY, W. D., D. L. LAMB, R. L. VARCO, and R. A. GOOD: An Investigation of Hodgkin's Disease with respect to the problem of homotransplantation. Ann. N.Y. Acad. Sci. 87, 187 (1960).

KIRCHHEIM, J. H. und P. SCHÄFER: Pharmakologische Beeinflussung von Transplantaten. I. Die freie homoplastische Hautverpflanzung unter Antihistaminbehandlung. Naunyn-Schmiedeberg's Arch. exp. Path. Pharmak. 215, 256 (1952).

KOLDOVSKY, P.: Homotransplantation in rats with polyvalent tolerance. Plast. reconstr. Surg. 28, 119 1961).

KROHN, P.: The Influence of ACTH and Spleen on the Homograft Reaction. Transplant. Bull. 1, 20 1953).

—, and A. ZUCKERMANN: The Effect of splenectomy on the survival of skin homografts in rabbits and on the response to cortisone. Brit. J. exp. Path. 35, 223 (1954).

—, The effect of steroid hormones on the survival of skin homografts in the rabbit J. Endocr. 11, 78 (1954).

—, The effect of ACTH on the reaction to skin homografts in rabbits. J. Endocr. 11, 71 (1954).

—, The effect of ACTH and Cortisone on the survival of skin homograft and on the adrenal glands in monkeys (Macaca Mulatta). J. Endocr. 12, 220 (1955).

KUCHERANKO, Y. G.: Homotransplantation of skin on denervated area. Med. Zh. (Kiev) 14, 283 (1945).

—, La Biologie des Homogreffes. Paris: Colloques Internationaux Du Centre National de la Recherche Scientifique 1957.

LAQUA, K.: Hat die Vorbehandlung des Empfängers mit artfremdem Serum einen Einfluß auf das Schicksal eines homoioplastischen freien Transplantates? Klin. Wschr. 2, 1360 (1923).

LEHMAN, A. und S. TAMMAN: Homoioplastische Hauttransplantationen bei Mäusen. Langenbecks Arch. klin. Chir. 17, 130 (1925).

— —, Transplantation und Vitalspeicherung. Bruns' Beitr. klin. Chir. 135, 259 (1926).

— —, Transplantation und Vitalspeicherung. Klin. Wschr. 4, 2342 (1925).

LEVINSON, M. E. and H. NECHELES: Successful Prolongation of survival of skin homografts. Plast. reconstr. Surg. 17, 218 (1956).

LONGMIRE, W. P.: The homologous transplantation of tissues, clinical aspects. J. nat. Cancer Inst. 14, 669 (1953).

LUDOVICI, P. P., P. A. AXELROD, and B. B. CARTER: Circulating antibodies in Vitamin deficiency states: Panthotenic Acid and Pyridoxine deficiencies. Proc. Soc. exp. Biol. (N.Y.) 76, 665 (1951).

MANNICK, J. A., H. M. LEE, and R. H. EGDAHL: The effect of 6-mercatopurines on immune responses of the dog. Surg. Gynec. Obstet. 114, 449 (1962).

MARCONI, R.: Antistaminici di sintesi e innesti cutanei. Arch. Sci. med. 89, 216 (1950).

MARINO, H. and F. BENAIM: Experimental skin homografts effect of chemotherapy on their survival time. Amer. J. Surg. 95, 267 (1958).

MARTINEZ, C., J. M. SMITH, J. B. ANST, T. MARIANI, and R. GOOD: Transfer of acquired tolerance to skin homografts in mice. Proc. Soc. exp. Biol. (N.Y.) 98, 640 (1958).

MAY, H., R. S. OAKEY, and G. P. PILLING: Homogeneous skin grafts with and without ACTH. Surgery 31, 590 (1952).

McLAREN, A.: Induction of tolerance to skin homografts in adult mice, treated with 6-Mercaptopurine. Plast. reconstr. Surg. 28, 470 (1961).

McNICHOL, J. W.: Experience with a case of simultaneous autograft and homograft of skin in third degree burns on ACTH. Plast. reconstr. Surg. 9, 437 (1952).

MEDAWAR, P. B.: The experimental study of skin grafts. Brit. med. Bull. 3, 79 (1945).

—, and M. F. A. WOODRUFF: The Induction of Tolerance by skin homografts on newborn rats. Immunology 1, 27 (1958).

—, The use of antigenic tissue extracts to weaken the immunological reaction against skin homografts in mice. Transplant. Bull. 1, 21 (1963).

MEEKER, W. R., R. M. CONDIE, R. A. GOOD, and R. L. VARCO: Alteration of the homograft response by Antimetabolites. Ann. N.Y. Acad. Sci. 87, 203 (1960).

MICHIE, D. and J. G. HOWARD: Transplantation Tolerance and Immunological Immaturity. Ann. N.Y. Acad. Sci. 99, 670 (1962).

MICKLAN, H. S.: Survival of rat skin grafts in lethally irradiated CBA mice restored with CBA foetal liver. Plast. reconstr. Surg. 29, 97 (1962).

MONROE, C. W., R. H. ANDRESEN, G. M. HASS, and B. A. MADDEN: Is graft donor's blood an enhancing agent for homologous grafts? Plast. reconstr. Surg. 26, 388 (1960).

MORGAN, J. A.: Influence of Cortisone on survival of homografts of skin in rabbit. Surgery 30, 5051 (1952).

MORPURGO, B. and S. MILONE: La reazione all'innesto omoplastico di pelle dimonstrata con l'affrontamento del derma del trapiento con quello dell'ospite. Arch. Sci. med. 49, 665 (1927).

— —, L'influenza delle nutrizione insufficiente sull'attalimente degli innesti omoplastici di pelle. Arch. Atti. Soc. Ital. Chir. **34**, 85 (1927).

— —, Innesti omoplastici in ratti trattati con Bleu Trypan e con cloruro de caleio. Arch. Atti. Soc. Ital. Chir. **33**, 555 (1926).

— —, Influenza della inanizione sui trapianti omoplastici di pelle. Bull. Soc. Ital. Biol. **2**, 709 (1927).

— —, Innesti omoplastici profondi di pelle e successivi innest omoplastici in superficio. Arch. Sci. med. **49**, 306 (1927).

—, Über den Einfluß der Inamition auf die homoioplastische Transplantation. Zbl. allg. Path. path. Anat. **40**, 1 (1927).

MOWBRAY, J. F.: Effect of large doses of an d_2-Glycoprotein fraction on the survival of rat skin homografts. Transplant. Bull. **1**, 15 (1963).

NELSON, D. S.: Enhancement of skin homografts in guinea pigs. Plast. reconstr. Surg. **28**, 124 (1961).

NEWTH, D. R.: Pooled antigens as inducers of non specific tolerance to homografts. Plast. reconstr. Surg. **28**, 128 (1961).

PARKAS, A. S.: Dietary factors in the homograft reaction. Nature (Lond.) **184**, 699 (1959).

PEER, L., W. BERKHARD, J. C. WALKER, V. BAGLI, and J. A. CHRISTENSEN: Behavior of skin switch homografts between parents and infants. Plast. reconstr. Surg. **20**, 273 (1957).

PIOMELLI, S., D. BEHRENDT, J. F. O'CONNOR, and J. E. MURRAY: Survival of skin homografts in radiation Chimeras. Plast. reconstr. Surg. **27**, 431 (1961).

—, and M. S. BROOKE: Failure to influence the rejection time of homologous skin grafts in the rabbit by prior injection of donor blood. Immunology **4**, 436 (1961).

POOK, H.: Verbrennungen im Kleinkindesalter unter Cortisonbehandlung. Beitrag zum Schicksal der homoioplastischen Hauttransplantate. Zbl. Chir. **81**, 2200 (1956).

PRESTON, F. W.: Tissue Transplantation. Surg. Gynec. Obstet. **111**, 633 (1960).

PUZA, A. and A. RYCHLO: Long term follow-up of induced tolerance of skin homografts in dogs. Transplant. Bull. **9**, 138 (1962).

RABINOVICI, N.: Fate of skin homografts performed on previously x-rayed rats. Plast. reconstr. Surg. **2**, 413 (1947).

RANDALL, P., E. McDOWELL, and J. B. BROWN: The effects of ACTH and Cortisone on experimental skin homografts. Surg. Forum Am. Coll. Surgeons p. 475. Philadelphia: 1925 W. B. Saunders.

RAPAPORT, F. T., L. THOMAS, H. S. LAWRENCE, and J. M. CONVERSE: Homograft Sensitivity in Man. Transplant. Bull. **9**, 146 (1962).

ROGERS, B. O. and J. M. CONVERSE: A Review of the Conference on relation of immunology to tissue homotransplantations. Plast. reconstr. Surg. **14**, 261 (1954).

ROHDE, C.: Über Versuche zur Überwindung der Anheilungsschwierigkeiten homoplastischer Transplantate. Bruns' Beitr. klin. Chir. **134**, 111 (1925).

ROSENTHAL, F., A. MOSES und E. PEIZAL: Weitere Untersuchungen zur Frage der Blockade des Reticulo-endothelialen Apparates. Klin. Wschr. **3**, 482 (1924).

SCHÄFER, P.: Beeinflussung der Einheilung von Homotransplantaten durch Kastration. I. Sexualhormone und Hauttransplantation. Naunyn-Schmiedeberg's Arch. exp. Path. **218**, 483 (1953).

—, Erfolgreiche Homoiotransplantation der Haut durch Antihistamin-Salizylatbehandlung. Naturwissenschaften **40**, 392 (1953).

—, Erfolgreiche Homoiotransplantation der Haut unter Calcistin-Pernahen-Behandlung bei Kastration. Naturwissenschaften **41**, 2 (1954).

—, Sexualhormone und Hautverpflanzung. Arch. klin. exp. Derm. **202**, 590 (1956).

SCHATTEN, W. E., D. M. BERGENSTAL, W. E. KRAMER, and H. WEXLER: Survival of skin homografts in hypophysectomized and hypothyroid rats. Plast. reconstr. Surg. **21**, 20 (1958).

SCOTHORNE, R. J.: The effect of cortisone on the cellular changes in the regional lymph node draining a skin homograft. Transplant. Bull. **3**, 13 (1956).

—, Studies on the response of the regional lymph node to skin homografts. Ann. N.Y. Acad. Sci. **64**, 1028 (1957).

Silbersberg, M., R. Silbersberg, and B. Hulbert: Effect of 20-Methylcholan-
threne on the transplantability of skin of mice. Arch. Path. 45, 722 (1948).
Smiddy, F. G., R. G. Burwell, and F. M. Parsons: The effect of acute uremia
upon the survival of skin homografts. Brit. J. Surg. 48, 328 (1960).
Sparrow, E. M.: The behavior of skin autografts and skin homografts in the
guinea pig with special reference to the effect of cortisone acetate and ascorbic
acid on the homograft reaction. J. Endocr. 9, 10 (1955).
Stark, R. B.: Experimental observations on the lymphocytic response after homoplastic skin grafts and on the negative role of the reticulo-endothelial system
in the failure of homoplastic skin grafts. Plast. reconstr. Surg. 7, 381 (1951).
—, H. Brownlee and R. P. Grunwald: Homologous whole blood as an agent
for enhancement of skin grafts in the adult rabbit, a preliminary report. Ann.
N.Y. Acad. Sci. 73, 772 (1958).
—, E. M. Dwyer and M. DeForest: Effect of surgical ablation of regional lymph
nodes on survival of skin homografts. Ann. N.Y. Acad. Sci. 87, 140 (1960).
Stoerk, H. C. and H. N. Eisen: Suppression of Circulating Antibodies in Pyri-
doxine Deficiency . Proc. Soc. exp. Biol. (N.Y.) 62, 88 (1946).
—, Desoxypyridoxine observations in acute pyridoxine deficiency. Ann. N.Y.
Acad. Sci. 52, 1302 (1950).
—, Cortisone and immunity to homoiogenous tissues: Loss of individuality,
differentials from tissues of cortisone treated rats. Ann. N.Y. Acad. Sci. 56,
742 (1953).
Taliaferro, W. H.: Modification of the immune response by radiation and cor-
tisone. Ann. N.Y. Acad. Sci. 68, 745 (1957).
Than, M. M., G. R. Sampson, C. Martinez, and K. B. Abolon: Effect of exchange
transfusion and intravenous lymph injection in newborn dogs on homologous
split-thickness graft takes. Surg. Forum 12, 473 (1961).
Toolan, H. W.: Proliferation and vascularization of adult human epithelium in
subcutaneous tissues of x-irradiated heterologous hosts. Proc. Soc. exp. Biol.
(N.Y.) 78, 540 (1951).
Trentin, J. J.: The immunological basis for induced tolerance to skin homo-
grafts in irradiated mice, receiveing bone marrow transfusions. Transplant.
Bull. 4, 74 (1957).
Uphoff, D. E.: Drug induced immunological "tolerance" for homotransplantation.
Plast. reconstr. Surg. 28, 110 (1961).
Valone, J. A.: Effect of Gestation on experimental skin homografts. Plast. re-
constr. Surg. 10, 354 (1952).
Voisin, G. and P. Maurer: Demonstration of the role of antibodies in the re-
jection of homografts. Transplant. Bull. 3, 88 (1956).
Voisin, G. A. and P. F. Hahn: Action d'Hypoproteinic Provonee sur l'Evolution
des Homogreffes de Peau chez le Chien. Transplant. Bull. 4, 174 (1957).
Vrubel, J.: The relationship between the rate of wound healing and the time of
survival of skin homografts. Folio biol. (Praha) 6, 144 (1960).
Weisman, P. A., W. C. Quinby, A. Wright, and B. Cannon: The adrenal hormones
and homografting, Exploration of a concept. Ann. Surg. 134, 566 (1951).
— — — —, Adrenal cortical hormones and homografting, exploration of a con-
cept. Ann. Surg. 134, 506 (1951).
— — — —, Failure of adrenal cortical hormones to prolong the survival of
homologous skin grafts. Plast. reconstr. Surg. 8, 417 (1951).
Werder, A. A. and C. A. Hardin: The effect of splenectomy on the survival
rate of homologous skin grafts in CFW mice. Surgery 35, 405 (1954).
Whitelaw, M.: Physiological reaction to ACTH in severe burns. J. Amer. med.
Ass. 145, 85 (1951).
Woglom, W. H.: Neue Beiträge zur Theorie der Individualität des Krebses. Ztschr.
Immun.-Forsch. 11, 683 (1911).
Wolfson, G.: Homoplastic and anaphylactic procedures as influenced by pro-
longed anesthesia. J. Internat. Coll. Surg. 26, 421 (1953).
Woodruff, M. F. and L. O. Simpson: Induction of tolerance to skin homograft
in rats by injection of cells from the prospective donor soon after birth. Brit.
J. Exp. Path. 36, 494 (1955).

—, Induction of acquired tolerance to skin homografts. Transplant. Bull. **1**, 208 (1953).

—, and T. Boswell: The effect of phenergan (promethazine hydrochloride) on homografts of skin and thyroid in the guinea pig. Brit. J. plast. Surg. **7**, 211 (1954).

—, Postpartum Induction of Tolerance to homologous skin in rats. Ann. N.Y. Acad. Sci. **64**, 792 (1956).

—, and J. G. Llaurado: Effect of systemic administration of Fluoro- and Chloro-Cortisol and Prednisons and local application of Fluoro-Cortisol on skin homografts in rabbits. Plast. reconstr. Surg. **18**, 251 (1956).

—, and M. Sparrow: Further observations on the induction of tolerance of skin homografts in rats. Transplant. Bull. **4**, 157 (1957).

—, Immunological Tolerance and the Clinical Homograft Problem. Transplant. Bull. **4**, 178 (1957).

—, Can tolerance to homologous skin be induced in the human infant at birth? Transplant. Bull. **4**, 26 (1957).

Wyburn, G. M. and P. Bacsich: Hyaluronidase. Practitioner **164**, 361 (1950).

B. Die Beeinflussung des Transplantates

Absolon, K. B. and H. F. Lenhardt: The effect of enzymatic agents, Nitrogen mustard and Phenargen on autologous and homologous split thickness grafts in humans. Plast. reconstr. Surg. **25**, 411 (1960).

Allen, H. L., R. D. Williams, C. G. Lovingood, and E. N. Ellison: The effect of donor skin desenzitization and ACTH on survival of skin homografts in rabbits. Ann. Surg. **135**, 239 (1952).

Allgoewer, M. and T. G. Blocker: Viability of skin in relation to various methods of storage. Tex. Rep. Biol. Med. **10**, 3 (1952).

Andresen, R. H., C. W. Monroe, G. M. Hass, and D. A. Madden: Elimination of the inflammatory reaction to homografts in rabbits; a review. Transplant. Bull. **5**, 370 (1958).

Argenton, H., L. Wagner und H. Fischer: Zur Wirkung embryonaler Zelltransplantate auf homologe Organe. Z. ges. exp. Med. **126**, 307 (1955).

Ashley, F.: Foreskin as skin grafts. Ann. Surg. **106**, 252 (1937).

—, and J. Bordley: The effect of freezing on the acceptance or rejection of autologous and homologous skin transplants. Plast. reconstr. Surg. **28**, 125 (1961).

Ballantyne, D. L., W. H. Siegel, and M. M. Kapituhnikov: Further observations in massive skin homografts in rats. Plast. reconstr. Surg. **30**, 143 (1962).

Barker, D. E.: Homotransplantation of fetal skin. Arch. Path. **44**, 166 (1947).

Basch, R. S. and C. A. Stetson: The relationship between hemagglutinogens and histocompatibility antigens in the mouse. Ann. N.Y. Acad. Sci. **97**, 83 (1962).

Basset, C. A., J. Evans, and W. Earle: Characteristics and Potentials of Long Term Cultures of Human Skin. Plast. reconstr. Surg. **17**, 421 (1956).

Battista, A. F.: The reaction of various tissues to implants of a collagen derivative. Canad. J. Res., E **27**, 94 (1949).

Baxter, H. and M. Goldstein: Fetal Skin Homografts. Transplant. Bull. **5**, 26 (1958).

— —, Clinical studies of homografts of fetal skin. Transplant. Bull. **5**, 76 (1958).

Beloff, A. and R. A. Peters: The Proteinase of Skin. Proc. physiol. Soc. **103**, 92 (1944).

— —, Observations upon Thermal Burns, the Influence of moderate temperature burns upon a proteinase of skin. J. Physiol. (Paris) **103**, 461 (1945).

Billingham, R. E. and L. Reynolds: Transplantation studies on sheets of pure epidermal Epithelium and on Epidermal Cell Suspensions. Brit. J. plast. Surg. **5**, 25 (1952).

—, and D. Medawar: The Freezing, Drying and Storage of Mammalian Skin. J. exp. Biol. **29**, 454 (1952).

—, and W. K. Silvers: Transplantation of tissues and cells. Philadelphia: The Wistar Institute Press 1961.

Blocker, T. G. and C. B. Dukes: Studies on the survival of skin homografts. Plast. reconstr. Surg. **10**, 248 (1952).

BLUMENTHAL, H. T.: Organismal differentials, further investigations of their effects on distribution of leucocytes in circulating blood. Arch. Path. **31**, 295 (1941).

BOERNSTEIN, K.: Über Gewebezüchtung menschlicher Haut. Klin. Wschr. **9**, 1119 (1930).

BREWER, E. P.: On the Limit of Skin Vitality. Med. Rec. (N.Y.) **21**, 483 (1882).

BRIGGS, R. and L. JUND: Successful grafting of frozen and thawed mouse skin. Anat. Rec. **89**, 75 (1944).

BROWN, J. A., M. D. FRYER, and T. J. ZAYDON: A skin bank for post mortem homografts. Surg. Gynec. Obstet. **101**, 493 (1956).

—, Source preservation of postmortem homografts, viability studies after storage on the body. Plast. reconstr. Surg. **23**, 16 (1959).

BUCHAU, A. C.: Experimental studies on the storage of skin. The viability of mouse embryo skin. Brit. J. plast. Surg. **8**, 101 (1955).

BURGER, K.: Experimental and clinical studies on transplantation of the fetal membranes. Oroosi hetil. **82**, 800 (1938).

BURIAN, K. und L. STOCKINGER: Die Implantation von konservierten Haut-Homoiotransplantaten auf Knochen. Tierexperimentell-histologische Studie. Z. Laryng. Rhinol. **34**, 530 (1955).

CALNAN, J. and A. E. KULATILAKE: Small versus massive skin homograft survival in the rat. Brit. J. plastic. Surg. **15**, 341 (1962).

—, and J. BLACK: Does size influence homograft survival, does an autograft protect? Brit. J. plast. Surg. **15**, 236 (1962).

CANNON, J.: The Question of host adaption versus graft adaption in successful homografts. Transplant. Bull. **4**, 22 (1957).

CANNON, B.: Plastic Surgery: homotransplantation, congenital anomalies, wound healing and skin storage. Ann. Rev. Med. **9**, 433 (1958).

CARREL, A.: The Preservation of tissues and its Application in Surgery. J. Amer. med. Ass. **59**, 523 (1912).

—, Neue Untersuchungen über das selbständige Leben der Gewebe und Organe. Berl. klin. Wschr. **50**, 1597 (1913).

—, Results of transplantation of blood vessels, organs and limbs. J. Amer. med. Ass. **55**, 1662 (1908).

CHUTNA, J.: A Cytological study of immune reactions in mice to homografts and heterografts of epidermal cells. Transplant. Bull. **4**, 136 (1957).

COGGI, G.: Dell'Immunita Autotossica Consecutiva all' Omotrapiante di Cute Pre-trattata. Atti. mem. Soc. Comb. Chir. **4**, 305 (1936).

—, Dell'Immunita Consecutiva al Trapianto di Cute di Animali Prettrattati con Anatossina Difterica in Animali Normal. Boll. Ist. Sieroter. milan. **15**, 311 (1936).

CONNELL, J. F. and L. M. ROUSSELOT: The use of proteolytic enzymes in the debridement of the burn eschar. Surg. Forum **4**, 774 (1954).

CONVERSE, J. M., M. GAUDINO, A. C. TAYLOR, B. O. ROGERS, and M. LEHRFELD: The Influence of Refrigeration on Cell Survival. Transplant. Bull. **1**, 154 (1953).

—, W. H. SIEGEL and D. BALLANTYNE: Studies in Antigenic Overloading with massive homografts in rats. Transplant. Bull. **9**, 132 (1962).

CONWAY, H., D. JOSLIN, R. B. STARK, and N. BUYS: Observations on development of circulation in skin grafts. VI. Effect of Hyalaronic Acid and homologous skin filtrate on homologous skin grafts. Plast. reconstr. Surg. **12**, 77 (1953).

— — —, and D. JOSLIN: Observations on the development of circulation in skin grafts. VIII. The effect of burying whole thickness grafts of skin prior to their homotransplantation. Plast. reconstr. Surg. **12**, 102 (1953).

—, J. SEDAR, R. A. STARK, and A. LAZZARINI: Observations on development of circulation in skin grafts. XII. Effect of prolonged maintainance. In vitro upon the survival of living autogenous and homologous skin grafts in mice. Plast. reconstr. Surg. **15**, 480 (1955).

—, B. H. GRIFFITH, J. E. SHANNON, and A. FINDLEY: Transplantation of the embryonic heart in the mouse. Plast. reconstr. Surg. **21**, 357 (1958).

DAREY, D. A.: The reaction of the rabbit to frozen homografts. J. Path. Bact. **70**, 143 (1955).

DEMPSTER, W. J. and D. LENNOX: An experimental approach to the homotransplant problem in plastic surgery, the use of multiple donors. Brit. J. plast. Surg. 4, 81 (1951).
—, Kidney homotransplantation. Brit. J. plast. Surg. 40, 447 (1953).
DE RÖTTH, A.: Plastic repair of conjunctival defects with fetal membranes. Arch. Opthal. 23, 522 (1940).
DE VRIES, D. H., C. A. BADGLEY, and J. G. HARTMAN: Radiation Sterilazation of homogenous Bone transplant, utilizing radioactive cobalt. J. Bone Jt. Surg. 40/2, 187 (1958).
DOGO, G.: Survival and Utilization of Cadavar Skin. Plast. reconstr. Surg. 10, 10 (1952).
—, The behavior of hibernated human skin tissues on homologous hosts. Ann. N.Y. Acad. Sci. 99, 907 (1962).
DOUGLAS, V.: Treatment of burns with chorionic transplants. J. Tenn. med. Ass. 45, 230 (1952).
DOUGLAS, B., H. CONWAY, R. B. STARK, and D. JOSLIN: Fate of homologous and heterologous chorionic transplants as observed by the transparent tissue chamber technique in the mouse. Plast. reconstr. Surg. 13, 125 (1954).
EASTWOOD, D. S.: Observations on skin heterografts in rats. Brit. J. plast. Surg. 14, 160 (1961).
EFIMOR, M. I.: True survival of the transplant in homografting of the skin in rats. Dokl. Akad. Nauk SSSR, Otd. Biokh. 41, 4 (1953).
FALKOWSKI, S.: Attempted treatment of burns by trypsinized pig skin. Pol. Tyg. lek. 16, 529 (1955).
FISCHER, H.: Auto- u. Homoiotransplantation mit vorbehandelten Transplantaten. Zbl. Chir. 56, 1262 (1929).
FLATT, A.: Observations on the growth of refrigerated skin grafts. Brit. J. plast. Surg. 3, 28 (1950).
FLYNN, M. P., C. H. CHAPLIN, R. GILETTE, A. FINDLEY, and H. CONWAY: Homografting of Sympathectomized skin in Humans. Ann. N.Y. Acad. Sci. 87, 185 (1960).
FRYER, M. P., BROWN, B. J., and L. KING: Tissue Culture of Chick Embryo for evaluation of viability of preserved postmortem homografts. Plast. reconstr. Surg. 24, 577 (1959).
GASSUL, R. J.: Die homoplastische Transplantation der Explantate und das Problem der Heteroplastik. Ztr.-Org. ges. Chir. 35, 863 (1926).
GEORGIADE, N., E. PESCHEL, M. GEORGIADE, and I. BROWN: A Clinical and Experimental Investigation of the Preservation of skin. Plast. reconstr. Surg. 17, 267 (1956).
—, A. EIRING, F. RICHARD, and K. PICKRELL: The effects of various skin sterilization techniques on the viability of skin. Plast. reconstr. Surg. 21, 479 (1958).
—, R. GEORGIADE, A. EIRING, F. W. STOCKER, and M. T. MATTON-VAN LENVEN: The prolonged preservation of tissues in a viable state. Amer. Surg. 28, 6 (1962).
GILETTE, R., A. FINDLEY, and H. CONWAY: Observations on the maintainance of skin grafts in vitro: Nutritional Requirements of mouse auricular skin. Transplant. Bull. 7, 112 (1960).
— — —, Observations on the maintainance of skin grafts in vitro: 2. Effect of corticone azetate on mouse auricular skin. Plast. reconstr. Surg. 28, 474 (1961).
GILLMAN, Th., J. PENN, D. BRONKS, and M. ROUX: Skin. Transplant. Bull. 2, 9 (1954).
—, and J. HATHORN: Is skin grafting necessary? Plast. reconstr. Surg. 18, 260 (1956).
GRILLO, H. L. and J. GROSS: Thermal Reconstitution of Collagen from Solution and the Response to its Hetreologous Implantation. J. surg. Res. 2, 69 (1962).
GRUENBERGER, V. und M. WENZL: Die Konservierung von Almnion für Transplantationszwecke. Wien. klin. Wschr. 61, 777 (1949).
HARDIN, C. A., and A. A. WERDER: A one year study of surviving homografted mouse skin. Plast. reconstr. Surg. 15, 107 (1955).

— —, Effect of total body irradiation on survival of homologous skin grafts in mice. Plast. reconstr. Surg. **13**, 40 (1954).

— —, M. J. LIGGETT, and W. D. HOOFER: Simultaneous Homotransplantation of Skin Grafts. Surgery **38**, 566 (1955).

HARRIS, M.: The compatibility of rat and mouse cells in mixed tissue cultures. Anat. Rec. **87**, 107 (1943).

HARTMAN, F. W. and G. A. LO GRIPPO: Beta-propiolactene in sterilization of vaccines, tissue grafts, and plasma. J. Amer. med. Ass. **164**, 258 (1957).

HASEK, M.: Homotransplantation antigeniority of embryonic tissues. Folio biol. (Praha) **6**, 54 (1960).

HÖRA, J.: Wiederauferstehung der Schlummerzellentheorie? Stellungnahme zu den Arbeiten BUSSE-GRAWITZ. Z. ges. exp. Med. **108**, 757 (1941).

IVANYI, P. and D. IVANYI: Immunological tolerance in rabbits: III. Successful skin Homotransplantation in newborn rabbits. Folio biol. (Praha) **7**, 369 (1961).

JONSON, G.: Subcutaneous transplantation of epithelial tissues of fetuses or young animals. Pretreatment of grafts with trypan blue. Transplant. Bull. **4**, 139 (1957).

KAY, G. D.: Prolonged survival of a skin homograft in a patient with very extensive burns. Ann. N.Y. Acad. Sci. **64**, 767 (1956).

KEARNS, J. and S. E. REID: Successful homotransplantation of skin from parent to son. Plast. reconstr. Surg. **4**, 502 (1949).

KEELEY, R. L., A. GOMEZ, and I. BROWN: Experimental studies on methods of skin preservation. Plast. reconstr. Surg. **9**, 330 (1952).

KEPES, J., A. GEORGIADE, A. EIRING, and K. PICKRELL: Evaluation of postmortem survival of skin by tissue culture methods. Plast. reconstr. Surg. **21**, 483 (1958).

KIEHN, C. L. and H. M. FRIEDELL: Study of vitality of tissue transplants by means of radioactive phosphorous. Plast. reconstr. Surg. **3**, 335 (1948).

KIRSCHBAUM, S.: Homografting in serious burn. I and II. Rev. Confed. méd. panamer. **2**, 621 (1955), and Rev. lat.-amer. Chir. plast. **6**, 2 (1955).

KISKADDEN, W. S. and D. E. BARKER: Experimental work in the homotransplantation of skin. Surg. Forum **36**, 417 (1950).

KNAKE, E.: Über Heterotransplantationsexperimente und einige Folgerungen für die Auffassung der Gewebsverträglichkeit. Virchows Arch. path. Anat. **327**, 533 (1955).

KRONTOVSKY, A. A.: Effect of radium rays on transplanted tissues. Vracebnoe delv. Charkov **12**, 669 (1929).

LAPCHINSKY, A. G., N. C. LEBEDEVA, and A. G. EINHORN: Experimental Transplantation of Skin preserved by freezing to —126 C in liquid Nitrogen. Ann. N.Y. Acad. Sci. **99**, 891 (1962).

LAZZARINI, A. A.: Homoinjertos vasculeres conservados. Contralor de vitalidad por cultivo de tejidos. Preu. med. argent. **32**, 2637 (1952).

LEHRFELD, J. W. and C. TAYLOR: The dosage phenomenon in rat skin homografts. Plast. reconstr. Surg. **12**, 432 (1953).

LEWIS, M. R.: Development of connective tissue fibers in tissue cultures of chick embryo. Contr. Embryol. Carneg. Inst. **6**, 45 (1917).

LJUNGGREN, C. A.: Von der Fähigkeit des Hautepithels außerhalb des Organismus sein Leben zu behalten, mit Berücksichtigung der Transplantation. Dtsch. Z. Chir. **47** (1898).

LOISELEUR, J.: Sur les proprietés antigéniques de collegéne et leur modification sous l'action de l'émanation du radium. C. R. Soc. Biol. (Paris) **103**, 776 (1930).

LONGMIRE, W. D. and S. W. SMITH: Homologous transplantation of tissues, a review of the literature. Ach. Surg. **62**, 443 (1951).

—, H. B. STONE, A. S. DANIEL and C. D. GOON: Report of Clinical Experiences with Homografts. Plast. reconstr. Surg. **2**, 419 (1947).

LUX, L., G. M. HIGGINS, and F. C. MANN: Functional homografts of the rat adrenal gland grown in vitro. Anat. Rec. **67**, 353 (1937).

LUYET, B. J. and P. M. GEHENIO: Life and Death at Low Temperature. Normandy: Brodynamica 1940.

LUYET, T.: The Preservation of the formed elements and of the proteins of the blood. Harvard Conference **V**, 141 (1949).

MAGUIRE, C., N. GEORGIADE, J. McWHIRT, and K. PICKRELL: The use of gastro-intestinal mucous membrane as a replacement for skin. Plast. reconstr. Surg. **22**, 139 (1958).

MARRAGONI, A. G.: An experimental study on refrigerated skin grafts. Plast. reconstr. Surg. **6**, 425 (1956).

—, Effects of ACTH and Cortisone on refrigerated homografts in the experimental animal. Amer. J. Surg. **84**, 192 (1952).

MARQUIT, B. and G. I. HARRISON: New Method of utilizing homografts. Arch. Otolaryng. **73**, 61 (1951).

MAURER, D. H.: Antigenicity of gelatin in rabbits and other species. J. exp. Med. **100**, 515 1954).

MAY, R. M.: The possibilities of brephoplastic transplants. Ann. N.Y. Acad. Sci. **64**, 937 (1957).

McCORMACK, R.: Viability studies of human skin grafts as determined by tissue culture methods. Plast. reconstr. Surg. **19**, 483 (1957).

McKHANN, C. F.: Studies of the dermis in skin homografts. Ann. Surg. **152**, 284 (1960).

MEDAWAR, P. B.: Sheets of Pure Epidermal Epithelium from Human Skin. Nature (Lond.) **148**, 783 1941).

—, The Behavior of Mammalian Skin Epithelium under Strictly Anaerobic Conditions. Ouerto J. Micro Sci. **88**, 27 1947).

—, The Cultivation of Adult Mammalian Skin Epithelium in Vitro. Ouerto J. Micro Sci. **89**, 187 (1948).

—, General Problems of Immunity in "Preservation and Transplantation of Normal Tissues". London: Churchill Ltd. 1954.

NEWTH, D. R.: Chance compatibility in homografting. Plast reconstr. Surg. **27**, 452 (1961).

NÖSSKE, K.: Klinische und histologische Studien über Hautverpflanzung, besonders über Epithelaussaat. Dtsch. Z. Chir. **44**, 426 (1917).

OKULOVA, A. N.: An attempt at conservation of human foetal skin for skin grafting. Khirurgia (Mosk.) **8**, 20 (1948).

PEER, L. A.: Behavior of Skin Grafts exchanged between parents and offspring. Ann. N.Y. Acad. Sci. **73**, 584 (1958).

—, Behavior of skin grafts interchanged between RH-positive twins and their RH-negative mother. Transplant. Bull. **5**, 28 (1958).

—, I. S. WALIA and R. J. PULLEN: Skin and cartilage homografts, new trends in research and clinical use. Internat. Coll. Surg. **34**, 353 (1960).

— — —, Observations on partial tolerance to skin homografts in man. Plast. reconstr. Surg. **26**, 115 (1960).

—, W. BERKHARD, J. C. WALKER, V. BAGLI and J. A. CHRISTENSEN: Behavior of skin switch homografts between parents and infants. Plast reconstr. Surg. **20**, 273 (1957).

—, J. S. WALIA and R. PULLEN: Survival of skin homografts exchanged between identical triplets with different types of cleft lip-palate deformities. Plast. reconstr. Surg. **26**, 622 (1960).

PIKIN, K. I.: Treatment of fresh wounds by transplantation of chemically treated tissues. Ann. Rev. Sov. Med. **1**, 37 (1943).

PINKUS, H.: Über Gewebekulturen menschlicher Epidermis, ein Beitrag zur Anatomie der Haut. Arch. Derm. Syph. (Berl.) **165**, 53 (1932).

PREHN, T.: Skin homograft tolerance produced by repeated grafting. Plast. reconstr. Surg. **28**, 487 (1961).

RAPAPORT, F. T. and J. M. CONVERSE: Observations on immunological manifestations of the homograft rejection phenomenon in man: the recall flare. Ann. N.Y. Acad. Sci. **64**, 836 (1957).

—, L. THOMAS, H. S. LAWRENCE, J. M. CONVERSE, W. S. TILLET, and J. H. MULHOLLAND: Skin Homograft Sensitivity Cross reactions in Man. Ann. N.Y. Acad. Sci. **99**, 564 (1962).

REZZESI, F. D.: Eine Methode zur Züchtung der Gewebe in vivo. Arch. Exp. Zellforsch. **13**, 258 (1932).

ROSEN, S. M.: Embryonic skin homografts and histocompatibility. Transplant. Bull. **3**, 5 (1956).

SANDERS, G. B. and R. H. MOORE: The use of homografts in extensively burned patients. Amer. J. Surg. 80, 637 (1950).

SCHINKEL, P. G., and K. A. FERGUSON: Skin transplantation in the foetal lamb. Aust. J. biol. Sci. 6, 533 (1953).

SEWELL, W. H., D. R. KOTH, J. W. PATE, and W. C. BEDELL: Review of some experiments with freeze-dried grafts. Amer. J. Surg. 91, 358 (1956).

SKOOG, T.: An experimental and clinical investigation of the effect of low temperature on the viability of excised skin. Plast. reconstr. Surg. 14, 403 (1954).

SNELL, G. D.: The Homograft Reaction. Ann. Rev. Microbiol. 11, 439 (1957).

STONE, H., J. OWINGS, and G. O. GAY: Transplantation of living grafts of thyroid and parathyroid. Ann. Surg. 100, 613 (1934).

STRUCK, H.: Über die Konservierung von Organen durch Lyophilisierung für Transplantationszwecke. Langenbecks Arch. klin. Chir. 283, 267 (1956).

STRUMIA, M. M. and L. L. HODGE: Frozen Human Skin Grafts. Ann. Surg. 121, 860 (1945).

TAYLOR, C., R. GASTNER, and J. M. CONVERSE: Preservation of skin grafts by refrigeration for reconstructive surgery. Plast. reconstr. Surg. 18, 275 (1956).

THOMAS, L., J. E. MURRAY, and N. P. COUCH: Consecutive skin homografts in the dog. Transplant. Bull. 4, 156 (1957).

TOOLAN, H. W.: Continued growth of various embryo homografts in cortisone treated adults and of young embryo skin in non-treated hosts. Transplant. Bull. 4, 107 (1957).

—, Studies of Adult and Embryonic skin Homografts on conditioned or normal rabbits with emphasisi on the possible role of ground substance. Ann. N.Y. Acad. Sci. 73, 546 (1958).

—, Homotransplantation of embryonic skin and other tissues in conditioned or normal host. Transplant. Bull. 5, 76 (1958).

TROENSEGAARD-HANSEN, E.: Amniotic grafts in chronic skin ulceration. Lancet 1, 859 (1950).

VANNI, G.: Auto- and Homoiotransplantation of skin, preversed at low temperature. Plast. reconstr. Surg. 6, 161 (1950).

WAKSMAN, B. H. and H. L. MASON: The Antigenicity of Collagen. J. Immunol. 63, 427 (1949).

WATSON, R. F., S. ROTHBARD, and P. VANMEE: The Antigenicity of Rat Collagen. J. exp. Med. 99, 535 (1954).

WEBSTER, J. A.: Refrigerated skin grafts. Amer. Surg. 120, 431 (1944).

WEISMAN, P. and B. CANNON: The failure of heat treatment to prolong the survival of skin homografts in guinea pigs, a pilot experiment. Plast. reconstr. Surg. 8, 428 (1951).

WERDER, A. A. and C. A. HARDIN: A study of consecutively homografted skin on CFW mice. Surgery 36, 371 (1954).

YOSHIDA, Y.: Studien über die Hauttransplantation des Menschen unter Anwendung der Gewebezüchtungen in vitro. Ztr.-Org. ges. Chir. 79, 343 (1936).

ZOTIKOV, E. A.: The importance of the size of the homotransplanted skin flap to its length of survival. Byull. eksp. Biol. Med. 47, 2 (1959).

—, V. BUDICK, and A. PUZA: Some Peculiarities of the Survival Time of Skin Homografts. Ann. N.Y. Acad. Sci. 87, 166 (1960).

18. Die Wirkung von Röntgenstrahlen auf die lebende Zelle

ACKERMAN, L. v.: Surgical Pathology. St. Louis: Mosby Comp. 1953.

BLOOM, W., R. E. ZIRKLE, and R. B. URETZ: Irradiation of parts of individual cells. Effects of Chromosomal and extrachromosomal irradiation on chromosome movement. Ann. N.Y. Acad. Sci. 59, 503 (1954).

DEVIK, F.: A study of the local roentgen reaction on the skin of mice with special reference to the vascular effects. Acta radiol. Suppl. 1955, 119.

GUZMAN-BARRON, E. S.: The effect of ionizing radiations on systems of biological importance. Ann. N.Y. Acad. Sci. 59, 574 (1954).

JOLLES, D.: X-ray skin reactions and the portective role of normal tissues. Brit. J. Radiol. 14, 110 (1941).

KAUFMANN, B. P., M. R. McDONALD, and M. H. BERNSTEIN: Cytochemical studies of changes induced in cellular materials by ionizing radiations. Ann. N.Y. Acad. Sci. **59**, 553 (1954).

KOLLER, P. C.: The effect of radiation on the normal and malignant cell in man. Brit. J. Radiol. **1**, 84 (1947).

LINSER, P.: Beitrag zur Histologie der Röntgenwirkung auf die normale menschliche Haut. Fortschr. Röntgenstr. **8**, 97 (1904).

PATT, H. M.: Factors in the Radiosensitivity of Mammalian Cells. Ann. N.Y. Acad. Sci. **59**, 649 (1954).

ROST, G. A.: Experimentelle Untersuchungen über die biologische Wirkung von Röntgenstrahlen verschiedener Qualität auf die Haut von Mensch und Tier. Strahlentherapie **6**, 269 (1915).

SARGEANT, D.: Massive local radiation with effects on donor skin and recipient areas. Experimental work on rats. Trans. Int. Soc. Plast. Surg. **1**, 89 (1957).

SCHREK, R. and J. N. OTT: Irradiation of Lymphocytes. Arch. Path. **53**, 363 (1952).

UNGER, J. and S. WAWAN: Skin grafting as a method of determining the biologic effect of radiation. Arch. Path. **23**, 299 (1937).

ZIRKLE, R. E.: Relationships between chemical and biological effects of ionizing radiations. Radiology **52**, 846 (1949).

19. Das mechanische Moment. Die Anwendung von Leim

ALBIN, M. S., A. N. D'AGOTINO, R. J. WHITE, and J. H. GRINDLAY: Nonsuture sealing of a dural substitute utilizing a plastic adhesive, Methyl-2-Cyanoaerolate. J. Neurosurg. **19**, 7 (1962).

ASHLEY, F. L., T. POLAK, and O. D. BERMAN: Nonsutured closure of skin lacerations and nonsutured grafting of skin with a rapidly polymerizing adhesive. Quart. Bull. North. Univ. med. Sch. **36**, 189 (1962).

BLOCK, B.: Bonding of Fractures by Plastics Adhesive. Preliminary Report. J. Bone Jt. Surg. **40**, 804 (1958).

BRAUNWALD, N. S. and W. C. AWE: Control of hemorrhage from the heart and aorta, utilizing a plastic adhesive. Surgery **51**, 782 (1962).

CARTON, C., L. A. KESSLER, B. SEIDENBERG, and E. S. HURWITT: A Plastic Adhesive Method of small Blood Vessel Surgery. Wld. Neurol. **1**, 356 (1960).

— — — —, Experimental Studies in the Surgery of small blood vessels. Nonsuture Anastamosis of Arteries and Veins, using flanged Ring Prostheses and Plastic Adhesive. Surg. Forum **9**, 412 (1960).

— — — —, Experimental Studies in Surgery of Small Blood Vessels. Patching of Arteriotomy using a plastic adhesive. J. Neurosurg. **18**, 188 (1961).

— — — —, Experimental Studies in the surgery of small blood vessels. Nonsuture anastomosis of arteries and veins using flanged ring prosthesis and plastic adhesive. Surg. Forum **11**, 238 (1961).

COBEY, M. C.: Growth of Bone and Tissue through Plastic Vacuoles. J. Bone Jt. Surg. **44A**, 4 (1962).

COOVER, H. W., F. B. JOYNER, N. H. SHEARER, and T. H. WICKER: Chemistry and performance of cyanoacrylate adhesives. Soc. Plast. Eng. J. **15**, 413 (1959).

CRAMER, L.: Rapid skin grafting in small animals. Plast. reconstr. Surg. **30**, 149 (1962).

FASSET, D. W., R. L. RONDABUSH, I. C. EMLEY, and L. D. GRAULICH: Microbiological growth from Eastman 910 Monomer and Adhesive. Cohesivenews **1**, 3 (1961).

GARRETT, H. E. and S. W. LAW: Control of vascular anastomotic hemorrhage in heparinised dogs with a rapidly polymerizing adhesive. Surg. Forum **12**, 254 (1961).

HEALEY, J. E., B. J. BROOKS, S. GALLAGER, E. B. MOORE, and K. S. SHEENA: A Technique for Nonsuture Repair of Veins. J. Surg. Res. **1**, 267 (1961).

—, R. L. CLARK, H. S. GALLAGER, P. O'NEILL and K. S. SHEENA: Nonsuture Repair of Blood Vessels. Ann. Surg. **155**, 817 (1962).

—, E. B. MOORE, B. J. BROOKS and K. S. SHEENA: A Vascular Clamp for Circumferential Repair of Blood Vessels. Surgery **51**, 452 (1962).

—, K. S. Sheena, H. S. Gallager, R. L. Clark and P. O'Neill: The Use of a Plastic Adhesive in the Technique of Bronchial Closure. Surg. Forum **13**, 153 (1962).

Inou, T.: Studies on the Surgical Use of Plastic Adhesive. Amer. J. Proctol. **13**, 4 (1962).

Kessler, L. A. and C. A. Carton: Experimental studies in surgery of small blood vessels with the use of Plastic Adhesive. Prevention of Aneurysmal Dilatation. Surg. Forum **9**, 15 (1960).

Koh, W. Y.: Shukan Yomiuri. Cohesivenews **1**, 2 (1961).

MacDonald, G. L., L. Tose, and R. A. Deterling: A Technique for Reimplantation of the dog limb involving the use cd a mechanical stapling device and a rapidly polymerizing adhesive. Surg. Forum **13**, 88 (1962).

Michael, P. M.: Ployurethane Polymer. Its Use in Fractured and Diseased Bones. Amer. J. Surg. **97**, 442 (1959).

Nathan, H. S., M. M. Nachlas, R. D. Solomon, B. D. Halpern, and A. M. Seligman: Nonsuture Closure of Arterial Incisions, using a Rapidly Polymerizing Adhesive. Ann. Surg. **152**, 648 (1960).

Semple, R. J. and K. Yoshmura: Studies on the Surgical Use of Plastic Adhesive. Cohesivenews **1**, 7 (1961).

—, Vessel Repair with Plastic avoids Suture. Med. Tribune **3**, 2 (1962).

Terry, J. W. and G. L. Mathes: Nonsuture Closure of Nephrocomy. Cohesivenews **1**, 10 (1962).

Literaturzusammenstellungen zum Homoiotransplantations-Problem finden sich außerdem in folgenden Zeitschriften:

Plast. reconstr. Surg. **7**, 169 (1951).
Addendum Nr. I (Transplant. Bull. **1**, 58 [1954]).
Addendum Nr. II (Transplant. Bull. **2**, 29 [1955]).
Addendum Nr. III (Transplant. Bull. **3**, 19 [1956]).
Addendum Nr. IV (Transplant. Bull. **4**, 41 [1957]).
Addendum Nr. V (Transplant. Bull. **5**, 407 [1958]).
I. Tissue Homotransplantation Conference. Ann. N.Y. Acad. Sci. **59**, 279—465 (1955).
II. Tissue Homotransplantation Conference. Ann. N.Y. Acad. Sci. **64**, 836—1073 (1956).
III. Tissue Homotransplantation Conference. Ann. N.Y. Acad. Sci. **73**, 541—868 (1958).
IV. Tissue Homotransplantation Conference. Ann. N.Y. Acad. Sci. **87**, 5—607 (1960).
V. Tissue Homotransplantation Conference. Ann. N.Y. Acad. Sci. **99**, 335—942 (1962).
Transplantation. London: Churchill 1962.
La Biologie des Homogreffes. Colloques Internationeaux Du Centre National de la Recerche Scientifique, Paris 1957.